U0303657

〔美〕约翰·艾布拉姆森 著

韩明月 译

用药过度的美国

OVERDOSED AMERICA

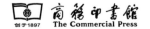

商务印书馆

创于1897 The Commercial Press

John Abramson, M.D.

OVERDOSED AMERICA

© 2004, 2005 Harper-Collins Publishers.

据 Harper-Collins Publishers 2005 年平装本译出

对 *Overdosed America* 的推介语

"*Overdosed America* 一书的千钧之力体现在作者对研究的细致阅读中。艾布拉姆森带领读者逐一探寻（医疗）产品的夸夸其谈与真实的研究数据之间的矛盾……醍醐灌顶。"

——《华盛顿邮报：图书世界》
（*Washington Post Book World*）

"这个案例条理清晰且强有力地证明了，美国的医疗已经严重误入歧途，需要新的范式——一个没有被利益污染的范式。"

——《出版人周刊》（*Publishers Weekly*）

"读者可能会仅仅把 *Overdosed America* 看作对制药公司与日俱增的众多抨击中的又一例，但他们应该意识到，这本书在抛出观点时阐述详细、引用翔实。此外，使美国落入'过度用药'陷阱的责任不仅仅在于药企，我们的医生也承担着同样的责任。我恳请所有医生同仁读一下这本书，然后深入思考我们在自己选择的职业中是如何实践的。"

——托马斯·博登海默（Thomas Bodenheimer），
医学博士，《健康事务》（*Health Affairs*）

"所有医学生和医生都需要读的一本书。"

——《美国医学会杂志》
（*Journal of the American Medical Association*）

"美国最糟糕的毒贩并不是游荡在街头的兜售者，而是盘踞在公司大厦里的那群人。*Overdosed America* 揭露了贪婪和腐败如何让医疗保健成本飙升，现在又威胁到了公共健康。在看医生之前，你应该先看看这本书。"

——埃里克·施洛瑟（Eric Schlosser），
《快餐国家》（*Fast Food Nation*）的作者

"我和艾布拉姆森博士共同执教了多年，他是一位出色的家庭医生、研究员和沟通者。在 *Overdosed America* 这本书里，他运用了从这几个不同身份中掌握的技能，清晰而简练地阐释了美国的医疗怎样滑入深渊，以及如何优化你的健康。不论对患者还是医生来说，如果你关心健康和医疗质量，那么这本书是必读之作。"

——赫伯特·本森（Herbert Benson），医学博士，
《放松疗法》（*The Relaxation Response*）和
《突破原则》（*The Breakout Principle*）的作者

"*Overdosed America* 满足了高质量医疗服务的所有标准：在正确的时间做出正确的诊断并开出正确的处方。这是每个人都需要读的一本书：美国人能从中了解到他们的医疗保健系统中存在着荒谬的激励因素；其他国家的人会得知，美国正试图向他们兜售的进口商品存在怎样的危险性。"

——芭芭拉·斯塔菲尔德（Barbara Starfield），
医学博士，公共卫生硕士，
约翰·霍普金斯大学医学研究所特聘教授

"大多数美国人认为，患者和医生获得的科学信息是准确的，

临床实践是在科学指导下进行的，因此——医疗保健越多越好。 *Overdosed America* 用令人信服的证据和引证可靠的分析，解释了为什么上述假设都是错误的。每个美国人都应该读这本书。"

——艾略特·费舍（Elliott Fisher），
医学博士，公共卫生硕士，
达特茅斯医学院医学教授

"阅读 *Overdosed America* 是一种重要的自护行为。不仅那些想要重新承担健康责任的明智之人需要阅读这本书，对于那些真正致力于患者福祉的医疗保健专业人员来说，这也是一本必读之书。"

——谢丽尔·理查德森（Cheryl Richardson），
《花时间享受生活》（*Take Time for Your Life*）、
《改变生活》（*Life Makeovers*）和《为生活挺身而出》
（*Stand Up for Your Life*）的作者

"约翰·艾布拉姆森博士出色地带我们穿过电视广告、商业广告和政治妙语，看到了我们所服用药物的真实故事。在下次吃药前，每个人都应该读一遍这本书。"

——苏珊·洛芙（Susan Love），医学博士，文学硕士

献给夏洛特，她给了我继续这个项目的勇气。

也为了纪念布鲁斯·施皮茨，我信任的同事和朋友。

对财产权或契约自由无任何限制，人们便可从政府获得特权，以企业的形式经商营业……这一行为应基于绝对真实的陈述……大公司可以存在的唯一理由是因为，它们是由我们的机构创造和保护的；因此我们有权利和义务确保它们与机构的和谐共融。

——西奥多·罗斯福（Theodore Roosevelt）

目录 _____

第一部分
一个家庭医生的探索之旅

第二部分
美国医疗的商业化

序

长期以来，我很关注医学社会伦理与医疗发展的价值问题。我的博士生韩明月翻译了美国约翰·艾布拉姆森博士的著作《用药过度的美国》，我认为深入研讨这方面的问题很有价值，乐意为之作序。

2021年的一项研究比较了 11 个高收入国家的医疗系统绩效，结果显示，得分最低的是美国，且远远低于其他国家的平均水平。数据显示，美国的新生儿死亡率、孕产妇死亡率和可避免死亡率均为 11 个国家中最高，而医疗服务的可负担性、行政效率以及公平性均排名垫底。这表明，美国医疗系统表现糟糕，健康结果不如人意。

这份"成绩单"似乎颠覆了大家对美国医学的普遍印象：强大的医学实力，先进的医疗水平。其实，印象并没有出错。美国在医学研发投入、医疗支出、新药和新技术的使用上遥遥领先于其他国家。2013 年，美国在生命科学领域的研发经费占全球总量的 46%；2018 年，美国的医疗支出几乎是经合组织国家平均水平的两倍；另外，美国人是尖端医学技术和处方药的最大消费群体。

那么，问题出在哪呢？

方向出了问题。

在这本书中，作者把美国的医疗制度比作"一列持续加速的失控列车"，驱动列车前进的燃料是资本炮制出的错误观念——为了实现健康，需要更多的医疗干预，更新的药物和手术，更高的医疗支出。显然，这列列车在驶往错误的方向，刹车也失灵了。

这不仅是美国医学的问题，也是全球医学面临的普遍问题：我们在加速前进，却常常忘了目的地是何处。

一项研究显示，美国约 1/4 的医疗支出是浪费的，这些浪费主要是由过度医疗以及忽略社会决定因素而导致的。由于对技术的过度推崇，人们对全面健康的追求被简化为对疾病的诊断治疗，进一步还原为实验室与仪器检查以及各种生物指标。本可以通过非医疗方式改善的问题，也要首选医疗干预。结果是，过度医疗现象普遍，病人在治疗过程中承受的痛苦被忽视，很少考虑医学技术的可及性、成本效益和社会公平性，医学离人文越来越远。

医学的初心是维护健康。要达成这个目标，除了医疗干预之外，生活方式、自然和社会环境、教育背景、经济条件等发挥着更为重要的作用。但在美国，这些非医疗因素没有在健康服务中得到充分的重视，医学技术发展的方向出现了偏差，结果便是越来越被推高的医疗支出，而带来的健康效率却越来越低。

资本逐利的催化，加速了医学方向的偏误。诚然，医学发展离不开资本参与，资本作为"燃料"可提供助力，但若让资本掌握了"方向盘"，必然会使医学的发展方向偏离维护健康的初心。医疗的重要特点之一是公益性，但当医疗服务成为资本市场上的商品，追求利润的代价便是牺牲社会效益。比如，关节炎药物"万络"事件中，在已经有研究明确表明它会引起严重的心血管副作用的情况下，由于企业对药品暴利的追求，该药仍在市场上流通了很长时间才被召回。出于牟利考虑，资本的影响甚至已经渗透到作为医学知识根基的学术期刊和临床指南，例如在研究文章中夸大治疗效果以达到推广药品的目的。虽然这一问题并非普遍现象，但必须引起警惕与重视。

道理看似简单，但要把这个庞大体系中的网络关系梳理清楚，挖掘出医生、患者、企业、决策者等各方扮演的角色，还要做到有理有据，把繁杂的医学专业知识讲得通俗易懂，实非易事。

本书作者约翰·艾布拉姆森博士是一名家庭医生，根据自己多年的行医经历，通过敏锐的观察和细致的分析，抽丝剥茧般讲述了商业对美国医疗体系和医学教育的浸染。作者行文风格平直细腻，内容丰富，逻辑严谨，层层递进。如他自己的评价，"以笔为刀"，直击美国医学的沉疴。

我国医疗卫生体制改革已经进入深水区，《国务院关于实施健康中国行动的意见》明确要求从疾病为中心转向以健康为中心，指出："要从广泛的健康影响因素入手，以普及健康生活、优化健康服务、完善健康保障、建设健康环境、发展健康产业为重点，把健康融入所有政策，全方位、全周期保障人民健康。"这无疑是十分正确的。相信大家阅读这本译著，能加深对此的认识。

是为序。

韩启德

中国科学院院士、中国科学技术协会名誉主席

中文版序

1990 年至 2009 年，中国的医疗支付方式为市场依赖型，包括基本医疗服务也是如此。结果是只有付得起钱的人才能获得医疗卫生保障。2009 年，中国政府发布《关于深化医药卫生体制改革的意见》，此后政府加大财政补助，改革社会医疗保险等制度，为全民提供高质量的基本医疗服务，避免公民因重大疾病而"致贫""返贫"[1]。在这些改革措施的影响下，中国的医疗卫生支出在 2019 年提高到 GDP 的 5.4%[2]。

美国的情况非常不同。2019 年，美国在医疗上的支出占 GDP 的 17.6%[3]，是中国的三倍多，这意味着美国每年在医疗保健上的支出比中国多 2.6 万亿美元①。

如果美国人的健康改善情况明显优于中国人，那么美国在医疗支出上大幅超过中国可能是一项合理的政策。但事实完全相反。

---

① 计算方法：GDP% 的差值（12.2%）× 美国 2019 年的 GDP（21.4 万亿美元）=2.6 万亿美元

2000 年，美国人的健康预期寿命^①比中国人高两年；到 2010 年，中国人的健康预期寿命已经赶上美国人；到 2019 年，中国人的健康预期寿命比美国人**高** 2.4 年，两国分别为 68.5 岁和 66.1 岁 [4]。

另外，从 2010 年到 2019 年（COVID 大流行之前），在健康预期寿命这个指标上，不仅与其他一些国家相比，美国的表现有所下降，实际上美国人健康预期寿命的绝对值也下降了。不可思议的是，这一时期美国的社会情况应该是会带来健康改善的：经济不断增长；随着医疗改革，医保范围扩大，40% 之前没有保险的美国人得到医保覆盖；以及迄今为止美国是在医疗保健上支出最多的国家。然而在这几年里，只有三个国家的健康预期寿命比美国下降更快：叙利亚、也门和委内瑞拉。对于一个没有经历战争、饥荒或是处于社会动荡的繁荣国家来说，这实在不算一个好结果。

为了避免出现对健康无益的医疗费用上涨，中国在持续深化医疗改革的过程中可以从美国吸取到什么教训呢？

这本《用药过度的美国》描述了商业对医疗保健日益猖獗的

---

① 世界卫生组织对"健康预期寿命"（Healthy Life Expectancy）的定义是：一个人在"完全健康"的情况下可预期的平均寿命，不包括由于疾病和 / 或受伤而导致的健康状况不佳的时间。与"寿命"（Longevity）相比，健康预期寿命是一种更加细致的衡量人口健康的方法，因为这个指标考虑到了健康状况不佳对生命质量的潜在影响。

渗透，并发出警告：如果美国医疗系统的根本缺陷得不到纠正，将会出现许多问题（实际上这些问题已出现①）。我在 2022 年 2 月的新书《致病》(*Sickening*) 中使用大量细节解释了，美国医疗系统的问题大多源自一个压倒性因素：医疗保健（其主要目标应该是用最有效、高效、公平的方式实现人口健康的最大化）在多大程度上依赖市场（其主要目标是为了实现利益最大化）提供。美国放任医疗的市场化，严重度超过了其他所有国家，不仅是医保费用的支付和医疗服务的提供，还包括医疗知识的创造和传播。而这些知识是医疗专业人员所信赖的，是直接指导他们的临床实践的。

医生和公众可能会认为，美国整体的医学研究分布能合理满足人口的健康需求。这听起来很有道理，但事实远非如此。美国医学现在已被商业接管，其所关注的问题主要由利益决定。在美国，96% 的医学研究是关于新药和新医疗设备的，仅仅因为这些是最赚钱的干预手段。

如果医疗是健康的主要决定因素，那么将研究经费集中于新药和新设备是合理的。但对美国人来说，仅有约 20% 的健康改善由医疗因素决定。其余的决定因素包括：社会经济因素，如教

---

① 译者注：本书的英文原版首次出版于 2004 年，作者书中警告的问题，在近二十年间已经出现。

育、就业、收入、家庭和社会支持以及社区安全；健康行为，如吸烟情况、饮食和锻炼、酒精摄入以及不安全的性行为；物理环境，包括环境质量和建筑环境 [5]。在美国，仅有 4% 的研究预算用于解决保健的提供、预防性护理以及这些健康的社会决定因素问题 [6]。

接受过专业训练且认真敬业的医疗保健专业人员以及政策制定者们认为，使用最新的医疗技术会达到最佳的健康结果。不过，科学应该是客观的，即使医学研究集中于新药和新设备，至少这些研究发现会在经过同行评议的医学期刊上发表，并且基于这些研究而制定的临床实践指南是可信赖的，对吗？不要这么快下结论。

医学研究的控制权在很大程度上已经从非营利的医学中心和科学家手中夺走，落入了药企和器械制造商所雇用的营利性研究公司手中。三十年前，商业赞助的临床研究有 80% 是在学术医学中心进行的；到 2004 年，这个比例已骤降至 26%[7]。这一转变使药企和医疗器械制造商能够对研究设计、分析以及提交给医学期刊的文章撰写施加更多控制。

科学诚信链条上出现了一块难以发现但极为重要的断裂——医学期刊的同行评议人员无权访问临床试验的基础数据，而这些同行评议人员的职责是证明所发表研究报告的准确性和完整性。

没有数据透明，评议人员只能依靠提交稿件中对研究数据的简要总结进行判断，这些数据通常是在为研究提供赞助的制造商的协助下准备的。无法获得真实的临床试验数据，也就是同行评议人员难以获得履行职责所需要的"工具"，难以真正做到期刊读者认为他们在做的事。

缺乏数据透明度所带来的问题最后被临床实践指南所吞没，这类指南通常由专家小组撰写，依据的材料之一便是医学期刊上发表的未经充分同行评议的研究报告（而且这些专家常常与指南相关的药品和器械制造商有财务联系）。另外，许多为临床指南提供赞助的专业组织和非营利组织也会从药企和器械制造商获得资助——这些企业都是有"参赛选手"的。

即便如此，您可能会想，一定有一个机制来确保医疗专业人员所接收到的关于新药和新器械的信息是准确无误的。大多数经济发达国家都有专门的政府机构来执行"卫生技术评估"（Health Technology Assessment，HTA），以确定与较便宜的旧版相比，新药和新的器械会带来什么效益，并根据评估结果为其定价。这个过程极为重要，因为对于完全的新药（有效物质为"新分子实体"的药）来说，仅有 1/4 可以比旧药带来更多益处[8]。在美国，并没有执行 HTA 的机构，医疗保健提供者必须在很大程度上依赖非透明的同行评议医学期刊文章、指南以及制造商的市场营销，以确定新产品的临床价值。

除了缺乏正式的 HTA，美国是经济发达国家中唯一对品牌处方药的价格不加控制的国家。2018 年，美国的品牌药价格是其他 32 个经合组织国家的 3.5 倍 [9]。即便如此，情况还在持续变化：美国新处方药的年度价格中位数从 2008 年的 2 115 美元，涨到 2021 年的 18 万美元 [10]，2022 年达到了 25.7 万美元 [11]（没有印刷错误）。由于这些天文数字般的价格，以及对新技术缺乏正规的独立评估，美国消费者贡献了**全球**药品销售利润的 2/3 到 3/4[12]。

最终，关于临床最佳疗法，美国的医疗保健专业人员和医学政策专家认为正确的大多数信息，是由制药和器械公司直接或间接提供的。这些商业公司的影响通常不明显，但在医学信息的重要传播者中却很普遍：医学期刊、学术医学中心及他们的研究、指南撰写者、非营利组织以及患者游说组织。

这个相互关联的财务关系网煽动了一种错误的希望，即获得昂贵的最新医学疗法是实现更健康、更长寿的最高效途径。但至少，这个通过医疗创新实现救赎的神话，为美国在医疗保健费用与健康的社会决定因素上的花费比例如此之高提供了一个合理的解释。美国每在医疗保健上花费 1 美元，在社会服务上花的钱不足 60 美分。相反，其他经合组织国家每在医疗保健上花费 1 美元，平均会在社会服务上花费 2 美元。此外，损害美国人健康的不仅是相对较低的社会服务支出。医疗保健与社会服务的比率越高（不论其绝对值是多少），预期寿命会越低，婴儿死亡率越高[13]。

只有政府有能力在公民健康与福祉方面重新平衡商业利益和公众利益。但在美国，这不太可能发生。仅 2021 年，美国的制药公司花在 535 名国会议员游说上的钱是**平均每人** 67.5 万美元[14]。这项活动的主要目标是说服立法者保护医药企业的超级营利能力，而健康的社会决定因素方面的资助只能祈祷可以获得支持。

最近在一次研讨会上，我向 MIT 和哈佛大学的健康科学与技术博士生展示了这些材料。研讨会结束后，一个即将在自己国家的卫生政策管理部门工作的东南亚国家学生找到我。他说，他理解商业对科学造成扭曲的严重性，但是，"医生们为什么会相信？"

这个问题看似简单，却是一语中的。医生和其他医疗保健专业人员接受的训练，使他们习惯通过阅读医学期刊、遵循权威临床医学指南以及专家建议，以了解临床实践的最新情况。他们也了解，商业影响可能会使最佳医疗实践的建议产生歪曲，但他们缺少时间和这方面的训练，更重要的是，他们无法获得临床试验的实际数据，而这些数据是独立分析所必须的。因此，政府必须对医疗保健系统进行监督，以免医学商业实体利用专业科学知识、激励手段以及财务资源，让自己的利益最大化却罔顾对社会的责任。

这是从美国的医疗保健中能吸取的最重要的教训。

约翰·艾布拉姆森

医学博士、理学硕士

2022 年 10 月 27 日

参考文献

[1] Yip W, Fu H, Chen AT, et al. 10 years of health-care reform in China: progress and gaps in Universal Health Coverage. *Lancet.* 2019. Vol. 394, pp. 1192−1204.

[2] https://www.macrotrends.net/countries/CHN/china/healthcare-spending.

[3] Health spending and the economy. Peterson-KFF Health System Tracker, https://www.healthsystemtracker.org/indicator/spending/health-expenditure-gdp.

[4] https://www.who.int/data/gho/data/indicators/indicator-details/GHO/gho-ghe-hale-healthy-life-expectancy-at-birth.

[5] Robert M. Kaplan and Arnold Milstein. Contributions of health care to longevity: a review of 4 estimation methods. *Annals of Family Medicine.* 2019. Vol. 17, No. 3, pp. 267−272, https://doi.org/10.1370/ afm.2362.

[6] Hamilton Moses III et al. The anatomy of medical research: US and international comparisons. *Journal of the American Medical Association.* 2015. Vol. 313, No. 2, pp. 174−189.

[7]   Robert Steinbrook. Gag clauses in clinical-trial agreements. *New England Journal of Medicine*. 2005. Vol. 352, No. 21, pp. 2160−2162.

[8]   Wieseler B, McGauran N, Kaiser T. New drugs: where did we go wrong and what can we do better? *BMJ*. 2019. Vol. 366, pp. l4340, doi:10.1136/bmj.l4340.

[9]   Andrew W. Mulcahy, Christopher M. Whaley, Mahlet Gizaw et al. *International Prescription Drug Price Comparisons: Current Empirical Estimates and Comparisons with Previous Studies*. Rand Corporation. 2021.

[10] Rome BN, Egilman AC, Kesselheim AS. Trends in prescription drug launch prices 2008−2021. *JAMA*. 2022. Vol. 327, No. 21, pp. 2145−2147, doi:10.1001/jama.2022.5542.

[11] Beasley D, Newly launched U.S. drugs head toward record-high prices in 2022. *Reuters*. August 16, 2022.

[12] Dana Goldman and Darius Lakdawalla. The global burden of medical innovation. The Brookings Institution. January 30, 2018.

[13] Elizabeth Bradley and Lauren Taylor. *The American Health Care Paradox: Why Spending More is Getting Us Less*. New York: Public Affairs. 2013. pp. 17.

[14] https://www.opensecrets.org/federal-lobbying/industries?cycle=2021.

平装本序言

当 *Overdosed America* 首次出版时，我期待这本书能立刻 xi
引发强烈反响。毕竟，这本书披露了很多制药公司不为人知的
秘密，例如，在我们最为权威的医学期刊上歪曲他们对万络
（Vioxx）和西乐葆（Celebrex）的研究，在缺乏科学证据支持的
情况下向数以百万计的美国人倾售降固醇药。我花了将近三年的
时间收集药企和其他医疗公司对美国医疗保健的不当影响，非常
确定读者会对我的发现做出爆炸性反应。

出版后的头一周，死寂的沉默。可能医生们还没有准备好接
受这一事实：他们做出医疗决策所依据的这么多"科学证据"更
像是电视广告，而不是训练有素的科学产物。可能美国的公众还
没有准备好吞下这颗苦口但至为重要的良药。

然后，就在这本书问世一周后，默克公司宣布从市场上撤回
每年销售额为 25 亿美元的抗炎药万络，在医药界引发轩然大波。
这是有史以来最大的一次药品召回（在过去五年里，每十个美国
人中就有一个服用过万络）。

最初，在一项确认万络能否降低非癌性结肠息肉复发的研究

xii 中，当默克公司获悉其明星药物会导致严重心血管问题的风险翻倍时，默克公司被赞扬做出了负责任的果断行动。但真正的事实并不是默克公司在 2004 年 9 月做出了正确决定（虽然它确实这样做了）。更准确地说，早在 2000 年默克和美国食品药品监督管理局（FDA）已经了解到万络比另一种价格低得多的老抗炎药萘普生（Aleve）具有显著更高的危险性且并无更高的有效性，美国医生又开出了 70 亿美元的万络处方，导致了估计数以万计的心脏病发作和死亡。

忽然之间，仿佛打开了水库的闸门，关闭了沉默的代码。美国人想知道一个如此危险的非基本药物如何被应用得这么广泛。媒体作出了回应。我没有被忽略，而是被邀请在 NBC 的"今日秀"（*Today Show*）、CNN 的"早安美国"（*American Morning*）和"鲁道柏之夜"（*Lou Dobbs Tonight*）以及其他的主要电视网上向数百万美国人民解释这一切是如何发生的。

在接下来的三个月里，制药公司一连串前所未有的失败和尴尬展露在镁光灯下。仅仅在万络召回后一周，美国人得知，我们本应从英国利物浦一家制造厂运抵的 4 600 万支流感疫苗，有一半无法按计划抵达。那家制造厂生产的疫苗，90% 都运到了美国，而它突然关闭了。出现麻烦的最初迹象是 400 万支疫苗被细

菌污染，但潜藏的问题是制造安全体系的不足。由于该工厂制造的大部分疫苗都被运往美国，有人可能设想 FDA 对这些进口药品的安全性进行了严格监管——尤其是考虑到 FDA 经常担忧外国的进口药物可能给我们的公民带来潜在危害。事实上，当他们得知英国药品管理局关闭这家工厂的原因是，为了保护美国人免受美国公司在英国建造的工厂所生产出的不安全流感疫苗的伤害，FDA 的官员们大吃一惊。这次灾难是一场注定会发生的意外，至少部分原因是 FDA 把超过一千名员工调离负责海外药品安全（如检查生产工厂）的部门，调到了负责审批新药（如万络）的部门。　xiii

　　还没有结束。在接下来的一周，FDA 对年轻患者使用的抗抑郁药发出了严重警告："抗抑郁药物增加了儿童和青少年出现自杀想法和行为的风险。"一年半之前，英国药品管理局就已经根据美国 FDA 获得的相同信息发布了类似的警告。美国 FDA 发出警告前八个月，FDA 的咨询委员会开会讨论了这些药物的潜在危险，但这项研究一直以来的负责人、美国 FDA 自己的流行病学家被踢出了这次会议，不被允许展示他的报告。

　　虽然在医学期刊上发表的六项有年轻患者参与的研究显示，抗抑郁药安全且有效，但同时有九项结果相反的研究未得到发表。信赖医学期刊的医生们被误导了。美国 FDA 没有根据当前明确的危险采取保护性措施，而是召集了一个独立的研究者小组来审查数据。外部专家对 FDA 自己的研究结果表示同意后，FDA 才迟迟地发布了最高级别警告：药品标签上的"黑框警告"以及药品附带的患者信息表。换句话说，为了维持基本无效的药物的销售量，药企没有发表他们对新型抗抑郁药的研究——研究结果显示该药物会增加青少年的自杀行为——从而导致医生们对这些负面结果的研究一无所知。面对这种情况，FDA 的第一反应是保护药企，而不是保护我们的孩子。（让我想起了一句名言：一个社会的最佳量尺是它如何对待最脆弱的群体。）

迅速发生的这一连串事件可能把我们带到了美国医疗的分水岭，打破了"药企好就是美国人民好"的错觉，帮助我们认识到我们并没有从巨大的医疗保健成本中获得相应的价值。可能最值得乐观的是，爱荷华州的参议员格拉斯利（Sen. Grassley）召集了美国参议院金融委员会听证会，来调查 FDA 和默克公司是否对万络的安全性进行了充分监管。美国人有机会目睹学术研究人员和政府雇员描述药企如何运用自己的影响力、如何压制信息。委员会的大多数参议员表现得非常关心保护美国人免受可能有害药物带来的非必要伤害，似乎很清楚 FDA 现在并没有对药物安全性进行足够的监管。

随着我们使用最广泛的一些药物披露出了越来越多的风险，大多数注意力都集中到了 FDA 身上。诚然，FDA 需要进行改革以改善我们医疗保健的安全性和有效性，但仅仅这样绝不足以实现我们的所有目标。就像牙医在治疗中没有把龋洞钻到底一样，我们还没有找到根源问题，否则将浪费这个绝佳的机会。

万络、西乐葆和降固醇药等药物在成年人中的过度使用，以及抗抑郁药在儿童和青少年中的过度使用，这些问题表明美国医疗危机的核心是我们医学知识质量的危机。在后文中你将了解到，这种知识的"腐败"远远超出了 FDA 的监管范围。*Overdose America* 没有保护任何既得利益，讲出了这个故事——如果我们真的想要重塑美国医疗已破碎的承诺，该如何处理这场危机。

2005 年 2 月

致 谢

首先我想感谢夏洛特·卡恩（Charlotte Kahn），她一直是我的激励者、推动者和最无畏的批评家。她给了我探索重要问题的勇气，帮助我专注于调查，但最重要的是她不断为这个项目的重要性给予我鼓励。

哈珀·柯林斯出版社（Harper Collins）的盖尔·温斯顿（Gail Winston）推翻了我之前对出版商的坏印象。在整个出书过程中，她给了我耐心的指导：从组织主题到构思章节，从推敲语言到最终成稿。更重要的是，她总是充满热情，始终坚信把这个故事完整而公正地讲出来是有巨大价值的。我很快学会了信任盖尔明智的建议。哈珀·柯林斯出版社的另一名编辑克里斯汀·沃尔什（Christine Walsh）也给了我重要支持，并熟练地帮助我把注意力集中在必要的细节上。

我的经纪人克里斯·达尔（Kris Dahl）迅速理解了这些问题的重要性——虽然 2002 年 3 月我们初次相见时这些选题听起来像是荒诞故事——并且一直为我提供指导。

迪莉娅·马歇尔（Delia Marshall）娴熟、不知疲倦且满怀共情地与我一起工作，帮助组织观点、润色语言。非常感谢她对细节的关注以及致力于提出重要观点。

埃里克·施洛瑟（Eric Schlosser）向我展示了精心研究、坚持调查的写作真的可以带来改变，他还提供了友好的写作建议。埃里克告诉我，在项目接近尾声时，个人的混乱感是"正常的"。他还建议我和艾里斯·莱文（Ellis Levine）合作，他会给我提供出色的法律建议，帮助我完成一本更好的书。这两点艾里斯都做到了。他对细节的关注有助于确保我公正、准确地讲述这个有时听起来有些牵强的故事，他的文学感也帮助我把这个故事更好地表述出来。

布鲁斯·施皮茨（Bruce Spitz）在1981年首次让我了解到了卫生政策研究的乐趣和挑战。从那时起，我们一直保持着同事（时断时续）和朋友（一如既往）关系。非常感谢他这二十多年来提供的建议和指导。

有许多专家提供了专业的建议，非常感谢他们的工作：芭芭拉·斯塔菲尔德（Barbara Starfield），医学博士（M. D.），公共卫生硕士（MPH）；艾略特·费舍（Elliott Fisher），M. D., MPH；苏珊·洛芙（Susan Love），M. D.；詹姆斯·赖特（James Wright），M. D., 哲学博士（Ph. D.）；玛西娅·安吉尔（Marcia

Angell），M. D.；乔·维塔利（Joe Vitale），M. D.；阿米尼·卡赞吉安（Arminee Kazanjian），社会科学博士（Dr. Soc.）；理查德·约斯平（Richard Yospin）；威廉·泰勒（William Taylor），M. D.；马蒂·范斯沃斯·里奇（Marty Farnsworth Richie）；保罗·斯宾（Paul Spirn），M. D.；伊芙·黎曼（Eve Leeman），M. D.；斯坦利·萨戈夫（Stanley Sagov），M. D.；乔治·曼（George Mann），科学博士（Sc. D.），M. D.；拉里·萨西奇（Larry Sasich），药学博士（Pharm. D.）；理查德·艾因霍恩（Richard Einhorn），M. D.；理查德·莱万廷教授（Professor Richard Lewontin）；以及迈克尔·克莱恩（Michael Klein），M. D.。赫伯特·本森（Herbert Benson，M. D.）为过去五年里产生的这些想法提供了很多明智的意见和建议。剩下的不准确之处是我的问题。

《大西洋月刊》（*Atlantic Monthly*）的迈克·柯蒂斯（Mike Curtis）阅读了西乐葆和万络章节的较早版本，支持这部分的重要性，并温和地建议我在叙述上对读者更友好一些。《尼曼报告》（*Nieman Reports*）的梅丽莎·卢德克（Melissa Ludke）鼓励我写一下关于 C 反应蛋白的报道。

其他朋友详尽讨论了这些问题，并给出了来自医学界的观点：沃尔夫·卡恩（Wolf Kahn）和艾米丽·梅森（Emily Mason），他们还提出了本书的次佳标题"潘多拉的药盒"（Pandora's Pillbox）；

安妮·斯宾（Anne Spirn），林恩和乔尔·阿尔特舒尔（Lynn, Joel Altschul），塞尔玛·迪翁（Thelma Dionne），切斯特·沃尔夫（Chester Wolfe），邦妮和彼得·罗林斯（Bonnie, Peter Rollins），内特·斯皮勒（Nate Spiller），爱德华·西姆斯牧师（Rev. Edward Simms），斯蒂芬·沃克（Stephen Walker），罗恩·福克斯（Ron Fox），艾略特·洛贝尔（Elliot Lobel），保拉和迈克尔·内森森（Paula, Michael Nathanson），卡罗尔·加里（Carol Curry），汤姆·贾维斯（Tom Jarvis），鲁斯·卡恩（Ruth Kahn），吉恩·艾布拉姆森（Jean Abramson），朱莉·纳加兹娜（Julie Nagazina），和杰伊·阿尔特舒尔（Jay Altschul）。

在这个项目的不同阶段还得到了很多好友的帮助，贝基·莎菲（Becky Shafir）建议我是时候写本书了；简·劳伦斯（Jane Lawrence）让我鼓起勇气把未经提炼、组织混乱的想法写下来，作为迈出的第一步；珍妮特·霍普金斯（Jeannette Hopkins）尽力向我展示了我不了解的写作知识，以及如何把问题组织成一本书；弗吉尼亚·拉普兰特（Virginia LaPlante）娴熟地为我准备出书的计划提供指导。

感谢我敬业的同事们，尤其是办公室经理霍利·布沙尔（Holly Bouchard）先生，你们为患者的照护奉献了许多。非常感谢我以前的患者们，感谢你们的信任以及你们教给我的东西。

（除了玛格丽特修女，书中提到的其他患者的名字和特征都做了改变，以保护他们的隐私。）

我想要纪念医学博士大卫·斯密特（David Schmidt, M. D.），在我职业生涯的早期，他给了我许多指导——并且以尊重的方式让我能接受他成熟的建议。我还想纪念玛格丽特修女，她的精神仍然是指引我家庭的一盏明灯。

特别要感谢我的孩子们，丽贝卡（Rebecca）和赛斯（Seth）。他们包容了我作为家庭医生的职业和完成这个项目所需的时间和精力。他们给了我一份作为父母能收到的最好的礼物——他们在自己的悲悯情怀和正义之心的指引下长成了优秀的大人。

引言

在波士顿北部，距其 45 分钟车程的地方有一个小镇，我已 _{xv} 经在镇上做了二十多年的家庭医生。这些年里，我常常感慨自己何其幸运，能够寻得毕生使命——在医学的科学严谨与照护患者的艺术中达到平衡。看着孩子们长大，家庭和美，帮助他们渡过生活中的小痛和大病，这些给了我巨大的满足感。年老的患者们带着个人尊严，以幽默的态度面对岁月带来的健康问题，我很珍视从他们身上学到的东西。对我来说，帮助人们保持健康、从疾病中康复以及为难以痊愈的患者提供安慰，这些带给我的成就感是无与伦比的。

在我准备放下行医的工作、专心写这本书之前，我的一位"老患者"弗朗西斯太太（Mrs. Francis）最后一次来就诊，她 85 岁左右时丈夫去世了。与弗朗西斯太太的交谈总是十分愉悦，她的问候令人如沐春风，让检查室的环境也变得舒适许多——就像是日常压力、繁重工作和患者复杂病情之间的一块绿洲。在这次就诊中，弗朗西斯太太问我为什么要离开。这不是随口问问，我也不认为她是在打探什么。多年间，我们有过很多愉快的交流，我感觉她真的很想理解我为什么做出这个决定，所以我尽力向她解释。

我告诉她，在过去几年里，美国医学的文化发生了深刻变化。我解释说，一些检查基本不会改善患者的治疗情况，却成为了常规的检查项目；很多昂贵的药物并没有显示出比已有的同类药物更佳的疗效或更高的安全性，却替代了之前使用的药物成为常规处方药。我告诉她，我晚上和周末一直在做的研究证实了我的感觉——我们医生做出临床决策时必须依赖的"科学证据"正在受到商业的扭曲，受影响的程度甚至比我之前认为的更糟；医学期刊上（包括最负盛名的期刊）发表的许多文章更像是"商品信息"，目的是为了推销研究赞助者的产品，而不是为了寻找改善健康的最佳方式。

我告诉她，我的许多患者正在被越来越多的药物广告和医学新闻故事所吸引；患者们来就诊时，越来越多地带着想要某种疗法的坚定（或者说"确定的"）意愿，而不是希望对自己的症状、检查和顾虑进行开放讨论，综合考虑所有选择后决定最佳的治疗方案。我告诉她，我试着使患者的注意力重新回到那些被证实安全、有效的疗法上，但很多患者的反应就好像我在试图故意隐瞒"最佳疗法"，这使我不得不在"提供最佳治疗"和"满足他们的

xvi

要求以维持我们之间的医患关系”之间做出选择。最后,我告诉她,我已经得出了结论,我能帮助人们获得更佳健康的最好方式是,找出科学证据中真正蕴含的信息,并用我们俩多年来进行交流的方式把这些信息解释给其他医学专业人员和大众群体。

这是当时我能提供给弗朗西斯太太的最好答案。我不确定自己投入全部精力在这些问题上是为了发现什么。但有一点越来越明确,美国的医学就像一列持续加速的失控火车,驱动火车的燃料是被商业创造出来的信念:不断增加的医疗开支是实现良好健康所必需的。同样越来越明确的是,这辆列车的刹车失灵了。在我看来,虽然有一些清晰而勇敢的声音,但无力抵消由商业赞助的研究产生的影响,甚至没有方法确认这些昂贵的新疗法是否会带来更佳的健康结果。另外很明确的一点是,当日增月益的医疗成本超出大多数美国人的承受能力时,这场危机很快就会到达紧急关头。

接下来的两年半里,我“对研究进行研究”时发现的医学 xvii 科学丑闻不亚于最近的企业丑闻,后者动摇了美国人对企业和金融诚信的信任。操纵医学研究,歪曲研究结果(甚至包括在最权威的医学期刊上发表的研究结果),对不符合赞助商利益的研究发现扣而不表——这些行为已经被接受为商业赞助的医学研究的“规则”。要保证这种医学科学的腐败性不为人知,同时确保在这种环境中产生的"知识"能被转化为医学实践，需要一个复杂的企业影响力网络，这个网络包括权力甚微的监管机构、商业赞助的医学教育、抓人眼球的广告、昂贵的公关以及对自由媒体报道的操纵，最后非常重要的一点是，许多最值得信赖的医学专家和医疗企业之间的财务联系。这种财务联系与证券交易委员会（Securities and Exchange Commission，简称 SEC）近期处理的利益冲突问题惊人地相似——证交会获悉证券分析师收钱撰写报告，抬高股价，以引入更多的银行投资。

这些问题带来的结果是，制药行业正在攫取前所未闻的巨额利润，即使考虑到所有研发成本后，制药行业的利润率仍高于其他财富 500 强企业的 3 倍。与此同时，从 1998 年到 2003 年，大公司雇员平均每年的自付医疗费用增加了 1 000 多美元（包括从工资中扣除的医疗保险费、个人与医保共同支付的费用以及不在保险覆盖范围内的药品和医疗服务费）。为了更直观地感受这种"健康税"的增长规模，这里有个参考数据：大肆宣扬的中产阶级减税额为平均每个美国家庭减税 469 美元；2004 年，同样水平的美国家庭自付医疗费用预计增加 22%，巧合的是，换算成具体数据，每年增加的费用也是 469 美元。当药物和医疗器械行业享受着高额利润时，努力工作的美国人正在拼命支付自己的医保费和医疗支出，有 4 400 万美国人没有任何医疗保险，并且美国的个人破产中有一半是由医疗费用导致的。

更糟糕的是，许多深受美国人信任、被认为是在保护他们 xviii 的健康和资源的体系，其实已经被医生和医疗行业的游说者所摧毁；未被摧毁的体系则荒谬地被与制药公司有财务关系的人统治着。在这种环境下，没有公正的旁观者，永远不会出现不符合公司利益的结论。而下面这点更令人震惊：这种情况已是司空见惯，即使在最值得信赖的美国卫生机构、国立卫生研究院（NIH）以及食品和药物管理局（FDA）也是如此。

造成这种情况的根本原因是，美国的医学知识实际上已经被"控制"了，患者和医生几乎没有机会了解"好医学"的真相，也没有安全的替代方式，只能选择付钱并接受。最丑陋的事实是，巨额的医疗支出并没有使我们的健康得到相应的改善——事实上，美国人的健康已经落后于其他工业化国家的公民，这些国家的医疗支出远低于美国，却能为所有公民提供医疗保健。

在过去的 28 年里，作为一名医生，我有幸从不同角度观察到了美国医学的转变。我作为初级保健医生的初体验是在阿巴拉契亚的国家卫生服务队（National Health Service Corps，当时是美国公共卫生服务的一部分）。我曾在那里的一家农村卫生诊所工作。那段工作经历使我对临床医学的基础有了很好的了解，与一位优秀护士一同工作也让我认识到了团队合作对患者照护的重要性。后来，作为罗伯特·伍德·约翰逊医学院的研究员（Robert Wood Johnson Fellow），我花了两年的时间学习研究设计、统计学、流行病学和卫生政策，然后研究通过新型健康维护组织（Health Maintenance Organization，简称 HMO）为低收入城市居民提供医疗服务的结果。在布兰迪斯大学的海勒社会政策与管理学院（Brandeis University, Heller School of Social Policy），我继续自己对卫生政策的学术兴趣，参与了一个通过调整医疗支出以满足当地健康需求的项目。我曾在马萨诸塞州一个早期 HMO 项目中担任兼职副医疗主任，在这七年里，我从 xix 内部亲眼目睹了 HMO 覆盖范围的演变。在20世纪90年代中期，我加入了雷希诊所（Lahey Clinic），这是一家由医生运营、涵盖许多领域的大型联合医疗机构。为表明其履行了初级保健的承诺，雷希诊所设立了全科医疗部门，我曾在这个部门担任过七年的主任。

　　教学也是我观察医学变革的重要"窗口"。在我执业约 10 年后，我开始在诊室里教授哈佛医学院的学生，并在他们逐步成为医生的实习经历中为他们提供支持和监督。我的第一项任务是，帮助学生学习如何将自己学到的医学知识应用到患者身上。在他们习惯了初级保健严格的细节要求后，我特别喜欢帮助他们发展自己的医学艺术技能，也就是帮助他们了解，与患者进行交流不仅是令人心情愉悦的交往礼仪，还是医疗保健的重要部分。他们大部分时间在大学的教学医院中照顾非常虚弱的患者，学习的是以技术为导向的医学，我希望能帮助他们增加与患者交流这个重要维度，以成为一名好医生。

我一直关注治疗关系在良好医疗实践中的重要作用，因此，我与心身医学研究所（Mind/Body Medical Institute）的赫伯特·班森博士（Dr. Herbert Benson）一起在哈佛医学院教授了几年这类课程。我的目标是为医学生提供一个知识框架，在他们努力学习医学的科学基础知识的同时，能支持（或许用"保护"这个词更合适）他们的人文理想。

但迄今为止，我观察美国医学变化最重要的"瞭望台"是在照顾患者的过程中。我很喜欢通过阅读医学期刊来了解最新进展，有时我会应用自己的研究技能来核查期刊文章中的分析与结论。我很高兴能与其他专家同事合作，为患者提供更多方面的照护。

回想这么多年的行医经历以及遇到的患者，我特别清楚地记得，每次看病前，我会把患者的资料从诊室门上的资料袋里拿出来，暂停一会儿，想一下我将要问诊的患者，迅速查看资料以唤 xx 起我对患者的记忆。进入诊室后，我会把可能帮助我更好地与患者沟通的所有事情铭记在心，然后以一个开放性问题或者接着上次就诊的话题来开启这次诊疗（近期的服药改变、孙辈、工作变动、体育赛事、婚姻问题、学习成绩等）。这样的诊疗逐渐形成了健康的治疗关系，这是建立良好医疗的基础。归根结底，促使我写这本书的原因是人们丧失了对医学科学的信任，以及医患关系的日渐衰弱和恶化。

弗朗西斯太太仔细聆听着我的解释，但她很难理解我说的话——不是因为她不相信我，而是因为，我告诉她美国的医学发生了如此变化，这与她多年来坚持相信的价值观念、维护她健康的医学世界迥然相异。尽管如此，她仍衷心表达了自己的祝愿。在这次诊疗结束时，我们都表示会怀念我们的医患关系。

无偏的医学科学和良好的医患关系应该是医学实践的基础，同时定义了最佳医疗服务——本书以这个简单的理念为根本，走进了美国医疗的危机。

我的研究表明，通过重塑医学科学诚信，重新关注医学促进健康的使命，这一理念可以很容易实现。我了解到，我们现在的医疗系统绝非推动医学知识发展、为医疗服务买单的最佳体系，但可能是将巨额财富从美国人民手里转移到药企和其他医疗公司中的最佳途径。

即使是在医疗专家群体中，普遍的观点是，没有什么好办法可以解决医疗费用不断上涨的危机。医学科学的有效性以及医学知识向医学实践的转化，只要这两方面不出问题，费用危机就是可以解决的。但是我们的医学科学已是漏洞百出，且被操纵着为商业利益服务。看上去似乎是医疗费用出现了危机，xxi但实际上是美国医疗的质量遇到了危机。纠正医学知识的扭曲不仅会带来更好的健康水平和医疗服务，同时每年可以节省数千亿美元。

当然，单凭我一个人和这一本书，无法详尽讨论解决这场危机需要考虑的所有问题。但是，从我开始揭露真相，让科学权威、商业渗透和彻头彻尾的欺骗大白于天下的那一刻起，我希望可以使公众更多地了解到商业影响如何制造了美国的医疗危机。

这本书有三部分。第一部分，"一个家庭医生的探索之旅"，讲述了我自己行医实践中发生的变化，以及权威医学期刊中开始出现的商业影响，这些使我想要更深入地挖掘。先是发现了西乐葆和万络背后隐藏的真相，后来了解了激素替代疗法的溃败，这些让我知道，美国的医学研究和医疗实践已经变得十分混乱。

第二部分，"美国医疗的商业化"，简要介绍了医学知识如何一步步被商业控制，商业用于操控医生的手段，以及商业如何影响公众对医学知识和医疗技术最新发展的理解。能体现问题严重性的一个例子是 2002 年《美国医学会杂志》(*Journal of the American Medical Association*，简称 JAMA）发表的一篇文章，文章显示，撰写临床指南、定义最佳医疗实践①的专家中，有 59% 的专家与所评估药品或医疗器械的制造商有直接财务联系。一个经典案例是，2001 年的胆固醇指南对事实的夸大和歪曲，导致数以百万计的美国人服用了降胆固醇的他汀药（尽管缺乏科学证据证明这种药的益处、支持其广泛使用）。

最后一部分，"拿回我们的健康"，提出了一种新的医疗范式，这种模式比医生们接受医学训练时所学到的内容更加丰富，比被商业利益加固了的医疗模式更加真实。第三部分探索了针对最常见的慢性疾病——从骨质疏松到心脏病——的研究真正发现了什么，解释了许多所谓的"科学证据"实际上是在"贩卖疾病"，根本目的是为了售出更多药物。最后一章说明，维护医学科学的诚信是解决问题的最佳方式，能够在负担全民医保的同时，每年节省数千亿美元的支出。

这本书讲述了美国医疗背后的故事。如果你或你的医生忽视这些发现，结果可能会损害你的健康。

---

① 这是在医疗过失诉讼中医生们通常被要求遵守的标准。

第一部分

一个家庭医生的探索之旅

第一章 转变中的医学：
处在"十字路口"的医疗

即使在亚马孙，这样的空气也算是闷热潮湿了。在由两间校 3 舍临时改造成的"诊所"里，我们一整天都在接诊各个年龄的原住民——筋疲力尽但十分充实。一天的出诊任务结束后，我们正收拾医疗器材和档案，想着回去冲个冷水澡该有多爽。这时，我们的翻译员满脸愁云地走过来，问我是否愿意上门看病。有一位妇女病得太重了，无法到临时诊所来。

几个村民带我穿过了一片空旷的田野，顺着一条又窄又脏的小路到了那位女患者家——一间露天小茅屋。我们走近时，我看到她平躺在一张吊床上，丈夫焦虑地坐在床边，四个孩子在茅屋里窜进窜出，互相追逐，偶尔停下来看一眼他们生病的母亲。我在她旁边坐下，她那空洞、痛苦、惊恐的神情告诉我，她病得很严重。她努力想向我问好，但即使是脸上一点轻微的表情似乎也会让她感到痛苦。

翻译员把我介绍给患者和她的丈夫。我了解到，患者几天前有过一次自发流产，在过去的两天里，腹痛和呕吐愈发严重。4

我询问是否能对她进行检查，她轻轻点了下头作为回应，又看向她丈夫，确认他也同意。她的体温是 39.4℃，腹部僵硬，轻微触碰就会疼痛。最可能的情况是不完全流产导致了子宫感染，感染蔓延到整个腹腔，引起腹膜炎。她需要住院，接受静脉注射抗生素和补液，还需要接受子宫颈扩张和刮宫术以清除感染的组织。

她的丈夫和其他村民认真地听着我的诊断。但是当我告诉他们，患者需要去医院接受治疗时，他们充满希望的神情慢慢变成了绝望。他们说，她没法去医院，因为他们没有钱。我建议他们至少要把她送去医院，那里有人可以照顾她。他们觉得这样没用，她会被无视（因为没有钱），最后死在医院的台阶上。我问他们医院的治疗费用是多少，他们说 160 美元。在场的还有另外两个美国人，我们互相看了一眼，没有语言交流却彼此心领神会——我们一起筹钱。幸好，不久有一艘船路过，正好是去医院的方向，就带她离开了，同行的还有我们优秀的翻译员，可以帮助她安排路上和医院的事务。三天后，那位妇女回到了村子，仍旧很虚弱，但情况好了很多。她脸上的恐惧消失了。她的丈夫和孩子们一见到她、知道她可以痊愈时，脸上充满了难以置信的喜悦。

回到家后，在恢复正常工作安排之前，我在周日去了一趟办公室，仔细查看在我离开时积攒的文件。在几摞三英尺高的病历、检查结果、会诊笔记、医学期刊和垃圾邮件中，有最新一期（1999 年 11 月 24 日发出）的《美国医学会杂志》。我注意到上面有两篇文章，分别是关于治疗关节炎疼痛的最新药物西乐葆和万络的研究。这两项研究都由药品的制造商赞助，研究声称这两种药物的安全性显著优于原有抗炎药，但由于那些老药已经进入仿制期，所以价格要便宜得多。

与文章相伴的编辑部评论[①]不同寻常地坦言（尤其因为文章 5 的两位作者都与至少一家药品制造商有财务联系），这两种新抗炎药在缓解症状方面并不比原有的药物好，而其大力吹捧的安全方面的优越性是非常有限的，仅对容易发生严重胃肠道副作用的高危人群有益。在这些非高危人群中，和原有药物相比，每 500 人服用新药一整年，仅能预防 1 例严重但非致命的胃溃疡。基于新老抗炎药的价格差异，推算起来，服药者人群中每预防 1 例严重胃溃疡需花费 40 万美元。

我心里仍因在亚马孙的经历而感到触动。我在想，使用西乐葆或万络预防 1 例非致命性胃溃疡的成本，能拯救多少像我上门问诊的妇女那样的患者。我拿出计算器，想看一下 40 万美

---

① 这类评论一般是针对每期杂志中最值得关注的文章所给出的专家意见。

元是 160 美元的多少倍。当我看到显示器上的"2 500"时，我感受到了自己内心的震动，也感受到了这个等式中蕴含的不公平性。尽管那时我的认识还不深，但这本书的构思就是从那时候开始的。

这件事让我对这两种药激烈的市场营销变得敏感。它们的广告突然铺天盖地地出现了。这些广告最开始看起来很不合适，但它们很快使自己成为了美国文化的正常构成部分。广告暗示了新药的优势（但没有详细说明）——它可以让人们享受到过去因关节炎疼痛而无法进行的活动，然而这些优势从未得到任何关键研究结果的证实。

毫无疑问，营销活动很成功。在 JAMA 的社论发表后的一年里，西乐葆和万络成为销售额增长最快的四种药品之二。我所在的社区里，很多（甚至大多数）骨科医生和风湿病医生开始热衷于开这两种药——尽管 JAMA 的社论对它们的效果持保留意见。我的患者们也没能幸免于这些广告。他们越来越多地请求，有时甚至强烈要求，使用这些价格不菲的新药治疗他们的关节炎以及其他各种疼痛。我不情愿开新药，很多人就简单认为我只是一名初级保健医生，缺乏专业知识或没有能力了解最新疗法。即使在我详细解释了目前关于这两种药的最佳研究证据后，也并非所有患者都能被说服。

新型医疗消费主义

　　布莱克（Black）先生就是个典型的例子。布莱克年龄在45岁左右，成功经营着一家小企业，同时是一名狂热的中级网球运动员。他因为右手肘持续的疼痛而来看病。简单的检查表明，他手肘外侧的肌腱骨附着点处有压痛，这个部位的肌腱可以让手腕伸展成反手击球姿势。我解释道，他的健康问题是上髁肌腱炎，通常叫做网球肘，是反复击打网球造成的。我给出了一系列可以让肌腱痊愈的建议：打网球时使用前臂带，在网球撞到球拍时可以部分保护肌腱与骨的连接点；打完网球后冰敷外肘，防止炎症反应加重；减小球拍线的张力，或许能把球拍框换成更具柔韧性的材料，以减小击球时的冲击；跟他的网球伙伴请教怎样通过改变握拍和挥拍动作来改善网球肘（或许同时还会提高他的网球水平）。最后，我提醒布莱克，如果这些措施都没有任何帮助，他可能需要减少打网球的次数，让他的手臂有时间恢复。

　　布莱克耐心地听着我的建议。我说完后，他说："我的朋友服用西乐葆后，疼痛缓解了很多，你能给我开个西乐葆的处方吗？"我向他解释，虽然广告里那么说，但西乐葆的效果不比其他消炎药 ① 更好，而且西乐葆要贵得多。他说，费用不是问题，

---

① 通称为"非甾体抗炎药"，缩写为"NSAIDs"。

7 "因为我的保险能覆盖这种药"。布莱克坚信西乐葆能解决他的问题，这使得他不愿意，或者无法考虑我的建议。他明确表示，如果我不给他开西乐葆，他会去找一个愿意开药的医生。

我快速思考着如何回复布莱克的"最后通牒"。我不想因为一剂价格虚高、但也不太可能对他造成伤害的药，而破坏我们多年的友谊。最终，我开了这个处方。

几个星期后，布莱克打电话到我的办公室，说他的手肘痛没有改善，要求转诊到骨科医生。我很沮丧，他仍然不愿意做一些简单的事来保护自己的手肘，防止其受到超负荷压力的伤害。但是我不想让我们重复上次就诊的情形。如果我希望未来我们可以保持良好的关系，唯一的选择就是再一次默许。骨科医生根据MRI（Magnetic Resonance Imaging，磁共振成像）确认了明显的肌腱炎诊断，并让布莱克接受物理疗法。布莱克的手肘疼痛在缓慢改善。

老式医患关系

我和玛格丽特修女的关系与布莱克先生形成了鲜明的对比，我们的关系就是医患为同一目标而合作的典型例子。我第一次见到玛格丽特修女是在她被救护车送到急诊室后。她的呼吸十分急促，几乎无法说话，因为她拼命想多往肺里吸点空气。她的心跳很不规律，约 170 次 / 分。心房混乱的电活动超过了心脏自身的自然起搏点——她发生了房颤。她的 X 光片显示肺部有液体，说明她有肺水肿，这是由于心脏快速跳动时无法有效泵血造成的。那时我对玛格丽特修女的所有了解都来自她的病历：她 80 多岁，最近刚从工作了 55 年的学校退休，来到了当地的修道院。

　　一开始，我觉得如果不进行插管和机械通气，她撑不过这次房颤发作。幸运的是，她的身体迅速对静脉给药做出了反应，心跳降了下来，肾脏排出了身体里多余的液体。24 小时之后，她的呼吸几乎恢复了正常。血液检测显示，她曾经有过一次轻微心脏病发作，这可能引发了房颤。

　　出院后，玛格丽特修女要求经常来看医生，以监护她脆弱的健康状况。每次就诊，她的开场白都是这样："你一定很讨厌见到我。其他人肯定比我更需要你的关照。"这两句话都说错了。她的利尿剂需要经常调整剂量，以维持合适的液体平衡。多余液体滞留会再次造成肺水肿，即使仅有少量液体在她脚部和脚踝聚积几天，也会破坏她那极薄的皮肤，造成痛苦的皮肤溃疡，要几个月才能痊愈。相反，若利尿剂从她身体里排出太多液体，会阻碍肾脏的正常运作。她的其他药物也需要密切监测：控制心率的

8

地高辛；钾补充剂，补充因利尿剂而从肾脏中流失的钾；还有一种血液稀释剂，香豆素，可以预防因不规则心跳产生小血块，继而预防中风。一切正常的话，我会每2～4周见她一次；若有异常，则会更加频繁。

诊疗时，我们会谈到她的宗教和精神世界、在修道院的同事和工作，以及她的家庭，尤其是她的掌上明珠——侄孙女。她总是充满感情地对我讲述她以前的学生。她和其他退休修女一起居住在修道院里，她以之为豪，并且邀请我去拜访，我欣然接受。

我抵达修道院时，玛格丽特修女特别想带我参观小礼拜堂，她每天早上会在那里做弥撒，下午会在那里冥想。当我们走进礼拜堂，阳光正透过漂亮的彩色玻璃洒下来。我们坐在一起，静静地待了几分钟。然后她带我参观了她整洁的房间，又带我在修道院转了一圈。

下一次她来就诊时，我鼓足勇气问她："修女，当你在礼拜堂里冥想，而我在独自思考生活中更大的问题，你认为我们此时的经历是相似的吗？"她毫不犹豫地回答："当然。"虽然是不同寻常的方式，但玛格丽特修女对我们相同经历的认可，对我来说是最真诚的祝福。

玛格丽特修女的医疗护理重点（特别是针对棘手的皮肤溃疡）是，让她的身体状况能够参加修道院的特别活动，能够享受到她侄孙女家的旅程（在我和其他医生针对这些溃疡提供的所有护理中，受过良好训练且全身心投入的家庭护士提供的皮肤护理是最有帮助的）。在那次急诊室的相遇后，虽然健康状况十分脆弱，不得不频繁接受医疗护理，但玛格丽特修女仍然继续幸福地生活了七年。

一天，修道院的护士打电话告诉我，玛格丽特修女去世了，并问我是否愿意为她致悼词，作为"医疗旅程"的最后一站。我到了修道院，看到玛格丽特修女靠在躺椅上，面容苍白而安详。护士和她的一位挚友一直在那，不久其他人也到了。除去一点儿局促，能置身于这样悲伤而美丽的场景中，对我来说是一种恩典。我想向她的朋友们分享，她和我的关系对我来说多么重要，然后我开始讲述"拜访礼拜堂"的故事。当我讲到玛格丽特修女认同我们之间的精神联系时，所有修女都在点头，表示对玛格丽特修女的赞同。对我们的关系来说，这是个美好的结局。

处在"十字路口"的医疗现状

我的两位患者，布莱克先生和玛格丽特修女，对他们照护的经历迥然不同。当然，玛格丽特修女和我之间的关系有点特殊，但这个例子仍然说明了，面对提供良好的健康护理的挑战，

相同的价值观十分重要。拜访她的家庭，参加弥撒，在礼拜堂里

10　冥想，活跃于她的社交圈内——这些事情对玛格丽特修女来说是有意义的。正是这些事，促使她接受了比她预想中更多的医疗服务。在她的医疗护理中，玛格丽特修女和我是伙伴，我们为了同样的目标而并肩战斗，使她达到最佳的健康状态，一直保持活跃、独立。这样长期的照护之所以有意义，其根源在于玛格丽特修女内心深处的价值观，而她敞开心扉地同我就此进行交流，让这样一种医患合作达到了更佳的效果。

另一方面，由于医疗企业（尤其是制药公司）的影响，这种医疗护理开始显得有点过时。我的患者越来越多地依赖药物保持健康，而非改变生活方式，尽管有证据显示后者的效果更好。让患者与医生就健康风险和生活习惯进行交流，是我心目中"良好的医疗"的重要部分。但是它变得越来越难，有时甚至无法做到。太多的就诊过程变成了无效的意愿抗争，就像我给布莱克看病的经历一样，而不是形成我和玛格丽特修女那样的医患合作关系。

"越新的越好""拥有消费者的自主权比患者与所信任医生的关系更重要"，这些错误观念，导致医疗滑向了"低效果、高消费"的模式。布莱克的西乐葆每个月花费 90 美元，但是与那些价格仅为其 1/7 ～ 1/3 的药物相比，西乐葆几乎没有任何优势（这

点在第三章将会看到）。相反，按照现在的价格，让玛格丽特修女维持了七年生命的四种药物，每个月的总费用为 38 美元。尽管如此，在这个混乱的医疗系统中，服务患者的最佳方式经常是：同意那些看起来不合理的要求，就像我给布莱克看病那样。

　　碰巧的是，布莱克要求使用西乐葆治疗手肘痛后大约一年，他再次来就诊。当我走进检查室，我注意到他看起来心力交瘁。我问他还好吗，他说他入睡困难，问我能否给他开点安眠药。我问他发生了什么，布莱克一反常态地有些沮丧，他告诉我，由于生意上的一连串失败，也许不得不辞退一些老员工。他述说了自己的挫折和对未来的担忧。为了以防万一，我问他是否想结束自己的生命。他否认了，但我感觉到，我的关切让他很是慰藉。

　　我建议开点低剂量的曲唑酮，这是一种较老的非依赖性抗抑郁药，副作用是瞌睡——这正是布莱克所需要的。我提醒他，恢复规律锻炼非常重要，还确认了他至少有一个可以倾吐真实感受的对象，并要求他预约两周后再来一次，以便了解他的恢复情况；如果中途感觉更糟了，就给我打电话。就诊结束时，布莱克对我认真的倾听表示了感谢。

　　我很高兴布莱克没有简单地要求一种昂贵的新型抗抑郁药或安眠药——这两种药都无法使他卸下现实生活中的负担。他最需要的是被倾听、被理解，同时他需要更多睡眠和锻炼，以及更多

13

时间来处理生意上的问题。我也很高兴他足够信任我，愿意让我帮忙。他的这次就诊与上次就诊的差别，就是被商业扭曲的医疗保健与老式的（但也是先进的）初级保健之间的差异的真实写照。

若回溯这个时代美国医学的历史，许多科技上的进步无疑是伟大的成就。但我希望，在回顾时，医患间治疗联盟的消亡会被视为一种文化畸变，是"良好的健康本质上是医疗科学的产物，而不是健康的生活方式和环境的自然结果"这种不切实际的想法导致的后果。医学上的突破和复杂的技术常常会削弱医生通过某种方式帮助患者的能力，这种方式就是，医生把患者的注意力从一些现实的遭遇中转移开，与患者共同努力，寻找适合特定情况的最佳治疗方案。当这些关系变得不再重要，我们不仅会在物非所值的治疗上花费大把金钱，我们的健康其实也会受到损害。当我开始了解作为医疗决策基础的"科学证据"的事实真相时，这一点是最令我感到惊诧的。

第二章　被操纵的证据：
　　　　即使最负盛名的医学期刊
　　　　也不能幸免

　　接诊患者、回电话、解答护士关于患者护理的问题、处理 13
行政事务——完成上午的工作后，我会有一段单独的时间来吃
午饭、休息。我喜欢利用短暂的午休时间阅读最新一期的医学期
刊，寻找可能与我行医内容相关的论文。

　　2000 年 8 月的一个普通的午餐时间，我正在办公室阅读
《新英格兰医学杂志》（*New England Journal of Medicine*，简称
NEJM），这时我看到了一篇题为《普伐他汀治疗与卒中风险》的
论文。这篇论文引起了我的注意，因为在我的老年患者中，卒中
是很常见的疾病。尽管大部分卒中比较轻微，但有些卒中很严
重，会导致患者永久的重度残疾。我尤其记得一位患者，罗斯太
太（Mrs. Rose），她在病房里度过了生命最后一年半的时光——
坐在轮椅上，无法自己进食、生活不能自理。尽管卒中导致罗斯
太太语言混乱、说话含糊不清，但每次我去病房看她，她都竭力
清楚地向我表达，比起被困在这样的生活里，她更情愿当初卒中
发作时就撒手人寰。

所以我一直非常关注如何能减小其他患者产生同样遭遇的
14 风险。但是当我开始阅读摘要[①]时，我发现论文标题本身带有误
导性，这使我对论文的结论产生了怀疑。这个研究确实探究了普
伐他汀[②]对降低卒中风险的作用，但研究仅纳入了有心脏病发作
或不稳定心绞痛（心脏病发作前的胸痛）的患者。研究所报告的
卒中风险降低并不适用于罗斯太太这种没有心脏病的患者，但从
论文标题来看，这些人群也是普伐他汀降低卒中风险的受众。然
而，摘要继续说明，在心脏病患者中，与安慰剂相比，普伐他汀
显著降低卒中风险。摘要的结论是，"普伐他汀对于降低卒中风
险有一定效果"。

问题藏在统计细节中

在下午接诊开始前仅剩的几分钟里，我注意到，若把前期
研究中的差异，也就是卒中发作的高危因素（如有糖尿病、高血
压、吸烟、房颤以及卒中发作病史）也算进去的话，普伐他汀降

---

①　在医学期刊中，大部分论文的正文前会有摘要，对研究设计、发现和结
　　论进行简单总结。
②　普伐他汀是一种降胆固醇的他汀类药物，其商品名 Pravachol 更为人们
　　熟知。

低卒中风险的效果在统计学上并不显著[①]。这是我第一次在核心期刊上看到结果在统计上不显著的论文。我稍作停顿，记下了这个 15 事实，然后继续阅读。

这篇 NEJM 的论文报告了一个听起来让人印象深刻的数字——和安慰剂组相比，普伐他汀组的卒中风险减小了 19%。考虑到卒中的相关因素，校正前期研究的差异后，这个数字降到了16%。这种形容普伐他汀效果的描述方法被称为"相对危险度降低"（relative risk reduction）。但是相对危险度并不是全部的事实，而且通常会夸大新药或新疗法的作用。一种药或治疗方法所能预防的病例数量是更为重要的结果指标，这个指标被称为"绝对危险度降低"（absolute risk reduction）。

我在罗伯特·伍德·约翰逊医学院（Robert Wood Johnson Medical School）学到的研究技巧使我能够批判性地阅读医学期

---

① 如果治疗实际上没有任何作用，接受新疗法的患者和接受旧疗法（或安慰剂）的患者在结局上（如情况改善或副作用）也会随机出现差异，计算差异随机出现的概率，就是确定治疗是否显著有效的标准方法。确定统计上显著的常规截点是，纯粹因随机而出现组间差异的概率（probability，即 p 值）为，在 100 次试验中不超过 5 次，也就是 $p < .05$。通俗来说就是："这种差异随机发生的可能性在 100 次试验中不到 5 次。"p 值越小，随机产生组间差异的可能性就越小，研究发现在统计上就越显著。

刊论文。有时候，如果研究结果令人困惑，或者作者对研究的重要部分表述不清，我会拿出铅笔和计算器自己算一下。

在这个为期 6 年的研究中，服用安慰剂者卒中发病率为 4.5%，服用普伐他汀者发病率为 3.7%。若计算相对危险度，3.7% 的发病率比 4.5% 降低了 19%。但是，因服用普伐他汀而预防卒中的实际数目（也就是绝对危险度降低），应该用 4.5% 减去 3.7% 来计算。所以，在研究的 6 年中，服用普伐他汀的患者，其卒中发病率降低了 0.8%。换句话说，如果 1 000 名心脏病患者服用普伐他汀 1 年，大约可以使这个患者群体的卒中发作减少 1 例。我认为这并不能算一项重大发现。我给本地的药房打电话询问了 40mg 普伐他汀的价格（这是研究中患者一天的用药量），然后计算了一下通过服用普伐他汀以预防 1 例卒中发作的成本——120 万美元，这还不包括血液检验以及监测药物可能导致的副作用的花费。

我很好奇这篇论文剩余部分的内容，但是已经到了下午的接诊时间。我把论文带回了家，继续花时间仔细分析。在哈佛医学院任教的"福利"之一是，通过学校的数字图书馆可以读到几乎所有重要医学期刊上的文章。我想继续挖掘，看能否找到更多关于他汀和卒中的信息。

错误的研究对象

我对这篇论文的细节解读得越深入，论文结论的误导性就暴露得越明显。这个研究最大的问题是，研究纳入的人群并不是最易出现卒中发作的人群。研究纳入的患者平均年龄为 62 岁，但实际上，卒中最易发的年龄要更高：一半的男性卒中患者年龄为 70 岁及以上；而像罗斯太太那样的女性卒中患者，其平均年龄为 79 岁及以上。这点很关键，因为在研究纳入的 70 岁及以上人群中，服用普伐他汀者的卒中发病率，反而比服用安慰剂者高出 21%。

我继续分析。

研究纳入的人群中，83% 为男性；但是在普通人群里，3/5 的卒中患者为女性。结果证明，受试者中仅有 1/6 为女性这一点也很重要，因为与服用安慰剂的女性相比，服用普伐他汀女性的卒中发病率提高了 26%。

另外关键的一点是，研究纳入的人群中，5/6 的人平时会服用阿司匹林，以降低患心脏疾病的风险。但是在普通人群中，像罗斯太太一样，绝大多数人平常不会服用阿司匹林。而在研究纳入的不服用阿司匹林的患者中，服用普伐他汀者比服用安慰剂者卒中发病率增加了 20%。

　　我的患者罗斯太太是典型的卒中患者：女性，八十多岁，平常不服用阿司匹林。根据这个研究的结果，若让她接受普伐他汀治疗，她患卒中的风险会提高而不是降低。在我看来，从数据中唯一可以得出的合理结论是，普伐他汀可以降低患有心脏病且平时服用阿司匹林的 70 岁以下男性的卒中风险。

17　　分析完整篇论文后，我认识到：论文标题具有误导性；研究发现在统计上并不显著；普伐他汀似乎会在高危人群中造成更多的卒中发作。这些事实背叛了医生们（包括我）对权威医学期刊上所发表研究的信任。医学训练里最重要的一条是：良好的医疗护理建立在科学证据的基础上。我清楚地记得，当我作为医学生、实习医生、住院医生在医院轮转时，我们会在每日查房时相互交换复印的医学期刊论文。那些著名期刊发表的最新论文被认为是毋庸置疑的权威，它们规定什么是好药，并为医疗决策保驾护航。成为医生，很重要的一点是学会信赖这些科学证据，并用这些科学证据指导自己做出医疗决策，而这些决策会对弱势患者群体产生深远影响。

　　这篇关于普伐他汀的论文似乎利用了这种根深蒂固的信任。如果研究的目的是帮助医生降低患者的卒中风险，那么研究一定会提到其他行之有效的方法。即使按照论文所称，普伐他汀可以降低 19% 的卒中风险（只是为了说明这个观点，不代表作者认同这个数据），但在论文发表时，已有许多有据可考的更为有效的方法。举例来说，每周吃一次鱼可以降低 22% 的卒中风险；控制高血压可以使卒中风险降低 35% ～ 45%；而老年人每周进行 2 小时以下的适度锻炼可以降低约 60% 的卒中风险。

这篇论文的目的不言而喻——建立"科学证据"，利用《新英格兰医学杂志》的威望使药物得到认可，使医生们认为开普伐他汀处方是在降低患者的卒中风险。这种观念形成后，随之而来的后果是，医生和患者不再关注预防卒中、获取更佳健康的更有效方法。这些非药物方法无利润可取，因此它们受到的关注大大少于有利可图的昂贵药物。

学术界的"勾结"

我的第一反应是给医学期刊写一篇文章，向医生们解释如何 18 避免被这篇普伐他汀论文以及未来可能出现的其他类似论文中对前体药物的歪曲所误导。我对自己的分析很有信心，但是想着与其他学术专家合作可以使文章更具影响力，所以我联系了一位公认的权威人士，并和他一起仔细检查了我从论文中发现的问题。他没有从我的分析中发现错误。我想一位在大学任教的专家会乐意接受这次机会，更正这些渗入医学文献中的商业偏倚，因此我问他是否有兴趣和我一起写文章。他婉拒了，并解释说，他"为制药公司提供过咨询服务"。他的回复让我十分震惊，我立刻意识到自己的幼稚，低估了商业在医学学术中迅速扩张的影响。但是，那位专家十分慷慨地花时间跟我把论文检查了一遍，所以我努力隐藏住了自己的失望。

离开时，我对药企和学术专家[1]幕后的财务联系如何压制批评的声音有了新认识。我开始把这些事情作为一个整体来看待：我行医中的变化，治疗选择的优先次序变得混乱，还有临床研究和临床医学中越来越多的商业影响。我回到了日常的诊疗工作中，但对于医学期刊发表的研究发现，我不再是单纯地相信，而是多了一分谨慎。

他汀与卒中复发

2001 年 6 月，另一篇关于预防卒中的论文出现了，这次发表在了《美国医学会杂志》上。论文称，研究目的是探究缺血性卒中[2]

---

[1]　指在医学期刊上发表论文的专家们，这些论文随后会成为"科学证据"的一部分。

[2]　缺血性卒中是最常见的卒中类型，是脑部某区域血液供应不足造成的。缺血性卒中会导致细胞死亡和不可逆的脑损伤。

与三种常见的胆固醇测量指标[①]之间的关系。该研究通过调查医 19
院记录，从纽约哈莱姆区（这个区的特点是多种族、多民族混
居）的居民中确定了缺血性卒中的病例。研究为每个病例匹配了
两个患者作为对照，对照者与病例患者来自同一社区且情况相
似，但没有卒中病史。

为了确定与缺血性卒中相关的危险因素，研究比较了病例组
和对照组各方面的差异，包括胆固醇水平、生活方式、医疗因素
以及人口学特征。研究发现，HDL 胆固醇（优质）水平低的患者，
卒中风险相对较高。基于此发现，论文作者建议将 HDL 胆固醇
水平检测作为常规检查，并建议 HDL 胆固醇水平低的人群通过
服用他汀来提高"优质"胆固醇含量。读完摘要，这个建议看起
来是合理的。但是当我仔细查看这篇论文时（就像阅读普伐他汀
那篇论文一样），我发现研究数据指向了完全不同的结论。与普
伐他汀论文的情况相同，这篇论文的"证据"会使得医生开出更
多他汀的处方。我再次拿出了铅笔。

研究发现，总胆固醇和 LDL 胆固醇（劣质）水平越低（我
们认为这样是更健康的），卒中风险越高[②]。这项不可思议的发现

---

① 三种指标分别为：高密度脂蛋白胆固醇，简称 HDL，优质胆固醇；低密
度脂蛋白胆固醇，简称 LDL，劣质胆固醇；以及总胆固醇（包括高密度
和低密度）。

② 接下来还会讨论胆固醇的相关知识，但是一般来说，总胆固醇，尤其是
LDL 胆固醇会参与动脉阻塞过程，而 HDL 胆固醇会部分消除它的影响。

在论文摘要中没有说明，仅在正文中提到过一次。潜藏在论文表格里的统计结果显示，总胆固醇水平降低以及 LDL 胆固醇水平降低，都与更高的卒中风险显著相关（p 值分别为 $p < .001$ 和 $p = .04$）。我继续阅读，但作者的表述让我摸不着头脑——"我们发现总胆固醇水平与卒中风险不存在相关关系"。他们自己的数据显示，较低的总胆固醇水平与更高的卒中风险相关性的优势比超过了 1 000∶1，他们怎么能说总胆固醇和卒中没有关系？这篇论文后面附了一封美国卫生及公共服务部的一位医生给 JAMA 编辑的信，医生在信中指出论文作者"忽略了对这些发现的讨论"。但是一旦论文已传播出去，对于更正原论文造成的错误观念，这封来信不过是杯水车薪。

此外，论文辩称，研究数据支持 HDL 胆固醇水平低的患者可以使用他汀来预防卒中。这个观点更令人奇怪了。有研究发现，HDL 胆固醇增加量达到一定值，可以显著降低卒中风险；总胆固醇和 LDL 胆固醇减少量达到一定值，会显著提高卒中风险。但服用他汀使患者 HDL 胆固醇的增加量，仅能达到显著降低卒中风险所需量的一半；而使总胆固醇和 LDL 胆固醇的减少量，却远超显著提高卒中风险所需的量，按照百分比计算的话，至少超出了三倍。然而，论文的结论是，用他汀药物治疗 HDL 水平低的患者可以显著降低其卒中风险——完全无视了药物对胆固醇的总体影响会提高卒中风险这一点。

我开始思考这篇论文为什么要针对胆固醇。之前的研究发现，有一些其他因素与低 HDL 胆固醇水平一样可以增加卒中风险：未经治疗的血压异常，缺乏锻炼，吸烟，酗酒，学历为高中以下，没有医疗保险或仅有医疗补助（Medicaid）。其实，这篇论文的作者使用了一个病例对照研究的数据。关于这个研究的另一篇论文发表于 1998 年，那篇论文说明，轻度或中度体育活动会使卒中风险降低 61%，大量运动会使卒中风险降低 77%。与这些数据相比，5 mg/dL① 的 HDL 胆固醇增加量所带来的 19% 的卒中风险降低就不值一提了——运动的效果几乎是他汀的两倍。奇怪的是，这项研究所发现的运动的重要作用，在后来这篇他汀论文中甚至没有提到。而且，虽然作者引用了 NEJM 那篇关于普伐他汀与卒中关系的论文，但并没有说明那篇论文的结论：低 HDL 胆固醇水平与卒中风险没有联系。

我很难相信《美国医学会杂志》竟会发表这样一篇论文——　21与自己发表的数据和医学文献前后矛盾，又与为患者推荐能够预防卒中的最佳方法这一理念背道而驰。考虑到再去找那位研究专

---

① 三种胆固醇（总胆固醇、LDL 和 HDL 胆固醇）在血液中的水平用"mg/dL"（毫克／分升）表示，指每 0.1 升血清中有多少毫克胆固醇（血清是血样中去除细胞后留下的透明液体）。

家可能不合适，我请了一位颇负盛名的心脏病学家来检查我对这篇论文的评论，确保我是正确的。这位专家已经发表了 50 余篇论文，他认为我的分析没有问题。

商业目的还是健康目的？

那项发表在 JAMA 上的研究表示，HDL 胆固醇水平低的人会有更高的卒中风险，而这项研究所调查的社区（纽约哈莱姆区）比一般的社区存在更多危险因素和健康问题。哈莱姆区的黑人男性预期寿命只有 60 岁，低于孟加拉国男性的预期寿命。那么，这篇文章为什么忽略了积极的生活方式和控制血压对预防卒中的更有效作用？为什么只关注他汀对 HDL 胆固醇水平的提高，却忽视了该研究其他的发现——他汀对总胆固醇和 LDL 胆固醇水平更强大的降低效果，将会显著提高卒中风险？

彼时，有两个潜在的变化可能为研究的发表提供了商业动机。辉瑞（Pfizer）有一种新型"升 HDL"药，那时正在走药物审批流程，已经通过了临床试验检测。另一个显而易见的变化是，不久之后，老年人将得到联邦政府对一些处方药的医疗补助。像哈莱姆这样的低收入少数族群社区是昂贵药物的潜在市场，意味着将带来巨大的利润。而政府为某些处方药慷慨解囊，将使这个社区许多原本无力承受的居民能够负担得起他汀药物。对于一个贫穷率为 34% 的社区，向它的居民推荐使用人均年费用为 1 000 美元的他汀作为治疗手段，在我看来是罪恶的，更何况这种药物的科学证据并不稳固，它忽略了已证实有效的其他干预，例如增加锻炼、戒烟、营养咨询、血压控制以及其他医疗相关服务等。这些措施不仅能更有效地减少卒中发作，而且对整体 22 健康状况和生活质量也有改善。

这两篇关于使用他汀预防卒中的论文，发表在了两本最有影响力的美国医学期刊上，但它们似乎并不是把卒中看作人类的"健康悲剧"，而是将其作为一个商业机遇。两篇论文都通过歪曲研究结果来提供"科学证据"，使更多昂贵药物的使用变得合理。发表于 NEJM 的文章所报告的研究对象并非是典型患者群体，它的发现甚至不在统计上显著。发表于 JAMA 的文章忽略了自己的研究数据，那些数据显示他汀药物更有可能提高卒中风险。这两篇文章针对的都是更昂贵的药物，而不是改变生活方式这种成本低廉但被证实更为有效的干预。

为什么对我来说，关注这些问题是非常重要的？对老年人来说，被卒中击垮是最悲惨的经历之一。当我回想起罗斯太太的遭遇以及自己作为一名医生的愿景，我觉得这两篇文章尤其不合适。不管是过去还是现在，不论是我还是我的学生，医务人员一直在努力学习如何根据医学期刊提供的科学证据行医。但是现在，医生对文献的信任却被商业利益巧妙地利用了。然而，当我向我的同事和学生们说明，他们一直努力学习的新知识可能并不总是值得信赖的，他们对此表示怀疑。

我一直认为我是个训练有素、跟随主流的医生，行医都是基于医学的科学知识、关怀和常识。但现在，我对指导医疗实践的知识已经失去了信任，这种信任再也没有回来。

在对两篇文章进行回顾时可以看到，虽然有很多缺陷，但这两篇关于减少卒中的文章至少提供了足够的数据，通过细致的分析，可以揭露它们的商业花招。我很快就了解到，并非所有情况都是这样的。

第三章 错误与误导：
对西乐葆和万络的失实报道

2001 年 4 月的一天，我在桌子上发现了一封信，是由西乐葆 23 的制造商法玛西亚（英文为 Pharmacia）寄来的，我想可能是那种经常收到的垃圾邮件。我打开后，映入眼帘的是用大写字母组成的大标题："药物信息重要更正"（IMPORTANT CORRECTION OF DRUG INFORMATION）。这显然不是一封垃圾邮件。

信中写道：

> 亲爱的医务工作者，
>
> 　　应美国食品药品监督管理局的要求寄来此信。FDA 的药品营销、广告及传播部门已通知法玛西亚公司，认为……法玛西亚（对于西乐葆）的促销语句与行为存在错误、带有误导，因而违反了《联邦食品、药品和化妆品法案》。

我回忆起了约一年半以前，西乐葆和万络刚刚被批准时，我在《美国医学会杂志》上读到的关于这两种药的一篇评论文章，

24 语句十分直率①。从那时开始，这两种药物针对医生和大众进行了史无前例的营销闪电战。

这封"更正信"寄来的那段时间，大多数人认为西乐葆是一种突破性的抗炎药。虽然在宣传广告中，西乐葆看起来"优于"非甾体类抗炎药（NSAIDS），但是它唯一强调的优势就是其引发胃病的风险更低。尽管如此，西乐葆非常畅销，上市头两年的销售额就超过了 30 亿美元。它在处方中广泛出现，用于治疗各类疼痛。我几乎每天都能从患者或其他医生口中，或是电视广告上听到"西乐葆"这个词。这种新药现在占据美国关节炎药物销售额的 1/3。

我继续读，但是信的内容变得含糊不清。信中提到了几条常规警告，包括与血液稀释剂香豆素之间潜在的药物相互作用可能存在危险以及药物的过敏反应，然后说 FDA 反对"推荐西乐葆用于未经批准的用途以及作出未经证实的比较声明"及以此进行的营销。紧随其后的是几条字体加粗的警告，包括以下内容：

在使用 NSAIDs（包括西乐葆）治疗的患者中……可能出现严重的胃肠道毒性反应，如胃、小肠或大肠的出血、溃疡或穿孔。

我把信读了几遍，试图找到 FDA 要求法玛西亚向所有医务

———————————
① 译者注：见第一章。

工作者传达的信息重点。看起来是说，与其他抗炎药一样，西乐葆也有严重胃肠并发症风险。但 2000 年秋天，JAMA 发表的大型塞来昔布长期关节炎安全研究（Celecoxib Long-Term Arthritis Safety Study，通常简称为 CLASS）的结果却截然不同。这个研究给出了有力的证据，说明西乐葆更加安全。我怀疑这段时间 FDA 是否得到了新证据（所以才要求药品制造商发出这封"更正信"）。想着之后可能还会听到这件事的消息，我就把这封信收了起来。

《新英格兰医学杂志》（NEJM）的"药物治疗"文章

收到法玛西亚来信的四个月后，我在 NEJM"药物治疗"版块看到了一篇文章——《昔布类，环氧合酶-2 的选择性抑制剂》。这是一篇综述文章[①]，主要关于这个抗炎药新家族的两个成员：西乐葆和万络。在 2000 年秋天发表的关于这两种药物的研究文章中，尽管结论认为两种药都比旧的抗炎药更安全，但仍有一些悬而未决的问题，因此我认为这篇综述文章会回答这些问题。另外，我还想，这篇文章可能会解释 FDA 授意发出的那封关于西

---

① 综述文章旨在针对重要的、不断演变的疗法，为执业医师提供专家意见和最新概览。

乐葆的更正信。

它并没有这样做。文章开篇介绍了基础科学知识：西乐葆和万络是最先获得 FDA 批准的两种选择性环氧合酶-2（COX-2）抑制剂。COX-2 分子参与关节内的炎性过程，会引发关节炎症状；COX-1 分子可以保护胃黏膜免受侵蚀和溃疡。旧的非选择性 NSAIDs[①] 通过阻断关节内 COX-2 的活动而消除炎症。问题是它们同时也会抑制 COX-1 的活动，可能使胃黏膜受到刺激。新型选择性 COX-2 抑制剂的理论优势是，它们在阻断炎症的同时不会刺激胃黏膜。

读到对科学证据的回顾时，我愈发困惑。作者赞扬了这两种药物，称"与非选择性 NSAIDs 的治疗相比，严重胃肠不良反应事件显著减少"。我从文件夹里找出那封更正信，确保我对其内容的回忆是准确的。确实如此。仔细读完这篇综述后，我意识到，这篇文章为药品营销开拓了新天地。NEJM 这篇所谓的权威综述文章所陈述的内容，恰恰是 FDA 禁止西乐葆制造商擅自作出的"未经证实的比较声明"之一。

这篇综述文章似乎也在竭力为万络描绘一幅美好的图景。2000 年秋天，NEJM 发表了一篇报告万络胃肠道预后研究（Vioxx

---

① 　例如：布洛芬（摩特灵，英文名 Motrin；艾德维尔，英文名 Advil）、萘普生（英文名 Aleve）和双氯芬酸（扶他林，英文名 Voltaren）。

Gastrointestinal Outcomes Research，简称 VIGOR）结果的文章，文中提出，使用万络后，心脏病发作和其他心血管并发症风险可能会提高。2001 年 8 月 NEJM 发表的一篇综述文章，报告了服用万络者心脏病发作、卒中发作及心血管死亡数是服用萘普生者的 2 倍，各种心血管疾病发作数是 4 倍（p 值分别为 $p < .05$ 和 $p < .01$）。但是这篇文章没有强调这些严重的并发症，而是以一种匪夷所思的解释草率地略过了这部分："[关于万络的] VIGOR 试验中，主要心血管事件的差异可能是*随机所致*"，因为"心血管事件的数目很小（不到 70）"。统计学上显著的发现"可能是随机所致"，这样的评论让我非常不解。无疑，作为专家，这篇综述文章的作者肯定知道做统计分析是为了确定概率的大小和随机的影响。

任何学过统计的人都知道，p 值小于 0.05（$p < .05$）被认为在统计学上显著。在这个例子中指的是，若 VIGOR 研究重复做了 100 次，95 次以上的试验结果会是：在心脏病发作、卒中和心血管事件死亡上，万络组的发生数目至少是萘普生组的 2 倍；99 次以上的结果会是：在各种心脏疾病发作方面，万络组的发作数至少是萘普生组的 4 倍。这个"随机所致"的解释似乎不是对伤害控制的良好伪装。接着，我发现综述文章的两名作者和西乐葆及万络的制造商有财务联系，尽管在文章发表时，NEJM 禁止综

述文章作者与药企有财务联系 ①。

27　　我重新回顾了 2000 年秋天 NEJM 那篇报告了 VIGOR 研究结果的文章。文章提到对服用万络和萘普生的患者在心血管并发症方面的差异进行了测量。但令人疑惑的是，文章没有说明差异是什么，并称这些差异会包括在后面的文章里。文章声称，"然而，在研究设计中并没有对这些事件的单独分析做出具体说明"。

　　当我看到 VIGOR 研究中，患者出现严重胃肠并发症的数目仅为 53 时，我愈发感到怀疑。稍等一下，VIGOR 研究的作者（也是上面那篇综述文章的作者）宣称，53 例严重的胃肠并发症是这个研究最重要的发现，也是推荐使用万络而不是便宜得多的 NSAID 的唯一理由。既然这样，综述文章的作者怎么能因为"不到 70 例"心血管事件就以"随机所致"将万络的心血管风险搪塞过去？另外，在 VIGOR 研究的原始文章中，我找不到数字 70，这说明综述的作者有其他的信息来源。

　　现在我一定要弄清事情的真相。他汀和卒中的文章让我知道了药企如何操纵"科学证据"。而我决心查明的西乐葆和万络的文章将会更进一步。

---

① 这篇综述文章发表后不到一年，NEJM 放宽了编辑政策，允许综述和评论文章的作者与可能受其文章影响的企业存在联系，但不是"重要"的联系。

寻找真实的数据

人们可能认为，只要愿意，任何人都能对医学期刊文章的结论进行验证。事实上并非如此。制药公司常常会将研究结果保密，甚至对他们自己的研究人员也是一样，理由是这些结果是具有经济价值的"专利信息"。想了解西乐葆和万络的"幕后故事"并不简单，但是我对搜索这类数据已经是轻车熟路了，知道在网上搜索可能会有收获。

我从哈佛医学院的数字图书馆着手，但没有找到任何新研究 28 或完整的数据。接着我去 PubMed[①] 网站试了一下，但是综合搜索之后，也没有发现任何新信息。然后我来到了 FDA 官网，想看一下能不能找到一些 FDA 在考虑决定强制法玛西亚发出更正信时使用过、但未公开的信息。不知道具体找什么，我随意打开了一份会议报告。这是 FDA 关节炎咨询委员会 2001 年 2 月 7 号和 8 号召开的会议。当时制造商要求撤除西乐葆和万络的"溃疡风险"标签，因此专门召开这次会议来审查 FDA 评审员对 CLASS 和 VIGOR 研究数据的分析，以考虑是否批准制造商请求。

---

① PubMed 是政府资助的数据库，收录上万本科学期刊。

开始阅读后，我才发现，这篇报告正是 FDA 评审员真实的内部分析，针对的是西乐葆和万络制造商提交的 CLASS 和 VIGOR 研究的数据。这有点出乎意料。FDA 评审员的报告是一个"宝库"，里面包含了"未被扭曲"的原始数据，这些数据所展现的图景与 JAMA 和 NEJM 所发表的文章对这两种药物的解读截然不同。

关于西乐葆的 CLASS 研究的文章和关于万络的 VIGOR 研究的文章，其结论似乎是鼓励医生开这两种药的处方，而根据制造商自己的研究数据和 FDA 评审员的分析，这样的结论没什么益处，甚至可能有害。令人惊讶的是，这些文章的结论依据的数据，就是制造商向 FDA 提交的数据。这些数据清楚地说明了我们最权威的两本医学期刊出现了怎样严重的科学问题，我不敢相信在这些数据可公开获取的情况下却没人意识到这个问题。

我继续利用晚上和周末的时间，对 FDA 网站上可获取的数据和 2000 年秋天医学杂志发表的文章中的数据进行对比。与此同时，受"广告闪电战"的推动，这两种药的销售额持续增长。广告使用的人物形象是，一位前奥林匹克滑冰冠军，风姿仍旧绰约，和一位在上户外太极课的老太太，看起来心情很愉悦。而我的病人不断要求我用这些"更好"的新药治疗他们的疼痛。

CLASS 研究：西乐葆

2000 年 9 月 13 日那期 JAMA 发表了 CLASS 研究的结果。29 CLASS 是药物批准后的Ⅳ期临床研究，是 FDA 要求进行的。在药物获批前，制药企业要向 FDA 提交数据，以证明药物的安全性及疗效。这些批准前的临床试验成本高昂，所以通常只会纳入相对较少的人群。偶尔，在批准前的试验中看起来很安全的药物，被广泛使用后可能会造成意想不到的副作用。因此，FDA 经常要求药企在更大的人群中进行批准后的Ⅳ期临床试验，以确保药物的安全性和疗效和先前小样本试验的结果一致。

CLASS 纳入了超过 8 000 名风湿病和骨关节炎患者，对服用西乐葆患者的胃肠道问题风险和服用布洛芬（摩特灵、艾德维尔）及双氯芬酸（扶他林）患者的风险进行了比较。JAMA 发表的那篇文章总结称，当西乐葆"服用 6 个月……与对照的 NSAIDs（布洛芬和双氯芬酸）相比，临床上消化道事件发生率较低"。同时发表的评论文章对该结论表示支持："这项重要研究的结果……提供了优秀的数据，表明［西乐葆］……有效降低，但非消除，大量个体中溃疡［次要］和溃疡并发症［主要］的风险，他们将从这些药物中获益……"

但是，有一个非常重要的问题。制造商提交给 FDA 的原始研究计划中，对 CLASS 研究的持续时间定为：西乐葆和布洛芬的比较研究为 12 个月，西乐葆与双氯芬酸为 16 个月。并且，两个联合研究实际上持续了 12 个月。但是，作者在 JAMA 发表的文章中仅提供了前 6 个月的结果，没有报告（也没有提及）后面 6 个月的研究数据。而根据 FDA 网站所展示的数据，在后面 6 个月里，6/7 的严重胃肠道并发症出现在服用西乐葆的患者身上。

30　　西乐葆的制造商法玛西亚向 FDA 提供了一份统计论据，解释其对研究后半部分数据的遗漏。法玛西亚说明，因为服用双氯芬酸的患者中，有较高比例的人因胃灼热等轻微症状而退出研究，根据"知情审查"（informed censoring），研究后半部分的数据无效。法玛西亚辩称，这些退出的人会出现严重的胃肠道并发症，他们的退出人为地降低了双氯芬酸组发生严重并发症的风险。FDA 断然拒绝了这份论据。它的反驳是，没有证据说明有胃灼烧的人会发展成更严重的胃肠道问题。另外，如果研究中的轻微症状会让人停止服用双氯芬酸，那么在现实世界中，如果因服用双氯芬酸而胃灼烧，人们同样也会停止服药，以保护自己避免发展成严重的胃肠道并发症。

　　对于制造商决定只发表研究中一半的数据，FDA 的观点很明确："（研究的）赞助商展示的 6 个月的数据……并非在统计学

上有效或言之有据。"FDA 胃肠病学方面的评审员的总结是，前
6 个月的数据——已经在 JAMA 的文章中作为完整研究的报告发
表——不值得单独考虑："由于缺乏充分的理由，这些事后分析将
不再在本评论中讨论或出现。"对于研究一整年的数据，FDA 胃
肠病学方面的评审员的总结是，相比于服用 NSAIDs 的患者，服
用西乐葆患者的严重胃肠道并发症发生率，"没有证明是统计学
上显著降低的"。单独查看后 6 个月的数据（也就是在 JAMA 发
表的文章中没有出现的数据），评审员的总结是，服用西乐葆患
者的严重胃肠并发症风险"比服用布洛芬和服用双氯芬酸的两个
组都"（FDA 在这里加了下划线）要更高。这个结果并不支持西
乐葆可降低严重胃肠道疾病风险这一唯一优势（除了一天服用一
次的便利性外）。

　　这个情况并没有完全逃离公众的视线。在钻研 FDA 的数据
时，我偶然发现了《华盛顿邮报》（*Washington Post*）上发表的一 31
则关于法玛西亚仅为《美国医学会杂志》的编辑提供了一半数据
的故事。迈克尔·乌尔夫博士（Dr. Michael Wolfe）是支持西乐
葆的那篇 JAMA 社论的共同作者，当他发现这项欺诈时，他对记
者说，"我非常生气……我看起来就像个笨蛋"。JAMA 的编辑凯
瑟琳·D. 迪安杰利斯博士（Dr. Catherine D. DeAngelis）说，"当
我得知他们在投稿时还有这些数据，我感到非常沮丧……我们的

期刊建立在一定程度的信任上，而这份信任却遭到了破坏"。除此之外，我找不到其他主流媒体对这件事的报道了。

JAMA 发表的 CLASS 研究文章和 FDA 文件的信息之间的差异没有止步于此。CLASS 研究最初计划回答的问题已经改变了，使得产生的结果对制造商更加有利。制造商向 FDA 提交的关于西乐葆的原始研究设计中说："本研究的主要目标是，在服用西乐葆的人群和服用其他 NSAIDs 的人群中，比较有临床意义的［严重］上消化道事件……的发病率。"术语"有临床意义"指的是通常需要住院治疗的并发症：活动性出血、需要手术的胃穿孔或十二指肠穿孔、胃出口梗阻。研究计划明确要求对不太严重的胃肠道副作用"单独分类与分析"。实际上，FDA 胃肠病学评论专家特别指出，单独确定"真正有意义"的严重胃肠道并发症是"这个研究的主要优点"。

但是当研究在 JAMA 上发表时，主要和次要的胃肠道并发症发病率被合并了。为什么变了？按照原始设计，研究结果无法证明服用西乐葆患者的主要胃肠道并发症显著少于服用布洛芬或双氯芬酸患者的，即使只看前六个月的数据也是如此。只有把轻微的胃肠道症状与严重的胃肠道并发症合并，文章才能得出结论：相比于其他 NSAIDs，西乐葆在统计学上显著降低了胃肠道并发症。如上所述，当 FDA 根据原始设计的研究问题来查看 CLASS

研究的结果时，西乐葆并不比其他 NSAIDs 更安全。

最后，对安全性最重要的测量是严重副作用的总体频率——　32
包括但不限于胃肠道副作用。在完整的 12 个月的 CLASS 研究
中，相比于服用便宜得多的旧抗炎药的患者，服用西乐葆患者的
严重并发症（全身所有系统的）要多出 11%。这项差异没有达到
统计上的显著，但绝对足以反驳法玛西亚的说法：西乐葆优于旧
的 NSAIDs，因为它更安全。

这些发现促使 FDA 决定给法玛西亚的 CEO 发出一封少见的
警告信（2001 年 2 月）。信里引用了西乐葆多种无事实依据的营
销说法：对于服用血液稀释剂的人群，西乐葆是首选的 NSAID，
而且它能安全有效地治疗急性疼痛——这一用途未被批准。信里
还指出，法玛西亚的营销资料没有警告西乐葆可能会造成严重的
胃肠道并发症。警告信的总结是：

　　　　上述您公司的营销行为大量减少了重要的风险信息，并
　　推销西乐葆用于未经批准的新用途，引发了重大的健康与安
　　全问题。在先前 1999 年 10 月 6 日和 2000 年 4 月 6 日的两
　　封无标题信件中，我们反对您散播无事实依据的比较性声明
　　和有失公允的……西乐葆的宣传资料。根据您的书面保证，
　　已停止对西乐葆的这类违反性推广行为，所以我们认为事情

已经结束。但尽管有我们先前的书面通知以及您的保证，法玛西亚仍继续对西乐葆进行虚假或误导性的宣传。

警告信还要求法玛西亚寄出那封以"亲爱的医疗保健提供者"开头的更正信，也就是在我的桌子上发现的那封。当然，制造商寄出的信的内容不像 FDA 的警告信那么详细。即使医生们费力读完了晦涩的语言，也很少有医生有时间或意向查清楚信件背后的故事。因此，医生们继续根据 JAMA 上的科学证据为患者们开西乐葆的处方。我现在明白了，这项"科学证据"不仅有基于制造商利益的偏倚，它是不完整的，并且呈现出了一幅不准确的图景：西乐葆具有优于其他廉价 NSAIDs 的所谓的"安全优势"。NEJM 的评论文章甚至没有提到发给法玛西亚的警告信或法玛西亚发出的更正信，而这两封信分别是在评论文章发表的 6 个月前和 4 个月前发出的。

VIGOR 研究：万络

JAMA 发表了 CLASS 研究两个月后，《新英格兰医学杂志》于 2000 年 11 月 23 号发表了万络胃肠道预后研究（Vioxx Gastro-intestinal Outcomes Research，简称 VIGOR）的结果。VIGOR 是

临床Ⅳ期研究，纳入了超过 8000 名类风湿性关节炎患者，旨在比较服用万络的患者和服用萘普生的患者的严重胃肠问题风险。文章结论是，万络的治疗方式，"与萘普生的治疗方式相比，临床上重要的［严重］上消化道事件显著减少"。看起来，万络的证据比西乐葆的更加有力。

但是当我仔细阅读这篇文章，我注意到，与上一章讨论的普伐他汀和卒中的文章一样，VIGOR 研究所纳入的人群与医生会开出 NSAIDs 处方的群体大不相同。在 VIGOR 纳入的患者中，超过半数除了服用 NSAID 治疗关节炎外，还会服用类固醇，如强的松（肾上腺皮质激素）。然而，在普通人群里，被处方服用万络的人中只有很小的一部分会同时服用类固醇。事实证明这个细节很重要，因为从文章信息可以发现，在研究纳入的不同时服用类固醇的群体中，严重胃肠并发症风险的降低并非在统计上显著。这可能是研究中最重要的发现，但是在众目睽睽之下被隐藏了，且几乎没有人注意到。

接着，我查看了 FDA 的文件，这个文件比较了服用万络者和服用萘普生者的严重心血管并发症的风险。VIGOR 的原始研究 34 计划已经认识到，萘普生使用者可能比服用万络者有更少的严重心血管并发症。原因是，萘普生具有 COX-1 抑制活性，可以使血小板"粘度"降低（与阿司匹林类似，但程度不同），从而可能减小形成有害血凝块的风险；而万络是选择性 COX-2 抑制剂，不具备这一特性。由于这样的可能性，研究计划要求由独立的委员会对严重的"心血管血栓或栓塞"并发症 ① 进行检测，以确保研究结果是准确、无偏的。

结果证明，万络使用者中增加的严重心血管并发症的数目，不仅能抵消掉被大力吹捧的胃肠道方面的益处，而且更甚。在 VIGOR 研究中，与服用萘普生者相比，服用万络者的严重胃肠道并发症减少了 21%，但严重心血管并发症增加了 27%。NEJM 在 2000 年 11 月发表的文章承认对这些结果进行了评估，但没有报告。

对 VIGOR 研究中关于心血管并发症的数据研究得越细致，我越了解数据是如何被操纵、歪曲，以形成医生和公众无比信任的"科学证据"的。NEJM 发表的 VIGOR 文章对心血管风险的讨论主要集中于心脏病发作，而在研究计划中，心脏病发作并不是研究小组要自己检测的特定心血管并发症。但是，单独考虑心脏病发作的话，作者断言，万络仅会提高曾有心血管问题、需要服用阿司匹林的患者的心脏病发作风险（但由于研究设计，患者不能服用阿司匹林，因此心脏病发作增加）。NEJM 的评论文章所列

---

① 严重的心血管并发症包括：心源性猝死、心脏病发作、卒中、不稳定型心绞痛、短暂性脑缺血发作、动脉血栓和静脉血栓。

出的心血管并发症更全面，但仍不完整（使心脏病发作、卒中和猝死的风险提高），再一次尽量减小了问题的严重程度。

　　然而，当把制造商自己的数据所记录的严重心血管并发症都 35 纳入，所呈现的结果与 NEJM 两篇文章（VIGOR 研究的报告文章和评论文章）的结果大相径庭，且要麻烦（严重）得多。总体来看，VIGOR 研究纳入的人群中，服用万络者发生严重心血管并发症的可能性是服用萘普生者的 2.4 倍。这个发现的统计学显著性（$p = .001\,6$）指的是，在 1 000 次严重心血管并发症风险提高的情况中，单纯偶然所致的情况不超过 2 次。按绝对数值计算，每有 100 个人服用万络而非萘普生一整年，这一人群中会有 1 例额外的严重心血管并发症发生。事实上，当 FDA 的统计评审员单独分析研究中的全部严重心血管事件，她发现，服用万络的群体中，心血管并发症风险高于两倍，而这一事件单纯因为偶然发生的可能性为 1/10 000（$p = .000\,1$）。

　　即使是没有心血管疾病病史的人群（NEJM 发表的 VIGOR 文章报告，这一人群的心脏病风险没有显著增加），他们服用万络而非萘普生会使严重心血管并发症风险加倍（风险为 1.9 倍，$p=.041$）。FDA 的一名评审员认为，服用万络的人群有更高的心血管问题风险，这点"会使人推断，萘普生……会是<u>首选</u>的药物"（FDA 加了下划线）。

　　NEJM 发表的两篇文章都有这样的警告，因为万络会增加心脏病发作或心血管并发症的风险，有心血管疾病病史的患者在服用万络时还应服用低剂量的阿司匹林来预防。但是，两篇文章都没有为医生提供风险增加的程度。VIGOR 研究的结果显示，每100 名有心血管疾病病史的患者服用万络而非萘普生 1 年，**该群体出现的严重心血管并发症会增加 7 到 11 例**[①]。

36　　NEJM 的两篇文章都没有提到 VIGOR 研究唯一重要的发现。将胃肠道、心血管和其他严重并发症加在一起，与服用萘普生的患者相比，服用万络的患者发生的"严重不良事件"，也就是通常会导致住院或死亡的并发症，要多出 21%（$p=.013$）。这个比例转换成绝对危险度就是，每 100 个人服用万络而非萘普生 1 年，会多发生 2.5 例严重并发症。一种药不能更好地缓解病症，反而造成严重的副作用；然而，某种体系却引导患者形成对这种药的"需求"，使医生开这种药，这样的体系存在问题。（万络可能适用于这样的患者：正在服用类固醇的关节炎患者，需要使用抗炎药，没有心血管疾病史，但有因其他 NSAIDs 引发胃肠道出血或并发症的病史。但即使是这类患者，可能也有其他更安全的旧药可以首先尝试。）更糟的是，万络每月花费 100 ～ 134 美元，而

---

① 这样大的风险可能看起来很难相信，但我强烈建议你查看一下 FDA 网站上挂出的 FDA 心脏病评论专家的报告。

处方的萘普生每月花费 18.19 美元，非处方（OTC）的萘普生每月花费 7.5 美元。[①]

回顾一下 NEJM 那篇评论文章：将万络提高心血管风险解释为"随机所致"，且没有提及服用万络者的严重并发症风险会显著增加。这篇文章发表的一个月后，FDA 向援引这篇文章用作营销的默克（Merck）公司寄出了一封警告信，说明这种营销是"错误、缺乏公正，或误导性的"。警告信特别指出，默克"在万络的推广活动中，把……VIGOR 研究发现的可能造成的严重心血管影响淡化了"。对于默克公司 2001 年 5 月 22 号发布的标题为《默克确认万络的心血管安全性》的新闻稿，FDA 警告信中的评价是"不可思议"。警告信补充说："您对万络安全性的误报尤其麻烦，因为我们在先前的一封无标题信件中已经表示反对使用歪曲万络安全性的宣传材料。"

我们可以信任最权威的医学期刊么？

具有专业资格、能在《新英格兰医学杂志》上发表关于西乐葆和万络的"药物治疗"评论的作者，当然了解（或应该了解） 37

---

① 非处方药的药片剂量稍微低于处方药的：OTC 为 440mg/ 次（2 片），处方药为 500mg/ 次；均为每天两次。

没有经过药物制造商加工的 VIGOR 和 CLASS 研究数据——即使制造商没有自愿给出这些数据。在评论文章发表前 6 个月，研究数据已经可以在 FDA 的网站上获取。他们也有义务告知读者，FDA 对这两个研究的数据解读，与发表在这两本最权威、最具影响力的医学期刊上的文章之间，有多大的差异。

NEJM 的评论文章没有提供关于科学证据的不偏不倚的观点，而是重复"未经证实的说法"，即相比于其他 NSAIDs，西乐葆能显著减少严重胃肠道并发症——完全无视了 FDA 给法玛西亚的警告信和 FDA 强制要求发出的更正信。同样，NEJM 的评论文章达到的效果与 FDA 在警告信里所说的默克公司的行为完全相同：对于万络的心血管风险和不佳的安全性影响轻描淡写。

发布在网上的 FDA 审查员的报告提供了一个不同寻常的机会，来对制造商赞助的 CLASS 和 VIGOR 研究中未被加工过的数据和这些数据随后成为的医学期刊文章及"医学知识"进行比较。与我之前调查的他汀和卒中的文章不同，这种情况已经超出了对数据的曲解。

在这个故事中，最令人惊讶（和恐惧）的部分是，即使所有的信息都能公开获取，这些知识对于更正医生和患者相信这些药更佳的信念来说没什么作用。我们是如何走到这一步的：在没有科学证据证实其常规使用时，昂贵的新药可以风靡起来？为什么

FDA 没有更公开地指出有误导性的期刊文章？

在哈佛医学院 2002 年的教师医学伦理研讨会上，我有机会询问 FDA 药物评估与研究中心的主任珍妮特·伍德科克博士（Dr. Janet Woodcock），为什么 FDA 没有介入 JAMA 对西乐葆研究的发表。我指出，FDA 知晓 CLASS 研究文章在 JAMA 的发表会导致在证据不足的情况下大幅增加西乐葆的使用。伍德科克博士说，FDA 不能在科学期刊中"限制交流"，这是"第一修正案中的商业言论的问题"。然后《新英格兰医学杂志》的前编辑玛西亚·安吉尔博士（Dr. Marcia Angell）问伍德科克博士："如果您感觉一篇文章歪曲了 FDA 审查过的研究的结果，您会给编辑写信吗？"伍德科克博士说，之前有过这样的做法，但在这个案例上没有，她补充说，"我不知道为什么"。

来自患者的压力——要求使用西乐葆和万络——没有减少，它们就这样闯进了我们建立了多年的"医患联盟"。我试着解释，与便宜得多的旧抗炎药相比，这些药并没有更佳的缓解作用。实际上，我开始享受这样的挑战：尝试使患者的注意力回到他们的根本问题和医学情况上，试着使他们重新探索建设性的解决方案。我竭力帮助他们了解，他们对于这些药物的信念受到药企多样化的营销手段的操纵，而这些手段是以提高药企的销售业绩为目标，而非提高患者的健康状况，或使患者感觉更加舒适。

当我的一位同事，一位著名的心脏病学家，接受膝盖的关节镜手术时，我认识到，即使最好的医生对万络的风险也知之甚少。他的外科医生为他开了万络的处方，用于缓解术后疼痛，无疑这位医生在以"最佳方式"治疗他的 VIP 患者。随后，在我的同事接受手术的那条腿中出现了深静脉血栓性静脉炎，一种血栓。这些知识丰富的医生中，没有一位意识到万络重大的心血管风险。

到 2001 年年底，在美国关节炎处方药的花费中，有 57% 花在了西乐葆和万络上，而且这两种药都是美国销量前十的药物。我对他汀以及现在对西乐葆和万络的研究显示，由最可信的来源提供的最佳药物往往结果恰恰相反，对我们医学知识的商业扭曲已经成为了良好医疗保健的主要障碍。

第四章　卓越的"神话"

大约 1994 年或 1995 年的一个晴朗的春日，我正打开办公室 39
的前门，弗莱彻女士（Ms. Fletcher）在办公室外的砖墙下拦住了
我。距离下午的工作时间仅剩几分钟，我的思绪被几个待回的电
话拉扯着。她问我是否是艾布拉姆森医生（Dr. Abramson），我
说是的。她说她刚刚加入的健康维护组织（Health Maintenance
Organization，简称 HMO）要求她选择一位初级保健医生，问我
能否做她的医生，因为她听说我对替代医学感兴趣。我说这不完
全正确，我对所有有效的治疗方式都感兴趣。但是我也清楚地说
明，不论是传统疗法还是替代疗法，我只关注有良好科学证据支
持的治疗方式。

弗莱彻女士四十七八岁的样子，看起来虽然操劳但很健康，
接着她告诉我她患有乳腺癌。我不再想着回电话，把全部注意力
放到了弗莱彻女士身上。她马上补充说，她唯一接受过，或想要
接受的治疗，是替代疗法——不做手术、不做放疗、也不做化疗。

我马上想到了卡德女士（Ms. Card）——第一次见她的时候

40 她就坚持让我用她的名字温蒂（Wendy）来称呼她。几年前我曾经为她提供过治疗，她也做出了同样的决定（替代疗法）。我刚参与到她的治疗中时，她乳房和手臂下的肿瘤正迅速生长，实际上已经侵蚀到了皮肤。我开了一些药来缓解她的疼痛、并改善肿瘤周围的局部感染情况，但对于她的基础疾病（癌症），几乎没有什么治疗方法可以控制。由于她的身体状况在接下来的几周持续恶化，所以我上门诊治了几次。我们讨论了怎样做可以使她更好过一些；她向我讲述她的朋友们，以及她的精神修行，这两者对她都很重要；我们谈论了她的家庭。她与父母已经疏远多年，她在纠结是否让他们重新回到自己的生活。她邀请父母来住了几天，在这几天里，她决定回纽约和他们一起生活，在最后几周的日子里让他们照顾自己。我安排了临终护理，温蒂一到父母家就能接受服务。温蒂尽其所能治愈生活中的伤痛，为死亡做准备，这给她的治疗带来了一种希望。

我的注意力回到了弗莱彻女士身上。因为我们站在办公室门前，我们的对话时不时地被出入办公室的诊所职员、患者和快递员打断。我怀疑在这场看似随意的对话中，弗莱彻女士意在征得我的同意，准许她仅接受替代疗法。我的脑海中浮现出温蒂搬去纽约前她的上胸部和腋下的情况，我决定谨慎一点儿，不要让弗莱彻女士认为我支持她停止接受传统疗法的决定。我告诉她，我很乐意做她的医生，她应该预约就诊，这样我们可以了解对方，并讨论她的治疗选择。

弗莱彻女士确实登记成为了我的患者，但她从未预约就诊。我想她知道我会试图和她讨论她的医疗状况，并且我对她的治疗方法有所保留。有时，仅仅是参与医患关系的过程就是最有效的替代疗法——利用医患之间的安全和信任来引出更深层次的问题，将这些问题摆到台面上，使其得到处理、有所改善。这些问题可能是身体上的、情感上的或两者兼有。但我也认为，她有权选择不参与这种医患关系。

我很长一段时间没有收到弗莱彻女士的消息。大约一年后，41 我得知她给我的办公室打来电话，要求转诊到波士顿的一名肿瘤医生那里去。为了避免不愉快的电话交流，我通过护士建议她先来我这里就诊。她拒绝了。我同意了转诊要求。

不久之后，肿瘤医生就通知我，弗莱彻女士的乳腺癌已经扩散到了全身，要求身为弗莱彻女士初级保健医生的我同意她接受大剂量的化疗以及随后的骨髓移植。这种治疗的目标是使用致命剂量的化疗，以期摧毁所有正在分裂的癌细胞——剂量太大以至于能够破坏身体中所有快速分裂细胞，包括骨髓里的造血细胞。治疗前，弗莱彻女士的骨髓细胞会被"采集"。化疗后，这些骨髓细胞会"再植"到她的骨髓中，以重建她生产红细胞和白细胞的能力。在治疗过程中，她需要在无菌室待两周，以防在免疫系统被抑制时受到感染，住院时间长达一个月。这是个艰难的过程，由化疗带来的不适和风险会持续增加：脱发，恶心呕吐，口腔溃疡和肠道溃疡，可能对心脏、肾脏和神经造成伤害，还有免疫系统恢复前受到严重感染的风险。

　　我知道这样的治疗会让弗莱彻女士变得多么虚弱，我也了解她的乳腺癌已经很不幸地发展到非常晚期了，因此我询问肿瘤医生，是否确定这样的治疗是正确的。她说，对于弗莱彻女士这样的晚期乳腺癌患者，大剂量化疗加骨髓移植是最佳治疗手段。我没有这方面的经验，只得相信肿瘤医生的意见。我当然希望自己的患者得到最好的治疗。

　　随着这场对话的进行，我想到弗莱彻女士前后的反差——从对传统医疗的完全排斥，到不顾自己处于疾病晚期的状况、突然转向最激进的治疗方式。尽管她早期排斥传统疗法，现在看来，她似乎相信现代医学能使她的疾病得到控制，并从中获得了安慰。我也想到她不愿（或无法）与我发展医患关系，想知道她是否能同其他人探讨生活中的重要问题。我还想知道她的肿瘤医生是否视死亡为最终的失败，即使没有获胜的希望，也要发动对抗死亡的“全面战斗”。

　　虽然知道已经决定好要进行这种治疗了，肿瘤医生的来电也更多的是出于礼貌而非要真正与我讨论，我仍然因自己在电话中顺从的态度而后悔。我担心弗莱彻女士和她的肿瘤医生都是出于各自的原因在垂死挣扎，我希望我是错的。最终我只是把疑惑留在了自己心里，我批准了手术程序，继续给之前没有结束交谈的病人打电话。

回想起来，我意识到还有其他值得注意的事情。弗莱彻女士、她的肿瘤医生和我，都因我们对一流学术医学中心提供的最先进医疗手段的绝对信赖而变得"大胆"。大多数美国人对美国医疗的先进性都有这样的信心。原因显而易见。仅在 20 世纪，美国人的平均寿命增加了 30 年。在过去的 50 年间，医学科学在改善健康和提高生活质量方面取得了巨大的进步。

医学突破的半个世纪

我童年时期最可怕的疾病——小儿麻痹症（也叫脊髓灰质炎）的消灭，是美国智慧取得胜利的最完美例子。在 1953 年，20 岁以下的美国人中，约每 100 个人就有 1 人遭受由脊髓灰质炎引起的不同程度的瘫痪。随后，在热烈的宣传中，沙克疫苗（Salk vaccine）于 1955 年 4 月 12 日投入使用，彼时正是著名的小儿麻痹症患者富兰克林·德拉诺·罗斯福总统（President

Franklin Delano Roosevelt）去世10年后。疫苗立即被广泛使用。我记得三年级时，在小学的体育馆内排队接受注射我的第一支脊髓灰质炎疫苗，那时我明白了不必再担心患小儿麻痹症，我童年时期的恐惧也因此（基本）消散。

43　　过去的50年里，生物医学工程和外科技术也取得了巨大的进步。心肺旁路机（人工心肺机）将血液泵入人造肺，用新鲜氧气代替血液中的二氧化碳，然后再泵入体内，使外科医生可以进行复杂的心脏手术。第一例成功使用心肺转流术（体外循环）的外科手术是1953年在瑞典完成的，手术对象是一名先天性心脏缺损的18岁女孩。到1960年，可以相对安全地进行冠状动脉搭桥手术了（冠状动脉是为心肌供血的动脉）。不久之后就可以手术替换功能不全的心脏瓣膜了。到20世纪70年代中期，我在医学院学习时，这些手术都已经成为了常规手术。

　　20世纪60年代，透析得以实现，也就是过滤慢性肾衰竭患者的血液。1972年，《社会保障法》（Social Security Act）得到了修订，使医疗保险覆盖范围扩大到所有终末期肾病患者，覆盖所有慢性透析的费用。今天约有25万美国人因可以得到透析而维持着生命。心脏、肺和肝的成功移植一直在挽救生命；肾脏和角膜的移植使得人们能过上正常的生活；髋关节和膝关节置换使数百万美国人恢复功能、重获舒适。

新药研究也取得了很大进展。1977 年，泰胃美（英文名
Tagamet，甲氰咪胍的商品名）刚出现时，我刚开始在美国公共
卫生署国民卫生服务队的两年工作。我仍记得我用泰胃美治疗的
第一个患者：一名因溃疡做过胃部手术的州警察，溃疡复发。他
本以为要花更多钱做第二次手术，但泰胃美有效抑制了胃酸，使
他的胃黏膜得以痊愈。善得康（英文名 Zantac，呋喃硝胺的商品
名）可能比泰胃美略有改善，据说副作用更少。绝大多数有溃疡
或溃疡样症状的患者因这些药物而得到了改善。1989 年，奥美拉
唑（英文名 Prilosec）上市，这是第一种质子泵抑制剂药物，抑
制胃酸形成的作用数倍强于泰胃美或善得康。

控制 HIV 感染的新药出现后，发达国家的艾滋病死亡率随之下
降。格列卫（英文名 Gleevac）堪称现代医学的奇迹。这种药物用
于治疗慢性髓细胞性白血病，它可以特异性地阻断身体产生导致 44
白细胞恶化的酶。（不幸的是，这种药每年要花费 25 000 美元。）

一项针对负有声望的初级保健医生的调查显示，20 世纪 80
年代中期将磁共振成像（MRI）① 应用于临床实践，被认为是过去
25 年里临床医学最重要的发展。在这之前，当我们当地医院的放

---

① 磁共振成像（MRI）的原理：人体氢原子的原子核在强力磁场的作用下
有序排列。将射频脉冲施加于待扫描区域，引起有序原子核的"共振"。
当脉冲消失时，原子核恢复无序状态，同时释放微量能量。感受器对能
量进行测量，并传到电脑中，生成关于人体的精细的三维图像。

射科主任首先解释这项即将进入医院的技术是如何产生图像的，我还以为他在开玩笑。现在，这样的扫描已是司空见惯的事。

我有许多患者依靠最近的医学进展而得以存活（仅列举几个比较令人关注的例子）：溶栓药物完全逆转了严重的心脏病发作；精巧细致的癌症手术挽救了儿童的生命；成功的肝脏移植；植入性心律转复除颤器可以自动识别并处理一些可能致命的心律失常发作。与患者发展相互信任的医患关系、并在此基础上为患者提供良好的医疗护理，这可以带给我满足感；与办公室里一群无比敬业的同事一起工作，这也可以带给我愉悦感；而作为一名医生，最令我感到快乐的是，与专业的同事一道，确保患者获得最大的利益、得到最前沿的治疗。

美国的矛盾

显然，这些医学上的突破促进了寿命的提高和生活质量的改善。因此，我也相信美国人接受的是世界上最好的医疗。然后，2000 年 6 月，我在《美国医学会杂志》上读到一篇文章，声称45 "美国人口的健康状况没有任何一项是世界最佳"。初读之时，我认为作者肯定把情况夸大了。

约翰·霍普金斯大学公共卫生学院的特聘教授芭芭拉·斯塔

菲尔德博士（Dr. Barbara Starfield）发现，在一项针对 13 个工业化国家的健康比较中[①]，美国人的情况在大多数项目里几乎是最差的，总体排名倒数第二——这个比较结果会让大多数美国人大吃一惊，当然也包括绝大多数美国医生。与一般常识相反，美国糟糕的排名不能归因于我们吸烟、喝酒或消费红肉的比率——实际上令人惊讶的是，在这些项目中，美国的排名居于 13 个国家的前半部分，同时胆固醇水平是第三低的。

根据这篇文章，美国人的健康状况排名很低，这和我之前的想法迥然相异。所以，我开始从其他来源查找比较数据，想证实这篇文章所说是否正确。经济合作与发展组织（Organisation for Economic Co-Operation and Development，简称 OECD）对工业化国家的公民健康进行的广泛比较证实了斯塔菲尔德教授的文章结论。在这项调查中，美国排名同样很靠后，有 18 个工业化国家的平均期望寿命高于美国。[②]

---

① 没有包含暴力和车祸导致死亡的数据。

② 在婴儿死亡率方面，美国在 39 个发达国家中排名第 24。但是，婴儿死亡率的国际比较存在一个问题。与其他许多国家相比，美国更可能对极早产儿实施新生儿复苏。若对极早产儿实施新生儿复苏术，但没有成功，这种情况算作婴儿死亡；而若不实施新生儿复苏，这种情况下的极早产儿死亡作胎儿死亡。解决这个问题的一个方法是，看婴儿存活一天或一周后的死亡率。以此衡量，美国的排名也仅从第 24 提高到了第 20。

衡量一个国家健康水平的最佳单一指标之一，是由世界卫生组织（World Health Organization，简称 WHO）提出的"健康期望寿命"（healthy life expectancy）。这个指标代表的是，现在出生的孩子预计在健康状态下存活的年数，也就是总体寿命预期减去伤残调整寿命年。今天在美国出生的儿童预计可以健康生活 69.3 年，而其他 22 个工业化国家儿童的健康期望寿命预计平均比美国增加 2.5 年，其中日本的儿童预计增加近 6 年。在 23 个工业化国家中，美国人的健康期望寿命排名 22，仅优于捷克共和国。

世界卫生组织还开发了评估卫生系统绩效的更广泛衡量指标，可以提供更为深入的国家间比较。美国卫生系统的"总体成就"[①]在世界排名 15。卫生系统"整体效能"这一指标，是达到该国家卫生系统的成就水平所需的平均医疗支出，以此来评估卫生系统的效率。在这一指标下，美国的卫生系统排名降到了 37。最后，"健康水平的效能"指标是，评估卫生系统改善公民总体健康的效率。美国在这一指标中的排名落到了世界第 72 位。

虽然美国卫生系统的表现不佳，但医疗开支却令人震惊。2004 年，美国公民的平均医疗保健支出预计超过 6 100 美元。与其他国家相比如何？美国的人均医疗支出是其他工业化国家的两

① 包括健康水平（25%）、健康分布（25%）、卫生筹资公平性（25%）、卫生系统的响应能力和分布（25%）。

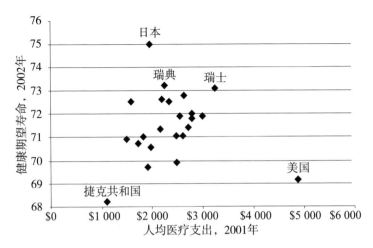

图 4-1　23 个 OECD 国家的健康期望寿命和人均医疗支出

倍。即使考虑到美国较高的人均国内生产总值（GDP），按照其他 OECD 国家的医疗支出占比，美国的人均医疗支出仍比预期高出 42%。医疗方面的超额支出，换算成税收的话，相当于每位美国公民每年交超过 1 800 美元的税。（美国仍是唯一没有提供全民医保的工业化国家，超过 4 300 万美国人没有医保。）

　　显然，在工业化国家中，美国的卫生系统是独立的。上面的图显示，日本和瑞士因其良好的健康水平而处于领先地位，捷克共和国因其健康支出和健康状况均处于低水平而引人注目。而美国同时具有高昂的医疗支出和糟糕的健康水平，这使美国几乎要"跳出"图表的范围（图表 4-1）。

　　尽管美国的医学取得了巨大的进步，医疗支出也很可观，但在过去的 40 年里，其他工业化国家的国民健康改善步伐比美国的更快。约翰·霍普金斯大学的研究员表示，"在大多数［健康

47

指标下，美国的相对表现从 1960 年开始一直在下降；没有一项是有所改善的"。最有说服力的统计数据之一是，70 岁以下的生命损失年的变化（70 岁以后，自然老化导致的死亡就会成为影响因素）。1960 年，在这一指标上，美国处于 23 个 OECD 国家的中间位置。但是尽管美国在医疗上投入了更多的钱，公民健康状况的提高仍不如其他 OECD 国家快。到 2000 年，美国男性的 70 岁以下生命损失年比其他 OECD 国家的男性要多出 21%，美国的女性要多出 33%。

"神话"的根源

48　　　所有这些完全不合情理。美国在医学研究中处于世界领先地位，加上"无底洞"似的医疗支出，这样的条件与美国人相较之下糟糕的健康状况并不相符。

这种矛盾的一个解释是，医疗创新的很大份额由美国买单，而创新结果惠及全世界。实际上，这个观点常用来解释为什么在美国购买品牌处方药比在加拿大和西欧要多花费大约 70%。但事实并不是这样——至少在药物创新方面。从 1991 到 1999 年，按人均计算，美国的制药公司研制出的新药数量不比西欧或日本的多。此外，根据美国食品药品监督管理局的数据，在 1995 到

2000 年间美国批准的 569 种新药中，实际上仅有 13% 含有新的有效成分，能使已有的药物和治疗得到显著改善。

美国人认为自己的医疗保健比其他国家更好的另一个原因可能是，看上去好像是这样的。根据世界卫生组织为《2000 年世界卫生报告》所做的调查，美国患者接受的是世界上最好的服务。这些调查评估了卫生保健中 7 个非医学的方面：尊严、自主权、保密性、及时关注、基础设施建设、护理期间与家人和朋友的接触以及医务工作者的选择。WHO 把这些结果汇总成一项指标，称为"卫生系统的反应性"，美国排第一。

卓越的神话还受到这种假设的支持：20 世纪美国在健康和寿命上取得的成就主要是医疗进步导致的。我承认，当我第一次听说事实并非如此时，我很怀疑。美国疾病控制与预防中心（Centers for Disease Control and Prevention，简称 CDC）认为，"从 1900 年起，美国人口的平均寿命延长了三十多年，其中有 25 年归功于公共卫生的进步"。具体包括卫生、清洁的食物和水、整洁的住房、营养良好、更高的生活标准、广泛的疫苗接种等进步。

CDC 的报告基于著名的《米尔班克季刊》（*Milbank Quarterly*）1994 年发表的一篇文章，文章作者是哈佛和伦敦国王学院的研究人员。他们发现，美国预防医学工作组（U.S. Preventive Services Task Force）的报告中推荐的预防保健——例如血压检查、癌症

49

筛查、吸烟咨询、常规免疫接种以及服用阿司匹林以预防心脏病——仅能使我们的生命增加 18 到 19 个月。对疾病（心脏病、创伤、癌症、肺炎、阑尾炎等）的治疗可以使生命延长 44 到 45 个月。因此，总的来说，在 20 世纪，医疗作用仅能增加约 5 年 3 个月的寿命。（还有很重要的一点是，要记住，很多医疗干预手段可以提高生活质量而非延长寿命，比如关节置换术、白内障摘除手术。世界卫生组织已经将这些方面的改善纳入之前提到的"健康预期寿命"的计算中了。）

来看一下 20 世纪的主要致死因是什么，我们就能了解医疗进步在延长预期寿命方面的作用是很有限的。1900 年，美国的主要致死因是肺结核。在之后的 50 年里，肺结核的死亡率下降了 87%。

肺结核死亡的急剧下降可能是美国医学的巨大胜利，但事实上，这一进步的主要原因是社会和自然环境的改善，比如更健康的生活和工作环境、更好的营养、更多人接受教育以及经济的繁荣。治疗肺结核的第一种有效药物——抗生素异烟肼和链霉素——是 1950 年才引进的，在那之前肺结核的死亡率已大幅下降。在 20 世纪中，其他许多传染性疾病的死亡率变化也遵循类似的模式，例如麻疹、猩红热、伤寒和白喉。与肺结核一样，这些疾病死亡率的大幅下降主要是在有效的药物治疗、抗生素或疫苗出现之前——值得注意，脊髓灰质炎和 HIV/AIDS 是例外。

出生于法国的微生物学家勒内·杜博斯（René Dubos）发现了最早的两种商业化生产的抗生素，在他的经典书籍《健康的幻影》（*The Mirage of Health*）中，他写到"便宜而易清洗的棉质内衣以及能为陋室带来光亮的透明玻璃，这两者对控制感染的贡献大于所有的药物和医学实践"。

在 20 世纪，我们与癌症斗争的经历反过来证明了这一点。尽管在癌症研究中投入了大量资金，但在整个 20 世纪，美国的癌症年龄调整死亡率提高了 74%。到 20 世纪末，癌症的年龄调整死亡率与世纪初肺结核的死亡率相同：癌症成为了 75 岁以下人群的"第一杀手"。

1971 年，美国国会通过了《国家癌症法案》（National Cancer Act），正式向癌症宣战。尼克松总统（President Nixon）自诩道，"这一立法——可能超过我之前以美国总统的身份签署的任何立法——对这个国家以及全世界的数百万人来说，意味着未来岁月里新的希望和慰藉"。1984 年，国家癌症研究所所长对国会说，到 2000 年，癌症的死亡率可以下降一半。但是两年后，《新英格兰医学杂志》发表了一篇文章，国家癌症研究所的一名统计学家是合著作者，这篇文章的结论恰恰相反：癌症的死亡率在上升，"我们会输掉这场癌症战役"。

在这场战争中，人类取得了一些巨大成功，尤其是对一些儿童癌症、睾丸癌、霍奇金病和白血病的治疗。尽管接二连三地传出癌症诊断和治疗有重大突破的消息，2000 年的癌症总体死亡率与 1971 年——也就是"癌症战役"打响的那一年——完全相同。

盲目相信的代价

1998 年，总统的医疗产业消费者保护与质量咨询委员会简明陈述了国家医疗体系的正确目标："国家医疗系统的目的是，持续降低疾病、伤害和残疾负担，改善美国人民的健康状况与身体功能。"美国的医疗保健中，约有 70% 是为了实现这一目标①。另外 30% 是商业驱动的医疗保健活动，对健康无实证性的益处。医生和公众面临的问题是，在这两种完全不同的医疗活动之间没有明确的分界线，并且随着医学实践中的商业影响日益增加，两者之间的界线愈发模糊。

这让我们又回到了对弗莱彻女士的晚期乳腺癌治疗该如何决策的问题上。事实证明，1996 年，也就是我同弗莱彻女士的肿瘤医生的谈话发生时，在南非进行的一项小规模随机试验显示，接

①　基于美国的医疗支出比其他 OECD 国家的预估中位数高出 42%（经过人均 GDP 调整后）。但即使 70% 也是言过其实，因为美国公民的健康水平低于其他 OECD 国家。

受大剂量放疗与骨髓移植的女性，其治疗效果优于接受常规药物治疗的女性。但是，骨髓移植在医保覆盖范围内，是一项可获得的治疗，同时也是一桩"大生意"。《纽约时报》(*New York Times*)的一篇精彩的文章解释说，每个手术的费用为 8 万到 20 万美元，这项服务对医生和医院来说都是极大的诱惑。癌症治疗中心的一条盈利链——"响应肿瘤"公司(Response Oncology)，1998 年的总收入达 1.28 亿美元，其中大部分来自骨髓移植。营利性医院会打广告、"抢"患者，甚至会为患者报销路费。学术医学中心也开始行动。一名乳腺专家对《纽约时报》说，"骨髓移植医生是(医院的)老大。他们通常能拿到更高的薪水，更重要的一点，他们有权力、有保障"。连社区医院也开始提供这一套治疗程序。而这一切之下，没有人真正知道是否值得花费更多的钱、承受更多痛苦来接受这种更具侵入性的治疗。

《纽约时报》这篇文章讲述了美国临床肿瘤学会 1999 年召开的一次备受关注的会议，那时距离弗莱彻女士接受治疗已经过去了三年。会议展示了五项随机试验，都是关于罹患晚期乳腺癌 52 的女性患者接受骨髓移植治疗的研究。其中四项大型试验的结果是，这种治疗没有益处。只有那项规模最小的研究(与南非的那项研究是同一位研究员)报告了这种治疗具有生存优势。

从对这条坏消息的回应中可以瞥见，美国的医疗系统是如何成形的。美国临床肿瘤学家协会（包括实施移植手术的肿瘤医生）发布的一则新闻稿说，那些研究的"报告混合了早期的结果"。协会主席建议继续提供治疗。美国乳腺癌联合会的主席弗兰·维斯科（Fran Visco）说，"怎么会有人看到这些数据后还认为我们应该继续做手术，或者觉得［研究结果］是不确定的呢？"但是营利性的"应对肿瘤学"的主席威廉·H. 韦斯特博士（Dr. William H. West）表示，考虑终止这种疗法就有点"过于简单"了。

美国肿瘤学会那次会议召开一年后，美国研究人员实地考察了那位南非研究员的实验室，结果发现他的数据存在欺诈。《临床肿瘤学杂志》（*Journal of Clinical Oncology*）撤回了这位研究员的文章，他在大学里的职位也被解雇了。2000年，《新英格兰医学杂志》发表的一篇文章未能证明大剂量化疗加骨髓移植的治疗方法有任何益处，最终为医学史上这不幸的一章画上了句号。随后的社评将问题盖棺定论了："针对患有转移性乳腺癌女性的这种治疗方式已被证明是无效的，应该放弃……"但为时已晚，弗莱彻女士的可怕经历已经过去了四年。她没有完全康复，在手术几个月后去世了。

弗莱彻女士的遭遇并非个案。每天都有许多或严重，或平常的诊断测试和治疗方法出现在处方中：没有显示出任何益处的心脏手术；使用昂贵的品牌药，而不用价格仅为其 1/15、效果要好得多的仿制药；做核磁共振扫描只是为了满足患者或顾问医生的

53

好奇（而且常常会导致错误的诊断假设）；开昂贵的药，但其实生活方式的改变能更有效地保护健康；不太可能使结果变好的检查和咨询——这些以"最先进"的医疗手段之名使用的检查和治疗，都是在浪费。把这些检查和治疗乘以无数次，就能知道为什么美国的医疗体系如此昂贵，却没有得到更好的结果。

当我第一次读到美国的医疗体系表现糟糕的文章时，我非常怀疑。但当我用多个来源的数据证实了这些发现、并开始理解其背后的原因，我起初怀疑的态度变成了要为其辩护的想法。我接受的训练让我相信，认真阅读医学期刊、遵循专家的建议、不断接受接续教育，这样将确保我为患者带来了最佳治疗。我一直按照主流医学行医，有时会使用一些显著有效的替代疗法，但在过去的几年里，我越来越清楚地意识到，这样的做法效果不够好。

现在我知道为什么了。美国医疗的卓越"神话"使我意识到，医学的商业化不仅使医生开出不需要的药物，采用不需要的治疗程序，实质上，它破坏了医疗的质量。乔治·沃克·布什总统（President George W. Bush）2003 年 6 月在伊利诺伊医学会的演讲中，对美国医疗有这样的评价："关于我们国家的医疗，有一点是肯定的，那就是我们有世界上最好的医疗体系，我们要保持下去。"对此，我郑重地表示反对。我们国家的医疗中，看起来唯一确定的一点是，我们的支出没有获得相应的健康。

第五章　恰当的例子：
激素替代疗法的传说

约 10 年前，我开始担任克拉克（Clark）太太的初级保健医 55 生（除妇科以外）。克拉克太太 60 岁出头，有一头时髦的深色短发，衣着入时，开朗而有魅力，浑身散发着自信与活力。约 15 年前，克拉克太太的经期开始变得不规律，从那时起，她就经常去一位她很信赖的女性妇科医生那里，接受骨盆和乳房检查、宫颈涂片检查以及乳房 X 光检查，并监测她的激素替代疗法（Hormone Replacement Therapy，简称 HRT）。我第一次见她时，克拉克太太告诉我，跟妇科医生讨论私人问题会更自在。所以在她每年的体检中，我只会做一些常规询问，因此我对她的了解不像其他患者那样多。我知道她家庭和睦，她的生活方式十分健康，她也没有什么严重的健康问题。

克拉克太太年迈的父亲搬来以后，我也成为了他的初级保健医生。我观察到克拉克太太可以灵活地处理父亲的需求和要求，这使我开始了解到她个人能力很强。她跟我分享了自己童年时与父亲相处困难的经历。我可以感觉到，他们父女的关系现在可能

56　仍然比较困难，对克拉克太太来说尤其如此。她努力把每件事做好。她对我和我的诊所的要求是合情合理的，她代表了她家人和她自己的主张。

接着她被诊断患有乳腺癌。克拉克太太告诉我，她感觉到左胸有肿块，一两天后去见了自己的妇科医生，医生为她安排了穿刺活检。肿块是恶性的。手术切除了肿瘤，没有破坏其余的乳房组织，但术后的活检显示，癌细胞已经扩散到数个淋巴结。她接着进行了一次完整的乳房切除手术，包括手臂下淋巴结的移除。

在下一次就诊的 15 分钟里，她向我说明了她的治疗细节。她手术恢复得很好，马上要开始化疗了。她对当地一位癌症专家的治疗非常满意。在面对疾病的挑战时，这种积极的态度会很有帮助；但是我担心，这会使她难以认真地处理与癌症如影随形的悲伤和恐惧。

在这次就诊即将结束时，我问她是否愿意更深入地谈一下她的情况。她说愿意。那时候，我正在哈佛医学院教授一门关于医患关系对治愈的作用的课程。我询问克拉克太太是否能将我们的谈话录音公开，这样我的学生可以了解她的经历。我感觉为医学生教育做出贡献的这个机会，能使她更容易地面对自己情绪中阴郁的一面。

几天后，克拉克太太又来到了诊所，她表示相信自己的治疗会成功。她告诉我，疾病使她和自己的丈夫、孩子更加亲密了，而教堂是获得个人支持和精神慰藉的重要来源。她唯一一次哭泣是在谈到化疗可能会使她脱发时，不过接着她说起跟丈夫一起想象自己戴上假发的不同样子，说到那时开的玩笑，她又笑了起来。

但是，有两件与治疗有关的事让克拉克太太很闹心。她讲述了自己与波士顿一家教学医院的肿瘤医生之间不愉快的经历。据她回忆，当她和丈夫坐着时，那位肿瘤医生站在他们身边，试图 57 说服她参加一项侵入性化疗的试验。她说，那位肿瘤医生似乎不是对她这个人（而是对她的病）感兴趣；当她拒绝参加试验后，他似乎对她的病也失去了兴趣。她和丈夫离开时，他们的感觉就是，这位肿瘤医生唯一感兴趣的就是招募其他"人"参加他的化疗研究。

让克拉克太太烦心的另一件事是，她服用了 12 年的激素，表面上是在保护她的健康，实际上有 50% 的可能性是导致她患乳腺癌的原因。在克拉克太太被诊断患有癌症之前一年左右，通过 JAMA 发表的一篇研究文章的结果，我们就得知使用联合激素替代疗法（HRT）的女性，患乳腺癌的风险每年会增加 8%。克拉克太太不明白，她在 12 年前刚进入更年期时仅有很轻微的潮热症状，为什么她所信赖的妇科医生会开出 HRT 的处方。她也不明白，为什么妇科医生如此自信地认为她应该一直服用激素。克拉克太太问，为什么 JAMA 发表的文章没有影响到医生用 HRT 治疗更年期女性的观点？

当地的肿瘤医生实施的化疗对克拉克太太产生的副作用很小，但是她的头发确实掉光了。她安然渡过了这一阶段的治疗，当她不用再戴假发时，她十分骄傲地向我展示新长出来的头发。后来当我和她的肿瘤医生交流时，我问医生，克拉克太太拒绝参加那次临床试验，是否因此有机会获得更有效的治疗。肿瘤医生回答说，根据我们目前获得的最佳证据，这种激烈的疗法不太可能比克拉克太太选择的温和疗法更有效。可能她之前太过于信任自己的妇科医生，但这次她没有犯同样的错误。

克拉克太太已经根据她所掌握的信息做到最好了。她是一位受过良好教育的女性，对自己精心照料，寻求最佳疗法，遵从她信任的妇科医生的建议。然而，她对医疗体系深感失望——这个医疗体系促使自己接受激素替代疗法，而这种疗法表面上是在保护她的健康，实则极可能是导致她罹患癌症的元凶。

58　　众所周知，克拉克太太的情况并非个例。在过去几十年里，数百万进入更年期的健康女性被促使接受 HRT 疗法。医生、研究员以及报纸和杂志上的文章都是一样的说辞：强烈的科学证据表明，HRT 可以保护绝经后女性的健康，改善她们的生活。连续数年，激素药都是最畅销的药物——直到事实得到澄清，所有支持使用 HRT 的强硬的科学证据，实际上不过是一座纸房子，空有其表，经不起推敲。HRT 不仅不会降低心脏病或阿尔茨海默病的风险，反而会使这些疾病的患病风险增加。

在这个现代医学和循证医学的时代，怎么会有如此多的女性在使用有害健康的药物？

更年期的"疾病化"

更年期是指月经结束，是女性一生中第二个重要的生理性转变（第一个是月经初潮）。女性生育所需的性激素的高水平会降到老年期需要的低水平。1997 年，全国公认的乳腺外科医生及女性健康倡导者苏珊·乐芙博士（Dr. Susan Love）写了一本关于更年期与激素的大胆的书，结果证明，这本书正中红心。《乳房圣经》（*Dr. Susan Love's Hormone Book*）说，在更年期时，"激素之舞并未停止；乐队刚刚奏响了另一曲乐章"。在更年期后，激素的产生并没有完全停止。维持卵巢内部结构的细胞（基质细胞），以及肾上腺和脂肪组织的细胞，总体会产生绝经前 1/10 左右的雌激素。

然而，在更年期这段时间，雌激素水平并非平稳下降。身体在适应新的"乐章"，雌激素水平随之波动。潮热和夜汗就是下丘脑（脑中控制体温的部分）对血液中雌激素水平波动的反应所致。

59　　在个人与社会层面，更年期使得女性完成了角色的转变——将其注意力从生育年幼孩子的需求中转移出来。克里斯蒂娜·诺斯鲁普博士（Dr. Christiane Northrup）在她的《更年期的智慧》（*The Wisdom of Menopause*）一书称，更年期使女性重燃"在哺育后代的日子里被压抑的各种热情，包括对社会公正的关注、对政治的兴趣和个人激情"，以及探索新的兴趣和个人价值的来源。

但是，改变也会带来脆弱感。与很多青春期女孩经历的敏锐的脆弱感相似，向老年期的过渡也会引发不安——尤其是在我们这个以年轻为主导的社会中。将这种转变定义为一种疾病，常常会增加女性对衰老和慢性病的恐惧，同时使她们在面对商业剥削时（尤其是来自药企的剥削）变得脆弱。

1942 年，FDA 批准普雷马林（Premarin，雌激素的商品名）用于治疗与更年期相关的症状，主要是潮热、夜汗和阴道干涩。普雷马林的制造商惠氏公司（Wyeth-Ayerst）现在仍拥有雌激素生产方式的专利。普雷马林是根据它的来源命名的：怀孕母马的尿液（PREgnant MARes' urINe）。怀孕母马产生的雌激素是非孕期母马的几百倍。多余的雌激素大多会通过肾脏排到尿液中。马雌激素与人雌激素类似，这使得惠氏公司发现了一种廉价的普雷马林来源：怀孕的母马。孕马被关在小隔间里，身上带着尿液收集袋，每匹母马产生的雌激素足够约 150 名女性所用。

在有更年期症状的女性中，只有很少数症状严重的人需要医学治疗。洛芙博士指出，在更年期女性中，只有 1/6 经历的是"真正麻烦的"潮热；1/3 的女性认为自己的潮热"有点烦人"；1/8 经历的是"真正麻烦的"夜汗；"真正麻烦的"阴道干涩症状不足 1/30。有一半的更年期女性完全没有潮热症状。这些症状通常持续的时间在 2 ～ 5 年以内，只有约 1/20 的女性在更年期结束后还会出现这些症状。显然，约束普雷马林用于治疗女性更年期的症状，会很大程度限制它的潜在市场。想要卖出更多的药物，60 就必须找到使用雌激素的新理由。

向女性承诺保护她们免受岁月的侵袭——要开创药品营销的新时代，还有比这更好的方法吗？在 1962 年 JAMA 发表的一篇文章中，妇科医生罗伯特·威尔逊博士（Dr. Robert Wilson）报告了一项关于 304 名接受雌激素治疗的女性的研究结果。在这些女性服用雌激素期间，虽然预测会出现 18 例癌症，但一例也没有发生。威尔逊总结说，激素药物"是乳腺癌和生殖器癌的预防药"。在他的畅销书《青春永驻》（*Feminine Forever*，1966 年出版）里，威尔逊以权威医学科学家的身份，传递了一条会带来巨大恐慌的信息："放任不治"的更年期是容貌、性欲、健康和整体生活质量迅速下降的开端。威尔逊博士是这样诗意地描述更年期悲剧的：

仅需数年，愉快、活泼的女性就会变得头脑沉闷而尖酸刻薄，这副讽刺漫画般的模样已然不复从前的自己，这种改变是人类最为悲伤的状况之一。痛苦不是她自己的——会波及到她的整个家庭、她的工作伙伴、她的邻里街坊以及所有同她有接触的人。将这样的形象乘以数百万，她就是我们整个文明中痛苦和怨懑的焦点。

可能多家药企（包括普雷马林的制造商）的赞助使威尔逊自己变得尖酸刻薄。1965 年，威尔逊研究基金会收到了来自药企的3.4 万美元捐赠（相当于 2004 年的 17.5 万美元），足够支付他写书的费用。威尔逊的基金会总共从药企获得了 130 万美元。

在威尔逊与他的妻子塞尔玛（Thelma）——一名注册护士——合著的一篇题为《雌激素保养的基本原理》的文章中，这种华丽的修辞仅稍微减少了一点，这篇文章于 1972 年发表在了在《美国老年医学会杂志》（*Journal of the American Geriatrics Society*）上。文章里既给了胡萝卜——"雌激素能产生充满吸引力的美丽与诱惑，男性难以抵挡这样的魅力，正如飞蛾无法抵挡火焰的诱惑"，又给了大棒——"乳房和生殖器不会枯萎。这样的女人不会……变得沉闷、失去魅力"。威尔逊夫妇将女性的衰老描述为一种疾病，由绝经后女性的卵巢无法产生雌激素而导致的疾病。他们猜测，这种疾病可以用雌激素治疗，原理与用胰岛素治疗糖尿病相同（糖尿病是由胰岛不能产生充足的胰岛素导致的）。

威尔逊博士的作品使如此多的女性受到了伤害，这很容易让人感到气愤。但如果了解他如何试图将自己的个人创伤转化成对医学的积极贡献，他那些刺耳的言论就变得可理解了，甚至会引起同情。据他的儿子罗恩（Ron）所说，威尔逊的母亲是"悍妇中的悍妇"。罗恩说，威尔逊相信自己母亲的情况"是内分泌失调所致，正是这种信念让威尔逊开始了他的研究。他真的希望帮助女性……所以我想，这些研究之所以会开始，真正应该感谢的是我亲爱的奶奶，如果她不是这样一个巫婆，医学'进步'可能会被耽误。即使他的想法有缺陷，我也会尊重他那时为女性做出的努力"。

个人经历使威尔逊始终相信，他在把全世界从他妈妈所经历和造成的那种不幸中解救出来。这种信念为威尔逊打造了一个平台，使他成为药企的高薪"佣人"。据他的儿子所说，驱使威尔逊的并非药企的钱，而是他想要助力这一"事业"的愿望。这种愿望如此强烈，以至于当一直使用激素替代疗法的塞尔玛罹患乳腺癌时，他们甚至对自己儿子隐瞒了这件事。

罗恩母亲的乳腺癌可能不是唯一被修改的事实。罗恩继续说，"我认为有一些原始研究发现是完全错误的。有很多观点出自我父亲之口，他会改变一些数据以帮助事业的发展"。罗恩说，他的父亲"被各种药企利用了，当他们不再需要他时，他就被迅速而安静地抛弃了。他没有工作，没有基金会，几乎没有家庭生活，也没什么朋友"。威尔逊沉迷在酒精和毒品中，1981年结束了自己的生命。可能很难相信，威尔逊对普雷马林的夸大其词起到了非常好的效果，普雷马林成为了美国1966年最常处方的品牌药，这很大程度上要归功于威尔逊的努力。到1975年，普雷马林仍是五种最常处方的药物之一。威尔逊的书促进了更年期女性对雌激素的使用，随之而来的数百篇报纸和杂志文章也起到了推波助澜的效果。

寻找疾病的药物

然而，以永葆青春和女性魅力为卖点的生意并非一帆风顺。1975年12月，NEJM发表的两篇文章显示，雌激素疗法提高了子宫内膜癌的风险，使用这种疗法7年后，患病风险增至原来的14倍。4年后，也就是1979年，《柳叶刀》(*The Lancet*)发表的一篇文章显示，在雌激素疗法的基础上加上另一种激素，孕酮，每个月服用10天，就可以预防有癌症倾向的子宫内膜病变。这篇文章的出现打消了4年前那篇NEJM发表的文章带来的恐慌。

不久，一些其他的研究证实，孕酮可以保护使用雌激素疗法的女性免患子宫内膜癌。但在公众心里，HRT 早已与癌症联系在一起，普雷马林的销售额一落千丈。1980 年开出的普雷马林处方仅为 1975 年的一半。

药企迫切需要一个药物复兴计划。洛芙博士指出，"销售药物的最佳方案是销售疾病"。而骨质疏松是一种可用于营销的完美疾病：除非发生骨折，否则没有症状，所以没有任何一名更年期女性可以肯定自己是安全的；而且判断骨质疏松的标准已经确定了，如果做骨密度测试的话，65 岁以上的女性中有 1/4、75 岁以上的女性中有超过一半会被诊断有这种"疾病"。但是，要使骨质疏松从骨骼老化的正常现象转变成一种可怕的疾病，需要做大量的工作。据洛芙博士所说，为了教育医生，"药企开始在医学杂志刊登广告，广告上有轮椅、弯曲脊柱的 X 光片和驼背女性的可怜形象。他们赞助了关于骨质疏松的医学会议和讲座"。

下一步是"教育"公众。1985 年，只有 23% 的女性听说过 63 骨质疏松。但是，根据《美国新闻与世界报道》(*US News and World Report*)，由于惠氏公司聘请的公关公司博雅公关 (Burson-Marsteller) 的努力，情况很快发生了变化。这场公关活动成功地增加了公众对骨质疏松的关注（或者说不必要的担忧），女性杂志上出现了很多相关文章，"国家骨质疏松周"成为了这场活动的高潮。1986 年，在药企的支持下，国家骨质疏松基金会成立。医生（包括我）和患者们担心未确诊的骨质疏松会导致髋骨因微小的创伤而突然断裂——尽管担任了 20 多年的家庭医生，我从没见过这种事。

与公众的骨质疏松"教育"相呼应的是 1985 年 NEJM 的一篇关于雌激素对心脏病风险有积极影响的报告。超过 3 万名更年期女性参加了护士健康研究（Nurses' Health Study），研究对这些女性进行了三年以上的随访。结果显示，与没有使用激素的女性相比，正在服用雌激素的女性患冠心病的风险减小了 70%——这是重大发现。

这正是惠氏公司"复兴"普雷马林所需要的推动力。如果吃一片药就能对付骨质疏松这种隐蔽的疾病和被称为"第一杀手"的心脏病，谁还会担心适度增加一点乳腺癌风险的问题？〔在同一期《新英格兰医学杂志》上发表的弗雷明汉心脏研究（Framingham Heart Study）的结果显示，服用雌激素的女性患心脏病的风险会增加 50%，但这项研究没有得到什么关注。〕

到 1992 年，普雷马林的销售额超越了它在 1975 年的巅峰纪录。在美国，1/5 的绝经后女性在服用激素。著名的美国医师协会（American College of Physicians）向执业医师发布了指南，建议"所有女性……应考虑预防性激素疗法"，并且建议持续 10 到 20 年的治疗可达到"最大效益"。美国妇产科医师学会（American College of Obstetrics and Gynecology）也建议所有绝经后女性应终生使用 HRT 疗法，有乳腺癌等药物禁忌征的除外。有了这些专业组织推荐的加持，在接下来的三年里，普雷马林的使用增加了 40%。1995 年，普雷马林一度成为美国最多处方 64 的品牌药。支持 HRT 的日常使用的最有力证据可能是 1997 年在 NEJM 上发表的文章，文章显示"使用绝经后激素疗法的女性死亡率低于非使用者"，再次推翻了与乳腺癌相关的持续关注。

怎么这么多人都搞错了？

我们回顾一下医学研究使用的方法，对这个例子有帮助。最常见的两种医学研究类型是随机对照试验（RCTs）和观察性研究。用一个简单的例子说明这两种研究类型之间的差别，以及各自的优势和缺点：假设研究人员想在一年的时间内研究跑 10 公里的公路比赛对女性健康有什么影响。

最简单的方法是设计一项观察性研究。研究人员在当地 10km 跑步比赛的终点线等着，询问参加比赛的女性是否愿意参与这项研究。假设有 100 名女性登记参加。这些女性会完成一份调查问卷，包括健康习惯、个人和家庭健康史以及其他可能对健康有影响的个人特征，像婚姻状况、教育水平和家庭收入。这组女性被称为试验组，与之比较的是"对照组"，也由 100 名女性组成，且尽量与试验组女性的所有特征匹配——但她们没有参加跑步比赛。对照组的成员也要填写相同的调查问卷。

　　跑步比赛一年后，询问参与研究的所有女性的健康状况，分别计算参加比赛的女性和对照组女性的患病率。然后会对这些结果做统计上的"调整"，以消除两组的预存差异可能产生的健康方面的影响：比如说，如果参加跑步比赛的女性更有可能接受过大学教育，或者一直在进行预防性保健，这些差异对健康的影响会在统计分析中被调整。把这些因素都考虑到之后，研究人员就可以给出参加 10 km 的跑步比赛是否对整体健康有影响的假说。

　　这种观察性研究的优点是成本低、可以纳入大量人群。除了填写调查问卷外，参与者不需要额外再做什么。观察性研究利用的是自然产生的差异，没有实验干预——比如一些女性被选择参与 10 km 跑步比赛，其他女性不参加。

　　当然，这类研究也有缺点，就是我们无法确定两组的差异被充分包括在统计判断中了。举例来说，可能跑步者有更强烈的信念，付出时间和精力来维持健康。但是可能在研究人员设计调查问卷时，没有包括可以确认这种信念的问题，而这种坚定的信念可能是跑步者在跑步比赛的一年后变得更加健康的真正原因。如果没有了解到这种组间差异，研究人员可能会把跑步者更佳的健康状况错误地归因于他们参加过跑步比赛。

另一种研究方法是随机对照试验，这是医学研究的金标准。这种研究设计提供了一种更加精确的方法，以确定造成某一结果的因素。继续用 10 km 跑步比赛对健康的影响为例，在随机对照试验中，研究人员会招募 200 名同意参与研究的女性。然后这些女性会被随机分配到试验组（参加跑步比赛）或控制组（不参加跑步比赛）。在研究开始时，要填写（与观察性研究中）同样的问卷；比赛一年后，要做同样的健康调查。然后计算两组女性在跑步比赛后的一年里的健康差异，包括统计调整，以更正随机出现的两组预差异可能对后续的健康状况的影响。

这种研究方法的显著优点是，通过将参与者随机分配到两个小组中，可能导致某些女性更愿意参加跑步比赛的差异因素也在两个小组中平衡了。在前面的观察性研究中说过，两组间健康结局的差异是由未知但早已存在的因素导致的；RCT 的随机分配方法在很大程度上降低了这种情况的可能性。因此，RCT 的研究方法更可能确定参加跑步比赛的真正影响。这种研究的问题是，它会花费更多时间，成本也更高。

令人惊讶的是，在 1998 年以前，没有一条支持 HRT 益处的声明得到了大型 RCT 研究的证实。有很多好的理由解释为什么

66

药企不进行这类研究：这种研究费用昂贵，而且在药物销量很好时，药企没有动力冒险进行可能产生不良结果的研究。在 20 世纪 90 年代，关于 HRT 的许多信息来源于护士健康研究（Nurses' Health Study），这是一项观察性研究，由美国国立卫生研究院（National Institutes of Health）资助，旨在探究饮食、生活方式与激素疗法（包括口服避孕药和 HRT）之间的关系。

1997 年，NEJM 发表的一篇文章的数据来源是护士健康研究，文章显示使用 HRT 的女性死亡率较低。HRT 的这项益处在女性停止治疗后持续了 5 年，但是 5 年后她们的死亡率比从未服用过激素的女性提高了 16%。这些重要发现在当时并没有得到足够的关注。为什么在护士服用激素时，以及停用后 5 年内，死亡率较低？为什么后来她们的死亡率比从未使用过 HRT 疗法的女性要高得多？

根据 NEJM 发表的研究结论，服用激素的护士有较低的死亡率可能是因为激素的"生存益处"。换句话说，女性服用了激素导致她们有较低的死亡率。将情况颠倒一下可能也是正确的：本身有更低死亡率的女性可能更倾向于服用激素。也就是说，可能是因为这些女性更致力于追求健康、避免患病，这种信念导致她们服用激素。第三种可能的解释是，服用激素的女性都相信她们是在保护自己的健康，这种安慰剂效应起到了保持健康的作用。

护士健康研究的研究人员针对许多潜在的混杂因素，在统计上调整了他们的结果，潜在混杂因素包括：体重，吸烟，高血压，高胆固醇，父母有早期心脏病发作，母亲或姐妹有乳腺癌病 67 史，之前用过口服避孕药，子女数量，初潮年龄，饮食，饮酒，复合维生素的使用，维生素 E 的使用，以及规律锻炼。但是，尽管在统计上非常细致谨慎，护士健康研究中最讲究的这一点可能也是其悲剧性的缺陷。研究有意地仅纳入了注册护士，目的是把"社会经济状况和医疗保健的可及性"差异的影响降到最小。但是研究人员可能过度信赖这个假设了。

事实证明，有一些重要的混杂因素还没有被充分考虑，这些因素正是研究人员认为在研究设计中已经通过仅纳入注册护士而消除的那些变量。选择服用激素的女性往往更富有，受教育程度更高，白人的数量是黑人的两倍，且会接受更多的预防性保健。伊丽莎白·巴雷特-康纳博士（Dr. Elizabeth Barrett-Connor）是加利福尼亚大学圣迭戈分校的教授，她指出，在进行关于 HRT 的观察性研究时，根据普雷马林的产品标签（包含在《医生桌上参考手册》中），整个国家的医生都知道有心脏病、高血压或糖尿病病史的女性不应服用雌激素。这无疑会造成这样的假象：在观察性研究中，服用激素的女性更少患有心脏病。当然会是这样：不仅是因为这类女性本就会更健康（根据本段前两句话）；"服用激素"这一前提已经把那些有心脏病、高血压和糖尿病的女性排除掉了。根据巴雷特-康纳博士，发现普雷马林降低了心脏病风险的那项观察性研究没有充分调整这些因素。

1998年，首个关于HRT的随机对照试验的结果发表了。JAMA发表的心脏与雌激素/孕酮替代研究（Heart and Estrogen/Progesterone Replacement Study，HERS）旨在确定HRT是否能降低有心脏问题的女性复发心脏病的风险（所谓的二级预防）。结果着实让人大吃一惊。这项由制造商赞助的研究显示，尽管LDL（不好的）胆固醇水平显著降低，HDL（好的）胆固醇水平显著提高，但在第一年，HRT使女性的心脏病风险增加了50%。在研究接下来的四年中，激素治疗也没有使心血管疾病风险降低。实际上，这项研究显示，与不服用激素的女性相比，服用激素的女性的总体死亡率并非更低，而是略高。

为什么普雷马林的制造商——惠氏公司——冒着研究结果可能与公司利益冲突的风险，同意做这项研究？答案很简单：对扩张激素市场永不满足的追求。1990年，虽然缺少随机对照试验证据的支持，但惠氏公司仍要求FDA批准普雷马林用于绝经后女性对心脏病的预防。来自非盈利独立组织"全国女性健康网络"（National Women's Health Network）的辛西娅·皮尔森（Cynthia Pearson）在FDA的一次听证会上指出，支持这项要求的证据很弱："在没有进行随机临床试验的情况下，你们不能批准药物用于

68

健康人群。即使是阿司匹林的使用（用来预防心脏病）也必须要先在健康人群中进行随机对照试验。"

皮尔森女士的观点——应该把公鹅的标准应用于母鹅[*]——获胜了。FDA判定需要进行随机对照试验，以证实HRT能降低女性患心脏病的风险。惠氏公司同意进行这项必不可少的研究，并且自信结果会对他们有利。8年后，研究结果出来了，如我们所知，联合HRT（雌激素和孕激素）不能预防心脏病。

常规HRT的终结

HRT的真相被慢慢揭露，对大部分医生来说，这是很难接受的。2000年JAMA的一篇文章显示，采用结合激素治疗的女性，乳腺癌风险每年增加8%。即使在这篇文章发表以后，大部分专家仍在推荐绝经后女性采用常规激素替代疗法，大多数医生也仍在开相关药物的处方。2001年，普雷马林仍在美国最常处方的药物中排名第三。

2002年7月，大家都发现，并不是大自然，而是美国医师协会和美国妇产科学会犯了大错。报纸上充斥着关于政府资助的女 69

---

① 这句谚语是在反讽双重标准和虚伪。默认对公鹅有好处的，对母鹅也有好处。

性健康倡议（Women's Health Initiative）研究的文章，这个研究旨在确定日常 HRT 是否对绝经后的女性有益。参与研究的 16 000名女性被随机分配到两个组，分别服用联合 HRT（雌激素和孕激素）或安慰剂。这个研究原本计划持续到 2005 年，但参与研究的女性收到了一封通知她们停止用药的信，因为发现与联合 HRT相关的风险（提高乳腺癌、心脏病、卒中和血栓风险）比益处（降低髋部骨折和结肠癌风险）要严重得多。研究发现，与安慰剂组相比，HRT 组女性的不良事件总体发生率在统计学上显著提高了 15%。也就是说，100 名女性服用激素 5 年，这一群体中就会有 1 例不良事件发生。该研究的数据与安全监察委员会做出决定，HRT 组（而不是安慰剂组）女性的并发症发生频率增加已经"超过了对整体伤害……限定的边界"，在已知采用 HRT 的女性会受到伤害而非获得益处的情况下，继续进行研究是不道德的。

之后不久，常规联合 HRT 又遭遇了两次挫败（并非应用于更年期和绝经后症状的治疗）。2003 年 5 月，女性健康倡议发表了更多研究结果，结果显示联合 HRT 不仅不能预防阿尔茨海默病，反而会使 65 岁及以上的女性患痴呆症（主要是阿尔茨海默病）的风险加倍，每 100 名女性采用 HRT 治疗 5 年，会造成该群体中 1 例额外的痴呆症发生。

三个月后，压死骆驼的最后一根稻草出现了，也就是在《柳叶刀》（*The Lancet*）上发表的百万女性研究（Million Women Study）的结果，这可能是一项规模空前的研究。英国的 100 万名女性填写了调查问卷，问卷涉及她们的个人健康、社会人口信息、是否到达更年期以及是否曾服用或正在服用激素。在接下来的 4 年里，当地癌症登记处会报告参与研究的女性罹患或死于乳腺癌的情况。结果显示，与不服用激素的女性相比，正在服用激素的女性患乳腺癌的概率提高了 66%（仅服用雌激素的女性概率提高了 30%，既服用雌激素又服用孕激素的女性概率提高了 100%）。服用激素的女性也比不服用的女性更易死于乳腺癌（统计上显著）。根据这个风险差异，研究人员计算得出，在英国过去 10 年里由于 HRT 造成了 20 000 例额外的乳腺癌患病。基于人口规模差异，在激素使用情况相同的前提下，美国过去 10 年里由于采用 HRT 治疗而导致的乳腺癌发病数为 94 000 例。但美国的女性因 HRT 而造成的乳腺癌发病数应该大于这个数字，因为美国女性采用 HRT 的比例是英国女性的 4 倍。

　　百万女性研究有另一个令人不安的发现：从 20 世纪 80 年代起，孕激素被添加到雌激素中，以降低未切除子宫的女性的子宫癌风险。子宫癌风险被降到了接近于 0，但没有人计算过在常规 HRT 中加入孕激素的整体影响。百万女性研究证实，每 1 000 名女性仅服用雌激素 10 年，会在这个群体中增加 10 例子宫癌发生、

5 例乳腺癌发生，共造成 15 例额外的癌症发病。加入孕激素确实会消除子宫癌的风险，但会使前面的例子中乳腺癌的额外发病数增加至 19 例。换句话说，子宫癌问题的"解决方式"是加入一种会提高女性其他癌症风险的药物。

女性健康倡议研究中仅服用雌激素的研究部分在 2004 年 2 月就提早结束了。研究人员总结说，在近 7 年的时间里，服用雌激素的女性比服用安慰剂的女性更易发生卒中，但髋部骨折更少。最重要的发现是，服用雌激素没有整体益处，因此"不应推荐绝经后妇女为预防慢性病"而服用雌激素。

71　有 2 000 万美国女性采用了 HRT，不仅是为了减轻潮热或阴道干涩等症状，还相信激素能保护她们的心脏，减少阿尔茨海默病和帕金森病，预防掉牙和糖尿病，强健骨骼，保持性功能和控制排尿的能力，改善生活质量，以及提高寿命。采用 HRT 的女性有能力获得美国医疗可提供的最佳治疗：与所有人群相比，她们更可能有大学学历，更富有，接受预防性保健的可能性也更大。尽管如此，她们不知不觉地使自己患乳腺癌、心脏病、卒中、阿尔茨海默病和血栓的风险增加了。

最后，国立卫生研究院认为，"虽然 HRT 会带来一些心脏方面的益处"，但女性健康倡议研究的发现（即 HRT 会使乳腺癌风险提高 26%）"代价太高"。10 年前，美国医师协会制定指南，建议所有无异常风险的女性都应考虑 HRT 时，HRT 的乳腺癌风险已经被了解了，但当时没有采用"无损于病人为先"（First do no harm）的原则给予其足够关注。

如果我们简单地将健康绝经后女性使用常规 HRT 造成的悲剧归因于医疗进程的变化无常，那么就没有领会到本章关于美国医学史的重要教训。如果不能正确认识这一错误是如何发生的，我们（医生和患者）就会再次陷入对更昂贵药物的疗效和安全性的夸大其词中，直到有新的"医学知识"支持更加昂贵的药物。从 HRT 的溃败中得到的根本教训是，治疗决策一定要基于可靠无偏的科学证据。但是，这个趋势正在朝相反的方向发展。我的理想和个人目标带我走上医学这条路，继而又选择了做家庭医生，现在它在召唤我全力调查美国医疗的根本任务如何被渐渐破坏，以及我们可以怎样解决这个问题。

第二部分

美国医疗的商业化

第六章　美国医疗的完美风暴：
发展简史

1982年，全国州长协会（National Governors Association）在
新奥尔良（New Orleans）举办了一次会议，目的是探讨各州控制
无限增长的医疗费用的创新方法。我展示了在罗伯特·伍德·约
翰逊医学院做的一个研究。研究显示，克利夫兰（Cleveland）市
区有医保覆盖的家庭如果加入健康维护组织（health maintenance
organization，简称HMO），会使得家庭成员能够接触私人初级保
健医生。选择加入HMO的家庭，住院和急诊率大幅下降，免疫
接种率和健康儿童保健得到了改善，医疗费用也降低了。这次会
议上展示的所有试点项目虽各有千秋，但都基于同一主题，也得
出了相同的结论：若每位医保患者都有一名初级保健医生，负责
提供与协调所有医疗服务，那么医疗质量会得到改善，同时医疗
费用也会降低。

几周之后，我从克利夫兰搬到了马萨诸塞州（Massachu-
setts），开始了我作为一名家庭医生的工作生涯。起初，在我的患
者中，除了有医疗保险照顾计划（Medicare）和医疗保险救助计

76　划（Medicaid）① 的人，其余患者大多数都从保险公司购买了健康
　　保险，这种保险并不覆盖我在诊所的服务，也就是不覆盖初级保
　　健。少数人有非常昂贵的"凯迪拉克"（Cadillac）健康保险，覆
　　盖所有医疗服务和药品；数量几乎相同的另外一小部分人加入了
　　马萨诸塞州东部新开办的唯一一家 HMO，这些人每次来我的诊
　　所看病仅需支付 3 美元。选择加入 HMO 的人同意仅通过他们的
　　初级保健医生（或保险覆盖的医生）获得非紧急的医疗服务。

　　　当然，在接下来的 20 年里，一切都变了：HMO 和管理式医
　　疗保健计划席卷全国。每年都有越来越多的患者加入这些项目。
　　没过多久，在我的患者中，没有医疗照顾或医疗补助的人都加入
　　了某种形式的 HMO 或管理式医疗计划。

　　　医疗费用发生了什么变化呢？在接下来的 20 年里，调整过
　　通货膨胀的影响后，人均医疗费用变成了原来的 4 倍。从 2001
　　年开始，仅在接下来的三年里，保险费就迅速增加了 43%。目前
　　的医疗费用占据全部 GNP（国民生产总值）的 1/7，占比从 1980

---

① Medicaid：医疗保险救助计划，是为符合条件的低收入人群、儿童及其
　他人群提供的健康保险。
　Medicare：医疗保险照顾计划，有的中文著作中也会叫做医疗保险制度、
　老年人和残障人保险计划等，是为年满 65 岁的老年人和残疾人（无年龄
　限制）提供的医疗保险。

年的 9% 增加到 2004 年的 15.5%。1982 年时还被当作重大危机的情况，放到现在来看就是微不足道了。并且如你所知，我们的健康水平已经远远落后于其他富裕的工业化国家。

这种全面改革的目的原本是控制医疗费用，改善医疗质量，却恰恰产生了相反的效果。为什么会这样？造成这种情况的"元凶"有两名，但人们习惯于仅指责其中之一。许多人责备 HMO 和医疗管理公司把决策权从医生那里抢过来了，并为了省钱而不合理地限制医疗；其他人则把医疗的商业化归咎于医疗企业，他们用精心策划的营销手段取得了过大的权力，尤其是药企。

我们不能仅从单一因素来理解美国医疗体系的不佳表现。美国政府的项目监督部门给出了一个观点——敌人正是我们自己。这个看法很接近真相，使人醍醐灌顶。思考一下，我们都与医疗系统有扯不开的关系：患者或潜在患者，医生或其他医务工作者，研究人员，医疗企业的员工，卫生政策专家，政府官员，政策制定者以及投资者；我们的希望和恐惧、谬见和思想、对科学知识的贡献与追求以及我们个人和机构的愿景，这些已将我们 77 拉入这个庞大而复杂的系统中。所有这些因素的利益和能量合成了一个更大、更有力的体系，随之而来的是一场正在酝酿的完美风暴以及无比昂贵却效率低下的医疗系统的产生——这就是美国特色。

HMO 和管理式医疗的黄金时代

对美国的医疗实践产生最大影响的，莫过于从传统的赔偿性保险到 HMO 及管理式医疗计划的快速转变。除此之外，没有什么能产生如此影响深远却出乎意料的结果。

在管理式医疗的时代到来之前，赔偿性保险仅承担保险覆盖部分的账单（按照合同比例），这种保险基本不会覆盖门诊或处方药。但 HMO 提出，在预定的价格下，会覆盖几乎所有的医疗服务。HMO 的覆盖范围更广，作为交换条件，加入 HMO 的患者要同意仅通过 HMO 获取医疗服务，一般是通过他们的初级保健医生。这样一来，控制成本的负担就落在了初级保健医生身上。除了提供医疗服务外，将医疗费用控制在固定的预算内也是他们的责任。在这一点上，管理式医疗计划与 HMO 有所不同，它没有把控制成本的责任直接交给医生。没有提前向医生付费，医生也不根据固定的预算工作，而是按照服务收费，同时监督医疗服务的质量和使用——从而对医疗进行"管理"。

HMO 和管理式医疗计划迅速在美国的医疗保险中占据了主导地位。他们吸引了雇主，因为他们承诺会压制保险费用的增长——在 20 世纪 80 年代末和 90 年代初，保险费用平均每年增长 10% 到 18%。他们也吸引了患者，因为与赔偿性保险不同，HMO 覆盖了大多数医疗服务和药品，自费部分相对较少——与非常昂贵的"凯迪拉克"健康保险类似。此外，这些医疗计划覆盖初级保健和预防性医疗服务，并包含利于疾病预防的长期激励，这些项目提出了切实改善人民健康的承诺。正如我在克利夫 78 兰市了解到的早期 HMO 一样，"双赢"的保险协议能提供更好的医疗服务，同时花费更少的钱，这种希冀推动了美国医疗保险的快速转型。20 世纪 70 年代末，几乎所有雇主（95%）提供的医疗保险都是传统的赔偿性保险；到了 90 年代末，雇主提供的医疗保险中，92% 是 HMO 和管理式医疗计划。

20 世纪 80 年代末至 90 年代初是 HMO 和管理式医疗计划的黄金时代。他们似乎用独特的美国方式解决了医保费用上涨的问题。若放在政府那里，医疗费用预算本会是个不可接受的数字。现在由相互竞争的独立健康计划给出医疗费用预算，雇主们会从中选择，雇员们通常（并非总是）会拿到几种方案并从中选择一个。媒体对新健康计划的正面报道提高了大众的接纳热情。1990 年，关于新类型医保的正面报道是负面报道的两倍。这种基于市场的方法（即新类型的医保）成功控制住了 20 世纪 80 年代末到 90 年代初时医疗保险费呈两位数的增长率，将年增长率从 1989 年的 18% 降到了 1996 年的不足 2%。

患者成了消费者

我的患者中，几乎所有人都很欢迎新的健康计划。更广泛的保险覆盖范围意味着他们不再需要为门诊看病付钱，也不用为了获得传统赔偿性保险的报销而收集一大堆文件。并且，因为家庭医生负责的问题比其他初级保健医生更加广泛，大多数患者在转诊到专科医生之前，已经和我讨论过大部分医疗问题了。除了处理患者向专科医生转诊的额外行政负担外，"医疗守门人"的职能所附带的责任对我的行医实践几乎没有影响。

尽管收费会打折扣，但我还是更喜欢在新型保险计划中为患者提供医疗服务。在新型计划下，我可以提供更好的服务，因为患者更愿意参加定期检查和随访就诊。医患关系的一大障碍——金钱——被去除了。诚然，就诊费用的降低造成了一些不必要的主动就诊，但大部分就诊可以用来提高患者的信心，同时加强我提供医疗服务的能力。

患者也很感谢新型保险计划对处方药的覆盖。1965 年，在管理式医疗出现之前，患者要直接支付 93% 的处方药费用；1998 年以来，这个比例降到了 25%。1990～1997 年，有雇主提供医疗保险的患者，人均处方药费用增加到了原来的三倍（调整过通货膨胀后），而需要自行支付的处方药费用却下降了 8%。

患者自付医疗费用下降了，与此同时，美国人也十分信任最新医学研究的益处。1992～2000 年进行的调查显示，以在总人口中的占比衡量，对新的医学发现"非常感兴趣"的美国人比例是欧洲人的 1.5 倍（分别为 66% 和 44%）；而在 65 岁以上的人口中，持这样观点的美国人占比接近欧洲人的 2 倍（分别为 79% 和 42%）。近一半的美国人认为，医疗保险或政府应该"为所有新的医学技术买单"。1/3 的美国人认为，"如果可以获取最新技术和治疗，现代医学几乎可以治愈任何疾病"。由于对医学的进步持有如此强烈的兴趣和信心，大多数美国人认为应该在"改善与保护国民健康"上投入更多钱，这种观点获得了压倒性的胜利，仅有 1/12 的被调查者认为应该投入更少。

医学信息可以在网上获取，关于最新医学"突破"的媒体报道层出不穷，这些因素进一步加强了公众对最新医学发展的热情。（人们没有意识到，这类信息大多是为商业利益服务的；一项研究显示，关于背部疼痛的网站中，80% 的关注重点是广告，只有 12% 的网站称得上是"高质量的"。）

对处方药来说，这个阶段是打广告的完美时期，可以借此在 80 美国医疗中掌握主要力量。而事实也是如此。1991 年，药企仅投入区区 5 500 万美元，用于直接针对消费者的广告。接下来的 11 年里，药企花在广告上的钱增加了 50 多倍，2003 年超过了 30 亿美元。广告吸引了作为独立决策者的观众，观众逐渐对需要什么样的药物产生了自己的想法；广告的影响也与人们日渐强烈的担忧"不谋而合"——为了省钱，HMO 和管理式医疗计划往往会拒绝最佳疗法。

患者基本没有了自付费用的困扰，同时广告和媒体对医学发展的报道给大众带来了诱惑，再加上自主权意识的加持——在这样的情况下，患者开始请求，后来变成了要求，使用某种特定的检查、药物或手术。让患者相信"更多的医疗"不等于"更好的医疗"几乎成为一件不可能的事。许多人没有选择改变生活方式来预防疾病，而是开始相信，最新的"医学突破"就是他们维持健康所需要的。伦理学家丹尼尔·卡拉汉（Daniel Callahan）在他的《虚幻的希望》（*False Hopes*）一书中精辟地总结道："市场贩售梦想和希望，一如他物。"大众被医疗企业的营销手段提供的虚假希望和梦想所蛊惑，同时，对医生产生信任的能力也被侵蚀了，尤其是初级保健医生。

间歇期

然而，没过多久，人们对 HMO 和管理式医疗计划的热情就开始减退。关于 HMO 不合理地拒绝提供治疗的报道成了相关新

闻的主要话题。到 1997 年，批评性报道的数量是正面报道的 7
倍。医疗保险公司还来火上浇油：强制规定普通分娩仅在产科住
院一天；有选择地与医生签订合约，以致长期存在的医患关系瓦
解；试图避免接收高花费的患者，如艾滋病患者，从而达到省钱
的目的——这些举措为医疗保险公司带来了好处。随着公众开始
关注医疗保险限制患者获取医疗资源，患者的权利法案成为重大
的政治问题。人们对管理式医疗公司的评价一落千丈。1997 年，
有 51% 的被调查者认为管理式医疗公司为患者提供了很好的服
务；仅仅 4 年后，这个数字就降到了 29%。

　　关于管理式医疗的实际影响，相关数据呈现出了完全不同的
面貌。在管理式医疗之下，医疗质量既没有改善，也没有恶化。
患者就诊时间仓促的说法，结果证明并不正确（就像房地产税导
致家庭农场的损失这种传闻一样）。《新英格兰医学杂志》（*New
England Journal of Medicine*）发表的一篇文章显示，1989 ～
1998 年间，人们看医生的频率没有改变。在管理式医疗下，不论
是看初级保健医生还是专业医生，患者的就诊时间并没有缩短；
实际上，就诊的持续时间增加了一到两分钟。甚至是引起了公愤
的那个说法——过于贪婪刻薄的"医保守门人"（初级保健医生）
会限制患者使用医疗资源——在很大程度上也是传闻：全国性管
理式医疗公司"联合健康保险"（United Healthcare）进行的一项

81

研究显示，在 100 次转诊请求中，被拒绝的次数少于 1 次，这导致保险公司不再对初级保健医生的转诊批准有所要求。但是，正如一位美国研究人员在一本加拿大医学期刊上所说，"不论证据如何，医生和患者都强烈感觉管理式医疗会损害医疗质量"。那么真正的问题是什么？

最初节省费用很简单。医生、医院及其他医务人员要加入新成立的"医疗保健提供者网络"，否则他们就会面临失去患者的风险；作为条件，他们不得不接受降低收费的要求。这些所谓的"批量折扣"在向管理式医疗过渡期间确实控制了价格，但这种治标不治本的解决方案，能达到的效果是暂时的。一旦将折扣因素考虑在内，这个看起来绝妙的成本控制方法——医疗预算由市场而非政府设定——就成了问题所在。当再也无法从医疗提供者那里挤出降低成本的空间，HMO 和管理式医疗公司就只剩一条路可走了：他们不得不真正开始"管理"医疗，也就是说，通过取消非必要的或浪费性的医疗服务来控制成本。（当然，减少广告投入、降低管理人员的工资和利润也可以帮助降低成本。）

几乎在一夜之间，对管理式医疗的过度希望以及对医保广泛覆盖范围的感谢迅速变成了过度诋毁。在一项调查中，59% 的被调查者表达了对 HMO 和管理式医疗的消极情绪，但 69% 的人对自己从 HMO 或管理式医疗计划中得到的实际医疗服务表示满意。当然，医

82

疗保险公司存在权力滥用和过失问题，但公众舆论为什么改变了？

这个复杂系统的每个组成部分都感受到了限制医疗费用的威胁。虽然我没有证据，但我强烈怀疑那些在经济上损失最大的相关方——药企、医疗设备公司、医院以及专科医生——在煽动公众不满情绪上发挥了重要作用。公众舆论强烈反对这些控制医疗成本的必要措施。在这种情况下，保险公司别无他法，只得放松对医疗的管理。医疗保险费的年增长率再度失控，从 1996 年的 2% 一路飙升至 2003 年的 13.9%。

讽刺的是，医疗保险向管理式医疗的转变为药企创造了一个历史性机遇。起初，HMO 和管理式医疗计划在成本控制方面的潜力，对药企和医疗设备制造商来说是严重的威胁。但结果发现，新型医疗计划提供的更广泛的覆盖范围带来了非常深远的意外结果：HMO 和管理式医疗计划并没有控制住医疗费用，反而促成了其后医疗费用的增加。当然，药企和其他医疗公司的领导层并没有预料到这一点，但当机会来敲门时，他们知道该如何把握住。

短暂的晴天之后，地平线上再次乌云密布。

初级保健医生的作用日渐衰微

初级保健医生既能提供良好的医疗服务，又能有效控制成本

83　　的医疗系统，其典型特点是：患者可以获得全面的、以家庭为基础的初级保健服务——不论是美国内部的比较还是与其他国家的比较都能证明这一点。然而，过去40年里，专科一直在美国医疗中占据强势的主导地位。1965年，美国的初级保健医生和专科医生数量相当。从那时起，初级保健医生相对美国总人口的比例几乎没变，而专科医生的比例增加到了最初的两倍以上。

　　大多数卫生政策专家建议，初级保健医生在美国医生中的占比应该为42%～50%。然而，现状是初级保健医生占比31%，剩下的69%都是专科医生。为了纠正这种不平衡现象，研究生医学教育委员会（Council on Graduate Medical Education）①建议，至少50%的医生应该训练成为初级保健医生。1998年，这个目标没有实现。根据报告，当年仅有36%的美国医学生将初级保健作为他们分科的第一选择。接下来发生的事更能体现医疗环境的迅速改变：仅仅过了4年，美国的医学生对初级保健的兴趣急剧下降了40%，也就是说仅有约1/5的医学生（21.5%）将初级保健作为自己的第一选择。

　　造成医学生们远离初级保健的因素有很多。在医学生接受训练的学术医疗中心，其学术文化是由专科医生主导的，而专科医

---

① 由国会建立，为美国卫生与公共服务部门提供医生的供应与分配方面的建议。

生观念中的"好医学"和"真正的医学"与初级保健医生进行的工作截然不同。一项针对医学生的调查显示，仅有 0.3% 的被调查者认为优秀的医学生会被鼓励从事初级保健工作。对大多数医生来说，他们完成所有医学训练时已经三十岁左右了，同时背负着人均 10 万美元的学业贷款，而那时他们正想要建立自己的家庭，继续下一阶段的生活。很多专科医生的起薪比初级保健医生的两倍还多，加上初级保健医生的专业责任与私人时间之间的界线通常比专科医生更模糊，这使得选择从事初级保健工作变得更加困难。

没人可以因为没有选择初级保健而责备这些年轻医生。在他们接受的训练中，初级保健没有得到行业榜样的支持，在同行中缺乏声望，会更多地侵扰私人生活，所得薪酬也比专科医生少 84 得多——选择这样的事业需要极大的奉献精神和理想主义。曾经有一位十分聪明且心有戚戚的哈佛医学生遗憾地对我说，他真的很想成为一名儿科医生，在社区医院为儿童提供诊疗，但是他的巨额负债迫使他不得不选择薪酬更高的科室。这样的故事数不胜数。

除了初级保健医生和专科医生之间日渐扩大的不平衡状况，时常发生的医疗诉讼成为医生的潜在威胁，也使得美国的医疗费用不断增加。这种"威胁"可能为患者提供了一些保护，使患者对于不合标准的治疗能够有所求助，但是司法裁决是不一致的。在《纽约时报》的专栏中，《公共利益的崩塌：美国的诉讼文化如何破坏了我们的自由》(*The Collapse of the Common Good: How America's Lawsuit Culture Undermines Our Freedom*) 一书的作者，菲利普·K. 霍华德（Philip K. Howard）发表评论称，真正有医疗不当作为的医生并没有被起诉，大多数被起诉的都是没有治疗过失的情况。但是，当前的医疗实践系统一直在扭曲我们的医疗。医生们知道，每次诊疗都可能因治疗不当而被诉讼。3/5 的美国医生承认，由于被起诉的威胁，他们会做出多于实际需要的诊断检查。为什么不呢？多做一个检查并没有风险，但如果没有安排某项检查，可能就会因此而被起诉——即使患者有严重疾病的可能性非常小，且根据合理的专业判断不需要做这项检查。

这些额外检查可以且经常引起级联效应，对于异常的结果，需要做更多后续检查，而在很多情况下最后结果都是正常的。在医疗过失阴霾的笼罩下，医生们觉得安排任何检查都是正当的，包括与自己存在相关经济利益的检查。

医疗事故保险费用不断提高，被迫为我们的诉讼文化买单的医生（以及一些坏医生）开始"反叛"，这些医生过去的工作成绩和为患者提供优质医疗的承诺却被抛之脑后。有些医生陷入了对诉讼的恐惧和不断增加的保险费用中，一些人为了保护他们的资产，选择在没有保险的情况下行医，另一些人则完全放弃了行医执业。

与此同时，医生（和患者）可获取的信息逐渐由商业利益主导。85 天空渐黑。

给看门人灌迷药

FDA 的医生、科学家和统计学家全心投入，根据制造商提供的药物和医疗器械的数据，确认他们对于产品安全性和有效性的说明是合适的。但是根据 FDA 内部雇员的说法，他们缺乏人手和资金，并且承受着很大的压力。更糟的是，FDA 已经受到了药企和医疗器械厂家的影响，对此，英国期刊《柳叶刀》（*The Lancet*）的编辑理查德·霍顿博士（Dr. Richard Horton）用"企业奴仆"（a servant of industry）的标签形容 FDA。

FDA 曾经以冷酷的官僚步伐行动而著称。1980 年，国会总审计局（General Accounting Office，简称 GAO）报告，FDA 人员不足，无法跟上其工作量。1988 年，由于艾滋病活动家的政治行动，人们意识到急需更快捷地获取挽救生命的药物。随后的政治危机导致 1992 年通过了《处方药使用者收费法案》（Prescription Drug User Fee Act，简称 PDUFA）。只要公司同意为每种新药的申请支付 30 万美元的费用；作为回报，FDA 药物评价与研究中心（Center for Drug Evaluation and Research，简称CDER）承诺会按照更快速的流程审批新药。根据 2002 年 GAO的报告，审查新药申请的花费，有一半以上来自药企上交的使用者费用。

新药批准速度确实快了很多。有了 PDUFA 的资金，FDA 将CDER 的工作人员从 1 300 人增加到了 2 300 人，所有这些人员都用来加速新专利药（不是仿制药）的申请流程。PDUFA 颁布 4年后，FDA 决定新药申请的时间中位数从 20 个月骤减到 6 个月。与此同时，获批新药的平均数量翻倍了。

对于受资金所困的 FDA 来说，药企的资助可能看起来是个
86 好办法，但是如何保护消费者免受药企的影响？ CDER 一半的预算都来自药企，在这样的情况下，它如何做到不偏不倚？公共市民组织[①]（Public Citizen）1998 年进行的一项匿名调查显示，FDA 的审查人员认为，随着批准新药的压力增加，审查标准下降了。参与调查的 FDA 医疗人员坦言，在过去 3 年批准的新药中，有 27 种药物是他们觉得不应该批准通过的。2003 年 3 月公

---

① 译者注：Public Citizen 是美国一个非营利性的、自由 / 进步的消费者权益倡导组织，总部设于美国华盛顿。信息来源 https://en.wikipedia.org/wiki/Public_Citizen.

布了美国健康与公共服务部门的检查人员对 CDER 作出的报告，报告发现：58% 的医疗人员表示给优先批准药物分配 6 个月的审查时间是不足的；1/3 的被调查者感觉表达不同的观点时会不太舒服。在 FDA 自己的《消费者杂志》（*Consumer Magazine*）中，1994 年开始担任 CDER 主任的珍妮特·伍德考克博士（Dr. Janet Woodcock）写道，药物批准的时间很紧，这使得药物批准工作"就像剥削工人的血汗工厂一样，会导致工作人员的高失误率"。

这些变化带来的最危险结果是，1993～1996 年的获批药物中，有 1.6% 因为安全原因从市场上被撤回，这个比例在 1997～2000 年达到 5.3%。1993 年以后，FDA 批准的药物中，有 7 种药因为严重的健康风险而从市场中撤下。《洛杉矶时报》（*Los Angeles Times*）的报道是，这些药物疑似造成超 1 000 例死亡（实际上真正的死亡数目要高得多，因为向 FDA 报告不良反应事件是自愿的）。根据《洛杉矶时报》的报道，虽然这 7 种药物都不是挽救生命型的，但"FDA 无视其专家给出的危险信号或直接警告，对这些药物予以批准"。总体来说，1997 年到 2000 年间，有 2 200 万美国人，也就是每 10 个成年人中就有 1 个曾经服用过后来被撤出市场的药物。

降血糖的糖尿病药曲格列酮（Rezulin）就是 FDA 匆忙批准后又被撤回的药物，但撤回得太晚，有很多美国人已经服用过了。在《洛杉矶时报》大卫·威尔曼（David Willman）的调查报道中，这个故事的细节第一次得到披露，这一系列报道获得了普利策奖。令人印象深刻的是，正如医疗新闻的迅速传播，这个故事不胫而走，迅速大规模传播开。3 年后，大卫·威尔曼写了一个类似的故事，说明同样的问题仍然存在。

87　　理查德·伊士曼博士（Dr. Richard Eastman）是国立卫生研究院糖尿病研究部门的主任，负责 1.5 亿美元的糖尿病预防项目研究（Diabetes Prevention Program）。这项大型研究旨在确定高危人群（超重和血糖水平轻微提高的人群）是否可以通过药物或生活方式干预而达到预防糖尿病的效果。1996 年 6 月，伊士曼博士宣布，曲格列酮被选为研究纳入的两种糖尿病药物之一，这对曲格列酮的制造商华纳–兰伯特（Warner-Lambert）来说无疑是巨大的胜利。

　　还是在 1996 年，华纳–兰伯特向 FDA 提请曲格列酮的批准，曲格列酮也成为接受加速审批的首个糖尿病药物。评估新药申请的卫生官员约翰·L. 格瑞圭安博士（Dr. John L. Gueriguian）是在 FDA 工作了 19 年的老手。他的审查报告建议不通过曲格列酮的申请，原因是：与已上市的其他糖尿病药物相比，该药未表现出显著优势，且有导致肝炎的隐患。华纳–兰伯特的高管们"向 FDA 的高层抱怨格瑞圭安"。接着格瑞圭安博士被调离了曲格列酮的批准流程。当咨询委员会开会决定是否批准曲格列酮时，他们并未获知格瑞圭安博士对该药物肝脏毒性的担忧。FDA 于 1997 年 2 月批准了曲格列酮，药物的畅销很快使其产生了巨大轰动。

然而，不久之后开始出现关于曲格列酮致命肝脏毒性的报道。虽然美国和日本都出现了死亡案例报告，英国也因曲格列酮的肝毒性而在 1997 年 11 月召回了这种药，伊士曼博士和他的同事们仍决定继续用曲格列酮对糖尿病预防项目中的志愿者进行治疗。直到一位 55 岁的高中教师奥德丽·拉里·琼斯（Audrey LaRue Jones）于 1998 年 5 月因肝衰竭去世，才让研究志愿者停止服用曲格列酮。华纳-兰伯特公司认为并不是曲格列酮引发了致死的肝衰竭。

尽管在美国关于肝脏问题的报道越来越多，曲格列酮直到 2000 年 3 月才撤出美国市场。到那时为止，已经售出了价值 18 亿美元的药物。《洛杉矶时报》报道称，曲格列酮疑似共导致 391 例死亡，并与 400 例肝衰竭有关。回想自己的经历，格瑞圭安博士对《洛杉矶时报》说，"你要么做游戏的操控者，要么就会成为被抛弃的……贱民"。

罗伯特·I. 美斯宾博士（Dr. Robert I. Misbin）也是 FDA 的 88 卫生官员，同时还是曲格列酮曾经的支持者，他受到了来自 FDA 的免职威胁。他犯了什么错？他向国会议员提供了一封信的复印件，内容是：FDA 已经将肝衰竭导致的 63 例死亡与曲格列酮联系起来，但并未从市场上撤回此药，美斯宾博士和其他 FDA 的医生同事对此表示担忧。珍妮特·B. 麦吉尔博士（Dr. Janet B. McGill）是一名内分泌学家，她参与了华纳–兰伯特公司对曲格列酮的早期研究，她对《洛杉矶晚报》说，华纳–兰伯特"无疑是将利益置于糖尿病患者的生命之上"。

　　回顾起来，人们想知道，为什么在已知曲格列酮与许多例死亡相关后，NIH 和 FDA 仍支持曲格列酮的使用。《洛杉矶时报》刊登的大卫·威尔曼的系列报道揭露了尤其令人感到忧虑的一点——曲格列酮似乎受到了特殊待遇：伊士曼博士负责 NIH 的糖尿病研究，并负责监督将曲格列酮列为研究药物之一的那项耗资 1.5 亿美元的糖尿病项目，他从华纳–兰伯特公司收取了 78 455 美元，而他在 NIH 的年薪为 14.4 万美元。根据《洛杉矶时报》的报道，从 1991 年到 1997 年，伊斯曼博士"通过各种外部渠道（包括 6 家药企）"收取了"超过 26 万美元的咨询相关费用"。这些都没有公开记录，但伊斯曼博士与华纳–兰伯特的财务关系得到了他两位上司的批准。而且伊斯曼博士绝非个例。事实上，《洛杉矶时报》报道说，政府资助的那项耗资 1.5 亿美元的糖尿病研究项目，其 22 名"主要负责人"中，至少有 12 名研究人员从华纳–兰伯特公司收取了资费或研究资金。

　　有人会想，一旦这些药企与直接负责药企产品的 NIH 高级官员之间的利益链条大白于天下了，就会迅速建立起一道防火墙（防止此类事件继续发生）。2003 年 11 月，大卫·威尔曼写了一篇题为《看不见的勾结：药品公司与政府医学研究》（*Stealth Merger: Drug Companies and Government Medical Research*）的文章，他在文中列举了数名从药企收取**数十万美元**的 NIH 官员等多个例子。

　　1999 年 6 月 14 日，"4 号受试"在参加国立卫生研究院的一项药物研究时死亡。她的名字是杰米·安·杰克逊（Jamie Ann Jackson），一位 42 岁的注册护士，已婚，两个孩子的母亲。这 89 项 NIH 的研究是关于博莱克斯实验室（Berlex Laboratories）销售的一种名为氟达拉滨（Fludara）的药物，杰克逊夫人是在这个研究中死亡的第二个人。这种药从 1991 年就开始用于治疗白血病，这个研究的目的是探索氟达拉滨是否对治疗自身免疫性疾病有帮助。第二例死亡后，没有新的患者愿意参与研究，但研究在已登记的患者身上继续进行了 9 个月，直到剩下的 12 名患者中有 5 个人出现血液检测异常，研究才终止。斯蒂芬·I. 卡茨博士（Dr. Stephen I. Katz）是 NIH 关节炎、肌肉骨骼病及皮肤病国家研究所（National Institute of Arthritis and Musculoskeletal and Skin Diseases）的所长，也是这个研究的负责人。根据《洛杉矶时报》，1996 年到 2002 年，卡茨博士从德国的药品制造商先灵制药公司（Schering AG）收取了超过 17 万美元的咨询费。（博莱克斯的药物氟达拉滨的致命研究正是在这段时间内进行的。）这些细节很重要，因为博莱克斯是先灵公司的全资子公司，被称为先灵公司的"美国业务部门"。卡茨博士对洛杉矶时报说，他"完全不知道博莱克斯和先灵公司的关系"，因此也不了解隐藏的利益冲突。但是，据《洛杉矶时报》称，"卡茨拒绝透露自己何时得知博莱克斯是先灵公司在美国的机构"。

NIH 的高级官员中，从药企收费的官员不止伊斯曼博士和卡茨博士。NIH 的另一位官员在 11 年里以包括股权在内的形式从药企共计收取 140 万美元，在他提供咨询的这些药企内，至少一家与他在过敏与传染病国家机构（National Institute of Allergy and Infectious Diseases）所负责实验室的工作相关。

关于药企对监管药企的政府的影响，NIH 的财务利益冲突绝不是唯一的例子。因为关于药物批准和药品标签的关键建议是由 FDA 的咨询委员会（Advisory Committee）会议给出的，联邦法律"通常禁止"与委员会所审查产品有财务联系的专家参与这类会议。然而，《今日美国》（USA Today）在 2000 年 9 月发出的一篇报道显示，对于这一规定，FDA 多次给予"豁免"——1998 年到 2000 年间，所有这些重要的咨询委员会中，共有 800 名专家（占总数的 54%）"与他们评估的药品或主题有直接财务利益

90

118

关系"。而且还不包括以下这种情况：若从药企得到的钱是用作与所讨论的药物无关的用途，且数量不足 5 万美元 / 年，则 FDA 不要求咨询委员会成员作出说明。

负有保护公众利益责任的政府机构，变成了依赖药企捐赠的政府机构。

天边的风暴云变得更黑了。

大规模的美国药品游说

当然，若非政客对药企钱财的无餍贪婪，这一切本不会发生。代表药企的游说活动是无可比拟的。1999 年和 2000 年，药企在游说政客上花费了 1.77 亿美元，比排名第二位的医疗保险公司在这上面的支出要多出 5 000 万美元。药企雇用了 625 名说客，相当于为议会和参议院的每位议员都匹配一位说客后还有剩余。在总统竞选中，保险公司为 2 000 名大选候选人提供了 4 000 万美元的赞助，相比之下药企的 2 000 万美元就显得太过吝啬了。（这会对布什总统力图使医疗保险私人化产生影响吗？）然而，药企赞助的 2 000 万美元不包括"更佳医疗保险的公民组织"（Citizens for Better Medicare）投放所谓的"议题广告"（issue ads）所花费的 6 500 万美元。虽然这个组织看上去是草根运动，但实际上主要（或完全）由药企赞助，它投放的广告对支持药企立法目标的候选人是有益的。

　　药企的钱已经投入到政治中了，对各党派支持的天平逐渐向共和党倾斜——在 1999～2000 年的大选中，共和党获得了约 76% 的药企资助。虽然"补偿措施"是白纸黑字的，但我们很少会知道这些钱的实际去向。不过由于对麦凯恩–法因戈尔竞选经费改革法的合宪性的法律质疑，时任共和党全国委员会主席吉姆·尼克尔森（Jim Nicholson）给百时美施贵宝（Bristol-Myers Squibb）的董事长兼首席执行官查尔斯·亨博尔德（Charles Heimbold）的一封信被公开了，从中我们可以得知这种"交易"是如何运作的。这封信写于 1999 年 4 月，当时，为老年人提供处方药福利的立法压力开始增加。药企不遗余力地争取一项能提高其盈亏底线的法案：一方面提供医疗保险基金来购买药物，同时阻止联邦政府使用购买力进行低价谈判（因为医疗保险已成功向医生和医院支付费用）。

　　在信中，尼克尔森表示赞成"组建制药联盟"，这将"为共和党接触医疗保健团体并讨论他们的立法需求提供完美的工具"。信上继续说，"如果我们想继续通过对贵公司有利的立法，我们务必要保持沟通渠道的畅通"。信的倒数第二段描述了如何保持渠道畅通，包括要求百时美施贵宝向共和党全国委员会捐赠 25

万美元。药企每年盈利可达数百亿美元，区区 25 万美元算什么？

或许一场暴风雨正在积极密谋中。

药企，政府，医生，患者，保险公司。医疗费用与日俱增，看不到天花板在哪儿；而且我们并没有感受到与美国医疗卓越的神话相符的健康水平提高。美国的医疗体系日益接近崩溃的边缘。这是许多因素作用的结果，但这场风暴的台风眼里只有一个因素：医学知识的转变，医学知识从以改善民众健康的潜能为衡量标准的公共物品，变成了按商业价值来衡量的商品。发生转变的原因是制造"科学证据"的过程被商业接管了。"接管"是怎样发生的，它又如何影响了博学而敬业的医生做出临床决策时所依赖的医学信息的质量，这是下一章的主题。

第七章　医学知识被商业接管

　　从入学的第一天起，医学生接受的教育就是要信任同行评审 93
的医学期刊上发表的研究。他们学着理所当然地认为，研究结果
能发表在这些期刊上，意味着研究遵循了严谨的科学原理，即：
为了回答研究问题，按照可以转化为临床实践的方式合理地进
行了研究设计；数据得到了公正、彻底的分析；结论是基于研
究发现而正当得出的；发表的科学证据构成我们的最佳医学知
识。然后，这些医学文献就成为了医生们了解最新医学进展的信
息来源。

　　20 世纪 80 年代早期，我花了很多时间和一些非常聪明的人
一起细致地分析、批评科学论文，这是我研究工作的一部分。当
然，几乎每个研究都有缺点和局限性，但我不记得有任何一个研
究是为了获取商业利益而操纵数据或违背科学规则，从而导致研
究的有效性被质疑。当时医学文献并未被商业渗透的情况，现在
看来倒成了奇怪的事；就像诺曼·洛克威尔（Norman Rockwell）
的那幅画一样，一个小男孩站在椅子上，背对着医生，微微弯 94

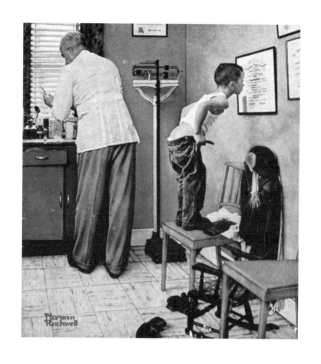

腰，等着他信赖的医生给他打针，这种医患关系放到现在来看也是不可思议的。

医学研究已经成为一门"大生意"，动辄涉及数十亿美元的资金。问题是，对科学真理的探索是不可预测的，其本质使然；但从商业角度来看，这种不确定性并不理想。如果放任研究过程中的科学不确定性，那就太冒险了。在这种情况下，药企和医疗设备公司的作用逐渐发生了转变，他们最重要的产品不再是他们制造的东西，现在他们最重要的产品是"科学证据"。这是推动销售的因素。在这种商业背景下，古老的科学标准悄无声息地被彻底削弱，甚至被抛弃。这是如何发生的？

医疗企业开始发号施令

1970 年以前，医学研究人员从国立卫生研究院获得资助，相对来说问题不大，很少有医学研究是仅由医药公司赞助的。《科学》（*Science*）期刊 1982 年发表的一篇文章描述了 20 世纪 70 年代医学科学家们"对企业的钱嗤之以鼻"的情况。但是随着政府对医学研究的支持开始下降，科学家和大学被迫寻找替代资源，以支持他们的研究。医疗企业非常乐意介入并施以援手。大学别无他法，研究人员对商业赞助的态度也改变了。政府资助持续下降，到 1990 年，向 NIH 申请经费的研究中，约有 2/3 得不到批准。与此同时，1977 年到 1990 年，药企在研发上的支出增加了6 倍，大量资金用于支持基于大学的临床研究。

资金来源的转变为接下来发生的事奠定了基础。1991 年，4/5 的商业赞助的临床研究仍由大学和学术医学中心进行。从研究设计、患者招募，到数据分析、论文撰写以及最终的投稿发表，学术研究人员仍在研究的各个阶段发挥关键作用。这样的现象可能对医学科学和大学有好处，但对药企和医疗器械公司来说绝对不是理想的情况。在大学的医学中心进行的研究会花费更多，在行政上也有更多限制和延迟。最重要的是，如果把研究资金转移到大学等学术中心以外的地方，就可以避免学术环境中的

95

检查与制衡了。

随着医药和生物技术公司在临床试验资助中扮演越来越重要的角色（到 2002 年，医疗企业的资助达到 80%），他们也越来越多地使用投资者的权力。对临床研究的控制改变了——起初不动声色，但非常迅速，并对医学实践有深远的影响。20 世纪 90 年代，随着商业融资机会的出现，越来越多的医药公司转型，新的独立、营利性的医学研究公司应运而生，学术医学中心在临床研究中的作用急剧减小。这些公司可以通过社区医生为临床研究招募到更多患者，或者在其他方面发挥更大的作用：研究设计，数据分析，甚至是撰写文章，及最终向期刊投稿发表。到 2000 年，只有 1/3 的临床试验是在大学和学术医学中心进行的，其余的都由药企直接支持的营利性研究公司进行。

对私人研究公司的依赖性增加，这对药企来说是一箭双雕：现在，药企可以对大多数评估自己产品的研究发号施令；同时不必接受学者基于医学科学传统标准给出的建议。而且，对商业研究资金的竞争越来越多，学术中心承受着很大的压力，不得不接受商业资助者提出的条款，这对学术环境的两大标志——独立性和科学有效性——造成了威胁。1999 年，《美国医学会杂志》的副主编德拉蒙德·伦尼博士（Dr. Drummond Rennie）描述了学术机构对这场"环境变化"的反应："他们被企业的资助吸引，担心如果他们不配合这些'封口令'，资金就会转向更松懈的结构。这是一场伦理底线的竞赛。"

警报已响

2001 年 9 月，一场空前的警报被拉响。包括《美国医学会杂志》《新英格兰医学杂志》《柳叶刀》和《内科学年鉴》在内，全世界最有影响力的 12 家医学期刊的编辑在他们的刊物上发表了一份非凡的联合声明。声明的言词足以从根本上动摇医学界，它说明了企业资助者对医学研究人员强加的"严苛"条款。并且警告说，在临床研究向商业活动的转变中，他们期刊发表的临床研究"曾经拥有的客观性"正受到威胁。

编辑们说，使用商业赞助的临床试验"主要是为了营销……这是对临床研究的讽刺，对强大工具的滥用"。他们警告说，"在企业赞助的研究中工作的医学科学家""可能几乎没有参与研究的设计，无法获取原始数据，也被限制参与数据分析"。

医学研究中的商业影响引起了两方面的担忧。第一，研究的内容是什么？俗语说，给吹笛手付钱的人决定音乐的曲调，出钱的人决定钱怎么花。药企的赞助实际上为他们买来了设定研究流程的权利。商业资助的结果就是，医学知识朝着可以使企业利润最大化的方向发展，就像植物朝向太阳一样。那些通过研究得到解答，最终成为医学知识的问题，通常并不是最有助于改善我们健康的问题。

第二，商业赞助的研究是否足够"无私"，或者说中立，而达到了"好科学"的标准？越来越多的证据表明，事实并非如此。人们可能期望着，期刊编辑们已经给出了特别警告，说明临床研究的诚信度正遭受越来越严重的威胁，这些"科学生意"不会继续像往常一样进行；并且，公开表示对医学科学"健康状况"的担忧会在媒体中引起轰动，并能警告全国的医生，他们最信赖的医学知识来源存在着商业影响。但实际情况是，大多数医生仍牢牢遵循他们在医学训练中建立起来的基本原则：权威的同行评审医学期刊上报告的科学证据是可信赖的，是良好医疗的基础。

很多研究多次表明了商业赞助的研究存在偏倚，但医学期刊似乎无力控制他们自己页面上所发文章的科研诚信。2003 年，JAMA 和《英国医学杂志》（*British Medical Journal*）发表的两项独立研究显示，有商业赞助的研究支持赞助商产品的可能性，是无商业资助的研究的 3.6～4 倍。2003 年 8 月，JAMA 发表的一项研究发现，在最高质量的临床试验中，由商业赞助的研究推荐新药的概率是由非营利组织赞助的研究的 5.3 倍。作者指出，商业赞助的研究结果有失公平，可能是"由于对试验结果的有偏解读导致的"。他们警告读者应该"谨慎评估随机试验的结论是否有数据支持"。换句话说，就是警告医生们，即使是最权威的期刊上发表的最好的研究，也不能仅看到其表面价值：读者要擦亮眼睛。这就是当今美国医学实践所依据的"科学证据"的悲惨状态。

虽然很多医生都有一种直觉，指导他们行医的科学证据存在支持行业的偏倚，但几乎他们得到的所有信息，包括他们信任的专家给出的建议，都强化了这些"知识"的可信度。另外，研究发现看起来非常引人注目，并带有一种能为患者提供更加有效治疗的巨大希望，这很难不让人选择相信。这类"进步"有一种神奇的特质，能让我们暂停判断，引诱我们相信我们听到、看到的就是正确的。

世界级魔术师使用的技巧几乎不可能被发现，但是一旦他们的方法被揭穿，"魔法"就会迅速消失。本章接下来的内容就来揭示最天才的医疗商业大师如何在他们"科学"错觉的产物中巧妙地扭曲、倾斜他们的发现。

拓宽市场：谁需要除颤器？

新药和新型医疗设备投入市场后，制造商会竭尽全力说服 98 专业医疗人员，他们的产品应该被用于更多种症状。植入式除颤器就是个绝佳的例子。78 岁的彼得斯先生（Mr. Peters）是我的患者，他是一名退休机械工人，性格随和，妻子去世后就一直独居。几年前，他因轻微心脏病发作住院了。他躺在医院的病床上休息时，毫无征兆地，心脏突然室颤①发作。护士通过心脏监护器发出的警报作出反应，迅速为彼得斯先生实行了心肺复苏术（CPR），并在胸部使用了心脏除颤器，成功使心脏搏动恢复正常节律，挽救了他的生命。

　　这种致命的心律失常在接下来两年里复发的可能性很高，因此对彼得斯先生来说，植入式心脏除颤器是他的最佳选择。就像美国副总统切尼（Vice President Cheney）一样，彼得斯先生通过手术，在胸部皮肤下面嵌入了一个除颤器——一种比香烟盒略小的电子设备。

　　大约两个月后，彼得斯先生正站在厨房里，完全没有预兆，他突然被震倒在了地板上。躺在地上，他意识到震动一定是来自心脏除颤器。确实，除颤器的内置记录仪显示，他的心脏再次出现了房颤。如果没有除颤器，这个突发事件可能是致命的。当彼得斯先生向我讲述这个故事时，他非常感激这个设备救了自己的命。谈到自己被震倒在地板上，他咯咯地笑着。

---

① 室颤是一种快速而致命的心律失常，室颤发作时，心室收缩变得混乱而无效。

除颤器的费用是另一回事——设备约 2.5 万美元，还要另外向医生和医院支付 5 000 到 15 000 美元。美国的医疗照顾计划（Medicare）覆盖这些费用，而且这项治疗的确是救命的。但是因室颤而需要植入性除颤器的患者数量有限。在彼得斯这样的患者身上初见成效后，除颤器的制造商盖丹特（Guidant）将目光瞄准 99 了更大的患者群体。

盖丹特把注意力转向了因心脏病发作而心脏逐渐衰弱的 40 万美国人，但这些人与彼得斯先生不同，他们没有出现过危及生命的心律失常发作。相比于心脏仍然强壮的心脏病患者，这些心脏逐渐衰弱的患者有更高的死亡风险：心脏病发作后 20 个月内死亡率为 20%。盖丹特打出了一个全垒打——NEJM 发表的一篇研究文章显示，植入性除颤器对心脏衰弱的群体有显著好处。随机分配到安装除颤器的患者，在接下来的 20 个月里，死亡风险比对照组的患者减少了 31%。文章总结说，"（在因心脏病发作使心脏衰弱的患者中）预防性地植入除颤器，可以增加存活率，应该考虑作为推荐疗法"。

表面上看，这似乎是世界上最好的事：私人公司为了谋取利益而发现了拯救生命的新方法。但是，让我们从稍微不同的角度来看一下这个研究的结果。在研究的前 9 个月里，安装了除颤器的患者与未安装的患者在死亡率上没有差别。在接下来的 11 个月里，安装了除颤器的患者死亡率比未安装者减少了 5.6%。根据这些结果，如果 1 000 名心脏衰弱的心脏病患者安装了除颤器，20 个月以后，本会死亡但因安装了除颤器而活下来的患者数是56 人。其余 944 名患者不会从中受益；实际上，对他们来说安装除颤器是有负面影响的：与对照组相比，每当除颤器挽救了一条生命，安装了除颤器的患者中就会多一次因充血性心力衰竭导致的额外住院。

对于每个被挽救的生命，每年的成本是多少？ 110 万到 150 万美元，不包括缺血性心力衰竭发作而额外住院的费用①。下面的话虽然听起来很冷酷，但为挽救一条生命，每年花费 10 万美元被认为是常规医疗干预的成本效益上限。虽然随着引入更新、更贵的技术，这个数字会继续增加，但每年 100 万美元的成本，放在任何一个国家都是个惊人的数字，即使在世界上最富有的国家也是如此。

NEJM 的文章没有提到，有良好的证据证明，对于这些高风险患者，有其他低成本的方法可以预防更多死亡。在 NEJM

---

① 1 000 名患者的除颤器需要花费 3 000 万到 4 000 万美元。在这个研究的后 11 个月里，1 000 名患者中总共挽救的生命月为 308 个月。因此，根据医疗器械公司提供的数据，对于心脏衰弱的心脏病患者来说，用除颤仪每延长一个月的生命，花费为 10 万美元以上。

发表这项研究的三年前，美国心脏病协会（American Heart Association）的期刊《循环》（*Circulation*）发表了一篇文章，来自意大利的研究团队探究了运动训练对心脏衰弱的相似人群的影响。这个研究将患者随机分为两组：一组每周运动训练 3 次，持续 8 周，然后每周训练 2 次，持续 1 年；另一组是对照组，不进行运动训练。结果很惊人：与对照组相比，运动组的死亡率降低了 63%（是除颤器带来益处的两倍以上）；因充血性心力衰竭住院的风险降低了 71%（而植入除颤器的患者会提高 33%）；运动能力和生活质量都显著提高，在研究的 40 个月里一直在改善（均为 $p < .001$）。

这个研究纳入的患者与除颤器研究不完全相同[1]，但两个研究中患者的死亡率是一样的（对照组患者在 20 个月里死亡率都约为 20%）。按绝对值计算，锻炼的方法挽救的生命数量（40 个月里挽救 22.8%）约为除颤器（20 个月里挽救 5.6%）的两倍。

由盖丹特赞助的研究没有提到植入除颤器的心脏病患者在运动能力和生活质量方面的变化，也没有引用《循环》杂志发表的意大利研究说明运动对相似的患者群体有巨大的好处。

还有另外一种可以有效帮助这些患者的廉价工具被忽视了：

---

[1] 运动研究中的患者有更严重的心力衰竭，更年轻（55 岁 vs 64 岁），并不都是由于冠状动脉供血不足导致的心脏疾病（85% vs 100%）。

戒烟。除颤器研究中，80% 的患者是"吸烟者或曾经是吸烟者"。有多少患者仍在吸烟？ NEJM 发表的文章没有说明具体数字，但通过《内科学文献》（*Archives of Internal Medicine*）的一篇综述101 文章可以得知，心脏病发作后，戒烟带来的好处是除颤器的 1.5到 2 倍[①]。NEJM 的文章所报告的植入式除颤器的好处没有冒险触犯研究资助者的利益；文章没有提到锻炼、戒烟或其他生活方式的改变。

　　盖丹特的除颤器研究虽然没有技术违规，但耍了一点花招：使研究的目的看起来是确认心脏衰弱的心脏病患者的最佳治疗方法。更详细的调查显示，研究的真正目的是创造利于盖丹特产品销售的科学证据。除颤器研究的研究设计本可以包括生活方式的干预，做到这点很容易，但正如绝大多数商业赞助的研究一样，它并没有这样做。不包含其他干预方式，研究很可能会显示除颤器确实在一些心脏衰弱的心脏病患者的最佳治疗中发挥作用。但如果在研究中加入其他干预手段，研究的发现会给医生提供非常有价值的信息；否则，我们就无法知道在有过心脏病发作的患者

① 综述纳入的 12 项研究中，与继续吸烟者相比，戒烟者的绝对死亡风险平均降低 11.1%，相对风险降低 46%。这些研究中的患者都有心脏病，但没有说明射血分数或充血性心力衰竭的发病率，所以在这方面无法与除颤器的研究直接比较。

的治疗中，这个可能非常有效的设备真正发挥了多大的作用。但是，只要销售额持续涨高，药企和医疗设备制造商就不会去解决研究中的那方面问题。综合性研究可能会显示生活方式的改变比昂贵的植入性除颤器更有效，设备制造公司为什么要冒这个险呢？这不是它关心的问题。

在剂量上做手脚

临床试验的第一步是，确定药物或医疗设备的比较对象。然后研究人员决定新药和对照药物的剂量。医疗公司在设计研究时可以使新药和对照药物的剂量不相等。

举例来说，用于治疗胃食管反流疾病（GERD）的"紫色药片"耐信（英文名 Nexium，主要成分为埃索美拉唑）在化学成分上基本与抗酸药洛赛克（英文名 Prilosec，主要成分为奥美拉唑）相同 [①]。两者都由阿斯利康（AstraZeneca）制造。2001 年，洛赛克的专利即将到期，这基本上意味着药物的"配方"将成为公开信息，其他公司也可以生产仿制药，并以远低于品牌药的价格售出。所以 102 阿斯利康赞助了一项研究，在研究中，洛赛克和耐信两种药物进

---

① 化学成分相同的有机分子可以以镜像的形式出现。洛赛克是两种形式有机分子的混合物。耐信仅由一种形式的有机分子组成。

行了"正面交锋"（耐信的专利权还将保持数年）。该研究在克利夫兰医学中心（Cleveland Clinic）进行，得出的结论是，"在患有糜烂性食管炎的 GERD 患者的治疗中，耐信的疗效显著优于［洛赛克］"。听起来好像医生应该抛弃洛赛克，转而处方新药耐信。但要注意的是，研究使用的耐信剂量为 40 mg，而洛赛克的剂量仅为耐信的一半。如果洛赛克每天的用量也跟耐信一样是 40 mg，结果会如何呢？药企不会费力研究这个问题。20 mg 的耐信比 20 mg 的洛赛克药效更好吗？根据阿斯利康自己的研究，答案是不。然而，20 mg 耐信的价格为 4.9 美元，而非处方的 20 mg 洛赛克价格约为耐信的 1/8。

"有"和"无"的比较

有人可能会认为，新药只有在显示出比已有的最佳疗法更优，或者至少相同的疗效时，才会在药物市场获得一席之地。情况通常并非如此。即使有效的替代疗法已经在使用，在对昂贵的品牌药进行研究时，也通常会与安慰剂（也就是没有治疗）作比较。证明用药比不用药显著有效的证据，对 FDA 来说已经足够批准新药，对医生来说也足够用其代替旧的药物。奥施康定（英文名 OxyContin）是羟考酮（商品名泰勒宁，Percocet）

的长效型，一项关于奥施康定的研究就是这类比较方式的典型例子。

该研究旨在测试奥施康定对缓解膝关节置换手术后患者"中度至重度"疼痛的能力。患者被随机分为两组：实验组的患者每天服用两次奥施康定"先发止痛"，相当于每 24 小时服用 6 片泰勒宁的剂量；对照组的患者（也有中到重度的疼痛）每天服用两次安慰剂。如果感到不舒服，两组患者都可以每隔 4 个小时要求服用一片泰勒宁，根据患者要求额外服药的次数调整止痛药的 103 "预防使用剂量"——意思就是，如果有爆发性疼痛，实验组的患者可以服用更高剂量的奥施康定，对照组的患者会服用更高剂量的安慰剂。你能猜到哪一组患者有更多疼痛吗？提示：奥施康定组的患者相当于平均每天服用超过 $10\frac{1}{2}$ 片泰勒宁，而对照组的患者相当于每天平均服用 $2\frac{1}{2}$ 片泰勒宁。这个研究的结果发表在了《骨与关节外科杂志》（*Journal of Bone and Joint Surgery*）上，结论是："在全膝关节成形术（置换）的康复期，羟考酮控释片（奥施康定）的预防使用可改善疼痛控制，加速功能恢复，并减少住院病人对康复服务的需求。"

换句话说，预防剂量的奥施康定对膝关节置换手术后患者中重度疼痛的治疗效果优于不进行治疗。以这项研究为基础，药品制造商有权声称，用奥施康定治疗膝关节置换术后的患者，可以显著减少他们的疼痛，促进康复，并缩短在康复中心的时间。这是否意味着奥施康定的常规"预防性"治疗比其他更加缓释（且更便宜）的止痛药的"预防性"治疗更有效？研究并没有回答这个问题。

错误的研究对象

临床试验设计的下一步是确定研究纳入人群的特征。理想情况下，试验纳入的人群反映的是将会应用试验结果的群体——也就是可能会使用研究测试的药物或器械的人群。但是，情况并非总是如此，比如我们之前看到的支持万络和普伐他汀的研究。很多研究会选择比目标人群更年轻、更健康的群体，因此不太可能显示出研究对象的副作用。《加拿大医学协会期刊》（*Canadian Medical Association Journal*）发表的一篇社论指出，参与抗炎药物研究的患者中，仅有 2.1% 年龄超过了 65 岁；然而老年人是这些药物的"最大使用群体"，因使用抗炎药而产生并发症的可能性也更高。这篇社论还揭露了阿尔茨海默病药物研究的问题：一项旨在确定安理申（一种治疗阿尔茨海默病的药物）有效性的研究，将患者的年龄范围限制在 65 岁到 74 岁之间，并排除了除阿尔茨海默病外有其他健康问题的患者，以

104

将造成副作用的可能性最小化。问题是，绝大多数将会服用这种药的患者比研究纳入的患者年龄要大，所以研究结果对他们来说并不适用。社论指出，"如果体弱的老年患者是痴呆疗法的目标人群，那么我们需要在临床试验中研究这个群体，确保药品的安全使用"。

　　癌症药物的研究情况也类似。接近 2/3 的癌症患者年龄在 65 岁及以上，但在癌症研究中，仅有 1/4 的患者年龄达到了 65 岁。在这些研究中，大部分都要求研究纳入的患者能够独立照顾自己或能够独立工作，这样就排除了年老的患者。要探索如何治疗大多数癌症患者，仅在身体最强壮的癌症患者中进行研究并不是合适的方法。对于所测试的癌症疗法，可能老年人会有更严重的反应，或得到的益处更少（也可能是更多）。无论如何，在临床研究中系统性纳入非典型的患者可能符合研究的商业资助者的利益（至少短期内是这样），但对患者来说并无益处，因为他们即将接受到的治疗是以这种扭曲的"科学"为基础的。

见坏就收

　　即使研究设计纳入了最有代表性的患者，公平比较了不同的药物，并测量了有效的终点事件，但还是有一点不能保证——研究会提前停止。法玛西亚赞助的一项研究就发生了这样的事，讽刺的是这个研究的名称缩写是 CONVINCE（信服）。研究对比了法玛西亚的抗高血压药 Covera（一种已上市的钙通道阻滞剂的长效制剂）和两种价格低廉的标准疗法——阿替洛尔（atenolol，一种 β 受体阻滞剂）和氢氯噻嗪（hydrochlorothizide，一种利尿剂）。这项大型研究纳入了 16 600 名患者，计划进行五年，但提前两年就停止了。在研究停止时，结果显示，对于高血压并发症的预防，赞助商的昂贵药物（Covera）效果稍逊于两种廉价的标准疗法。根据 JAMA 的一篇社论，停止研究的决定违背了该研究数据与安全监测委员会的建议。CONVINCE 研究无视其自身专家的建议，在药物表现不佳时停止了。研究赞助商停止药物试验的理由是什么？ JAMA 的社论给出的解释是"商业考虑"。具体的"商业考虑"是什么，我们可能永不得知，但我大胆猜测与这个事实有关：赞助商的药品（患者每天的用药成本约为 1.5 美元）被证明并不比日均成本仅为 15 美分的仿制药效果好。尽管如此，对于高血压的治疗，医生们开出的钙通道阻断剂仍多于其他药物，因为医生相信它们要更好一些。药物营销显然还是"令人信服"的，虽然科学证据并非如此。

隐藏真实数据

在企业赞助的研究中，医学研究人员甚至常常看不到全部的研究数据。这些研究人员的处境是，仅对药品或器械制造商允许他们看到的数据进行分析，并写在文章中。2000 年 5 月，在《新英格兰医学杂志》的一篇题为《不稳定的联盟：临床研究员与制药行业》的重要文章中，托马斯·博登海默博士（Dr. Thomas Bodenheimer）揭露了许多这类问题。文章中提到的一位研究人员说，对数据获取的控制使得药企能够"只提供对他们有利的数据"。

2001 年 9 月，由多本重要医学期刊的编辑共同发布的联合声明着重强调了这个重要问题："我们强烈反对剥夺研究人员独立调查数据权利的合约协议……这种协议不仅腐蚀了产生大量高质量临床研究的知识探索系统，还可能使医学期刊产生歪曲。"执业医生依靠医学期刊发表的文章来呈现、解释完整的数据，以此提供他们信任的"科学证据"，指导患者治疗决策。如果连撰写文章的研究人员也仅能看到企业赞助商允许他们了解的数据，谁还会信赖医学期刊上发表的"科学证据"呢？谁还会信赖以服务于商业利益的研究结果为基础的医学治疗呢？

编辑们修改了国际医学期刊编辑委员会（International Com-

106

mittee of Medical Journal Editors）的指南，明确建议研究人员可以控制他们研究工作的数据、分析和发表。一年后进行的一项随访研究调查了大学的研究合同是否遵守了新指南。结果证明，尽管编辑们发出了非常少见的公开声明，但他们的建议似乎消逝在风中了。研究发现声明中的建议并没有被实行，结论是"研究机构很少能保证他们的研究人员……无阻地获取实验数据"。

医学文章被权威期刊接受并发表之前，都要经过同行评审。期刊会邀请独立专家评估研究的数据，并对作者的分析和结论表示同意（或不同意）。大多数医生相信同行评审流程保证了最终呈现的科学证据的公正性和完整性。但同行评审人员只能看到文章中包含的数据，并非作者可以获取的全部数据，当然也不是研究的全部数据。医学期刊的读者不能假定同行评审可以确保研究结果公平公正地呈现。

枪手代笔，"专家"盖章

为确保研究结果按照最符合自身利益的方式撰写，药企的另一种方法是，在临床试验完成后找代笔来撰写文章原稿。梅洛迪·彼得森（Melody Petersen）在《纽约时报》上是这样描述的，代笔人把文章草稿交给药企，然后药企把草稿转交给研

107

究登记的作者进行最终核准——这种作者通常是忙碌的医生，他们很开心能免去撰写初稿的任务。这种工作系统的问题是，药企会在源头就将自己的观点注入到结果中。曾经是医学代笔人的琳达·洛伯博士（Dr. Linda Logdberg）解释道，药企"如果认为某位医生没有很强的可塑性，就会开除他（她）"。《纽约时报》刊登的文章称，"（研究的）结果……是披着科学外衣的市场营销"。根据 JAMA 发表的一项研究，同行评审的医学期刊所发表的文章中，11% 是由代笔作者写的。（19% 的文章中的"名誉作者"并没有为研究和写作做出足以列为作者的贡献。）

止损

即使研究结果不支持使用赞助商的产品，且这种研究在医学期刊上发表了，资金充足的营销和公关策略仍然能够保护药品的销售。举例来说，"抗高血压和降脂以预防心脏事件试验"项目[①]（Antihypertensive and Lipid-Lowering Treatment to Prevent Heart Attacks Trial，简称 ALLHAT）比较了四种药物对于预防高血压

① 由国家心肺血液研究所（National Heart, Lung, and Blood Institute）资助，该研究所隶属于美国国立卫生研究院（NIH）。

并发症的效果。研究设计测量重要的结局事件，也就是心肌梗死和更广泛的心血管疾病，包括心脏病、卒中、其他血管疾病及需要施行心脏手术以打开阻塞动脉的情况。研究本将持续 4 到 8 年，但有一部分提前停止了，原因是，被分配到服用一种品牌降压药多沙唑嗪（Doxazoxin，又名 Cardura 可多华，由辉瑞公司制造）的患者，比服用利尿剂的患者明显出现了更多心血管并发症（尤其是充血性心力衰竭）。研究结果于 2000 年 4 月发表在了 JAMA 上，在那时，可多华在全世界的年销售额约为 8 亿美元。

108　被证明比可多华更有效预防高血压并发症的利尿剂，价格约为可多华的 1/7。

根据《英国医学杂志》的一项报告，辉瑞得知自己的药物取得了这样灾难性的结果后，立刻聘请了止损顾问。顾问们发现大多数医生根本不知道这项研究，也没有意识到不应该将可多华作为治疗高血压的首选。所以辉瑞的应对措施就是保持沉默。

然而，美国心脏病学会（American College of Cardiology，简称 ACC）对 JAMA 这篇文章的研究发现作出了这样的反应，在 ACC 的网站上发布了一份新闻稿，建议医生"停止使用"多沙唑嗪。但没过几个小时，ACC 就将自己的警告降级了，仅建议医生"重新评估"可多华的使用。发生了什么？辉瑞向 ACC 提交的一份机密备忘录要求"澄清"ACC 原始的新闻稿。别忘了，辉瑞每年给 ACC 的资助超过 50 万美元。

两年后，ALLHAT 研究项目下一轮的结果出来了，给品牌降压药的制造商带来了更多坏消息。廉价的利尿剂再次显示出与昂贵的药品相同或者更佳的疗效，这次的对比药物是一种钙通道阻断剂（活络喜，英文名 Norvasc）和一种血管紧张素转化酶（ACE）抑制剂（赖诺普利，英文名为 Zestril 和 Prinivil）。如果医疗实践确实是"基于证据的"，那么这些结果对这几种昂贵但效果不佳的药品的制造商来说是个大麻烦。但如果把它们强硬地装扮成基于证据的药物，那么这就不是个问题了。《英国医学杂志》援引了一位药企战略营销顾问的话，"所以有这样一个研究说，对，你应该（使用利尿剂）；然后开始后的第二天，你带着100 亿美元的企业……和 55 个关于 ACE 抑制剂的……促销活动又回来了，说'这是 ACE 抑制剂很安全的理由，这是你应该使用 ACE 抑制剂的理由'。我是说，这是促销。一个 ALLHAT 研究能扛得住吗？"几乎可以肯定的是，不能。

当研究不符合药企利益时，研究结果不能总是被藏起来，但这不意味着药企不会试着影响研究人员，使损害最小化。来自田纳西大学（University of Tennessee）的威廉·阿普尔盖特博士（Dr. William Applegate）负责一项关于新血压药导脉顺 109

（英文名 DynaCirc）的研究，这项研究是由导脉顺的制造商山度士（Sandoz，现在是诺华公司 Novartis）赞助的。在一场重要会议前不久（研究人员们将在那场会议中看到研究的结果），药品公司向阿普尔盖特提供了一个年薪 3 万美元的咨询职位。阿普尔盖特拒绝了职位邀请。他告诉《巴尔迪摩太阳报》（*Baltimore Sun*），当他看到研究数据时，"我想公司是在试图收买我的支持和意见"。原因很简单。山度士的新血压药引起并发症的概率高于与之进行比较的旧降压药。公司两次向阿普尔盖特的研究中心提供研究经费，每次都询问他是否重新考虑他对那个研究的结论。

最终，阿普尔盖特和他的三名同事一起离开了这个项目。在一封寄给 JAMA 的信中，研究人员解释了他们离职的原因："我们认为研究的资助者试图对最终文章的性质施加不正当的影响。这种企图太有压迫性，我们感觉它抑制了学术自由，并对结果的最终呈现和解读……产生了实质性影响。"阿普尔盖特博士和他的三名同事认可了 JAMA 发表的最终研究报告，但非常可能是因为他们面对药企的压力时坚持原则、主动辞职，对研究的公正发表产生了重要影响。

随着医学研究在我们社会中的作用从本质上的学术和科学

活动转变成本质上的商业活动，做研究的环境也相应改变了：最初是在大学里，主要由公共资源赞助；然后是在大学里，主要由商业资源赞助；后来是由独立的营利性研究组织直接和药企签订合约。最近，三大广告公司奥姆尼康（Omnicom）、埃培智（Interpublic）和 WPP 集团都收购或投资了进行临床试验的营利性公司。这些广告公司现在是全方位服务，最大的医疗营销公司之一的一名高管告诉《纽约时报》："从开始药品研发到产品推出，我们为您提供全方位的服务。"市场的辩证法一直在 110 发展。

　　这些商业行为没有违背法律或伦理，但不能总是同时服务于公共利益和商业赞助者的利益：一项研究的设计要么是为了使销量最大化，要么是为了确定预防或治疗某种健康问题的最佳方法。当然，商业资助的研究出现过重要的发现。但在最好的情况下，商业利益产生的医学知识也应仅限于有利可图的医学问题。而最坏的情况下，本着最大化销售额的目标，研究被操控、曲解，或隐藏。最直观的后果就是忽视了像疟疾这样的疾病，疟疾每年会导致数百万不必要的死亡，但是因为它主要发生在第三世界国家，付费的客户相对较少，因此对药企没有吸引力。不太明显的后果是，为了达到商业目的而牺牲众所周知的医学科学标准，在多大程度上被认为是"正常"可接受的。

这些药企每年在医学研究上投入数十亿美元，他们需要获得许多成功来维持运营。但是，正如布鲁斯·帕沙提博士（Dr. Bruce Psaty）和德拉蒙德·伦尼博士（Dr. Drummond Rennie）在JAMA的一篇社论中说的，"即使是由药企进行的医学研究，也不会为最大化个人所得或商业利益而仅由商业公司设计。负责任地进行医学研究涉及社会责任和道德责任，对企业来说，这些比季度业务计划或首席执行官的更换更加重要"。

第八章　蛇与杖：愚弄医生

《我爱露西》[①]里有一个场景是这样的：巧克力不断从传送带
上向露西（Lucy）和埃塞尔（Ethel）飞来，她们拼命包装这些
巧克力，却几乎是徒劳无功。我一直从我桌子上的各种学术材
料中努力了解所有的医学新进展，若不是因为我知道这件事非
常重要，我会感觉自己就像露西和埃塞尔一样在白费力气。新
的学术材料源源不断地出现，排山倒海般涌来。如果医生有时
间批判地分析每一篇文章，再选择是否采纳文章的结论和建议，
或许他们能看出研究中的商业偏倚；但是时间精力都是有限的，
一天只有 24 个小时，医生分身乏术。即使受过最专业训练的执
业医生也仅能坚持阅读一两本医学期刊，遑论不同医学领域的
所有新药和新进展。因为很少有医生有时间弄清楚新药或新手
术较以前是否有确实的进步，以及这些药物和技术针对的患者

---

① 译者注：*I Love Lucy*，美国 1951 ~ 1960 年播出的连续剧。

是哪些群体，所以深知医生支配约80%[①]医疗支出的药企很乐意向医生们伸出援手。

112　　从医生进入医学院的那一刻起，一直到他们退休，药品公司和医疗器械制造商会一直试图影响他们的医疗决策。有了药企赞助的研究做武器，市场营销和销售部门几乎不会放过任何一个机会，来说服医生在行医中使用他们的新药和新产品。医学生和住院医生在听推销人员那些或含蓄或直白的药物广告时，可以获得免费的午餐。药企的销售人员挤进办公室跟医生闲聊，临走时会留下许多印有他们产品名字的免费赠品；医生们被邀请参加在美丽的热带天堂举行的会议和免费晚宴，在这些活动中，医生可以了解新的医学突破。最危险的是，公司引诱医生成为有偿顾问、专家人员或讲师，利用医生的人脉和声望，把公司产品推荐给他们的同行。

　　医生们一般不承认他们会受到药企的影响。他们没有认识到，药企用难以想象的技巧，在信息传递的每个步骤、每时每刻都影响着医生们的医疗决策。这种影响通常是无形的。即使医生想要避免这些纠葛和关系，但在美国的医疗文化的影响下，医生

---

① 医疗支出中约20%进入医生的工资，医生会另外控制60%的医疗支出。See Robert A. Hahn, Sickness and Healing: An Anthropological Perspective, New London, Conn.: Yale University Press, 1995, p. 162.

必须付出很大的努力，而且这会使他们在同事面前看起来像一个自命清高的"局外人"。医生们完成医学训练时已经约有30岁了，背负着医学院的巨额学业债务，很多情况下都刚刚组建家庭。接受企业赞助者的免费赠品或财务支持似乎是对他们的努力的合理回报，而且这样的做法太普遍了，就像某种标准程序一样，所以很多医生认为这不会对他们的患者治疗带来不利影响。不幸的是，他们错了。

太过依赖医学期刊

《英国医学杂志》的编辑理查德·史密斯博士（Dr. Richard Smith）说："各大期刊试图制衡制药企业的势力，但这是一场不平等的战斗——至少因为期刊本身要从发表药企资助的研究中获利。"

发表大型药企资助的研究带来的宣传可以使期刊从中获益。这增加了期刊广告的价值，期刊可以把文章的翻印权卖回给药企，药企把文章印出来后作为营销工具分发给医生。据史密斯博士所说，单篇文章的翻印权可以超过100万美元。医学期刊取悦药企的行为得到鼓励的同时，妨碍药企利益的行为也被极力制止。根据NEJM的前编辑玛西亚·安吉尔博士（Dr. Marcia

Angell），医学期刊的编辑会自我审查，试图避免冒犯他们的首席广告商——药企。

罗伯特·弗莱彻博士（Dr. Robert Fletcher）对此有亲身体会。1992 年，他正担任《内科学年鉴》的编辑，该期刊发表的一篇文章指出，若无其他信息来源，医学期刊上 44% 的药物广告会导致医生处方不当。文章还指出，这些广告中有 92% 在某种程度上违反了 FDA 的规定。2003 年，弗莱彻博士在《柳叶刀》发表的一篇文章中说道，作为对发表这篇文章的惩罚，药企"撤销了很多广告"，并表示"当它感觉自己的利益受到威胁时，它乐意收回这块肥肉"。这是医学期刊的编辑们不愿付出的代价。

未讲出的事实：发表偏倚

即使医生可以跟踪所有已发表的研究，他／她对真实证据的了解仍是有限和被歪曲的。虽然所有可能使研究失衡的方法都有利于赞助商的产品，但临床试验一般仍能揭示一种新疗法是否真的有效。问题是，如果一项研究显示某种产品是无效的或不安全的，该项研究可以被隐藏，也就是说，"知识"会被过滤，只有对赞助商的产品有利的研究发现可以留下。所以即使医生有火眼金睛，也很难发现真相是什么。阳性结果的研究发表得很快，使得昂贵的药物和新技术可以迅速上市销售。阴性结果的研究很有可能根本不会被发表，即使发表了，也会延迟一段时间，以保护企业的利益——但公众健康被损害了。

这些话可能听起来很刺耳；肯定没有药企会做得这么绝。但 114 是当事实浮出水面，我们看到了医生对科学证据的获取是如何被操纵的，我们发现事情就是这样。有一个案例让我印象最为深刻，因为在这件事中我对很多患者的治疗被严重误导了。20 世纪 80 年代，心脏病专家推荐 24 小时动态心脏测试（"霍尔特氏心电动态监测仪"）的门槛很低。这些测试的目的是确定心跳不规律的心脏病患者，这种症状会提高致命性心律失常的发作风险，就像彼得斯先生险些遭受的那样（见上一章）。用抗心律失常药消除额外心跳的起始标准已经确立，并且可以通过重复 24 小时心脏监测评估某种药物或剂量对消除患者额外心跳的效果。与降低患者骤死风险相比，很少有其他诊断测试和治疗干预具有同等程度的重要性。

20 世纪 90 年代，这些所谓的第一类抗心律失常药①成了日常被处方的药物。结果证明，虽然这些药能有效降低额外心跳的出

_____

① 商品名为奎尼丁（Quinaglute）、双异丙吡胺（Norpace）和普鲁卡因胺（Pronestyl）。

现频率，但它们会**增加**死亡风险。一项研究记录了用这些药物治疗的患者有更高的死亡率。这项研究在 1980 年就完成了，然而，研究结果到 1993 年才被发表。根据 JAMA 在 2003 年发表的一篇文章，如果医生们能早知道这些研究发现，可能早就停止用这些药了。JAMA 这篇文章有一项令人震惊的统计："据估计，仅在美国，因（第一类）抗心律失常药的不当使用，20 世纪 80 年代每年丧失 2 万到 7.5 万条生命。"我想知道这里面是否有我的患者，服用了我的处方的这类药物的患者。我还想知道，由于研究发现的发表拖延了 13 年，药企多赚了多少钱。

用"回顾镜"（retrospectoscope）①查看一下，往往会更容易了解医学中的错误。我们所认为的目前对新抗抑郁药的了解就是个现成的例子。在最近的一项调查中，一些有名望的初级保健医生将新抗抑郁药列为过去 25 年中的第八大医学创新。他们这样做是应该的，因为他们所掌握的科学证据使他们对这些药物的益处无可置疑。然而，有很多证据是他们不可能会知道的。

当五种新型抗抑郁药物向瑞典药品管理局提交批准申请时，已有 28 项评估药物疗效的独立临床试验在医学期刊上发表了研

---

① 译者注：原文中的 retrospectoscope 是作者自己创造的词，由 "retrospect"（回顾）和 "scope"（医学词汇中 "……镜" 的后缀）组成，按照医学词汇的构词法，中间以 "o" 连接，故译为 "回顾镜"。

究文章。这些研究的结果是完全积极的：22 项研究显示新药的效果显著优于安慰剂，只有 6 项研究显示无显著差异。在瑞典，药品申请必须纳入所有与新药相关的已知研究，包括已发表的和未发表的。当瑞典药品管理局的研究人员审查这五种抗抑郁药物的新药申请时，他们发现一共有 42 项相关研究已完成，其中一半显示新抗抑郁药比安慰剂更有效，而另外一半发现新药并不比安慰剂有效。已发表的 22 篇阳性结果的文章代表了 19 项结果为阳性的研究（有 3 项研究发表了两次）。相比之下，21 项结果为阴性或不确定的研究中，只有 6 项得到了发表。再细致的医生也只能了解已发表的研究结果，以此为基础合理得出结论：新抗抑郁药的证据权重是非常积极的。

瑞典研究人员评论说，他们发现，关于这些药的已完成研究中，有 40% 没有发表（作为独立研究，不是与其他研究合并），这个结果与其他同类研究回顾的发现相符。他们在结论中警告说，"对于仅依靠已发表的数据来选择药物的人，我们的结果应该引起重视……所有推荐某种特定药物的尝试可能都是基于有偏倚的证据"。除了发表的数据，执业医生还能依赖什么呢？这些研究人员用保守的方式告诉医生们，不能相信已发表的关于抗抑郁药的科学证据是完整、无偏的。

在另一项研究中，美国的研究人员根据《信息自由法》

116 （Freedom of Information Act）获得了 FDA 批准 7 种新抗抑郁药[①]时审查的所有研究（包括已发表的和未发表的），从 1987 年到 1997 年，文件合计 5 200 页。研究人员将 7 种抗抑郁药的所有"关键"研究（被认为质量足够高，可以用于 FDA 的判断的研究）的结果汇总在一起，评估新药的总体效果。通过查看所有的研究，研究人员避免了"发表偏倚"的影响，可以判断科学证据是否真的显示新抗抑郁药比已有的药物更加有效、安全。

　　所有证据都被纳入考虑后，结果证明，新抗抑郁药并不比旧的三环抗抑郁药[②]更有效。更重要的是，新抗抑郁药虽然比安慰剂有效，但效果甚至不足 10%：服用安慰剂的患者，抑郁症状改善了 30.9%；服用新抗抑郁药的患者是 40.7%；服用旧抗抑郁药的患者是 41.7%。大多数医生会对这个结果很惊讶：关于不太严重的抑郁症患者[③]，10 项研究中有 9 项显示新药不比安慰剂更有效（根据我的个人经验，对于大多数轻度抑郁症患者，初级保健医生会用新抗抑郁药治疗）。

---

① 分别为百忧解（Prozac）、左洛复（Zoloft）、帕罗西汀（Paxil）、文拉法辛（Effexor）、奈法唑酮（Serzone）、瑞美隆（Remeron）和安非他酮缓释片（Wellbutrin SR）。

② 这类药中典型的是阿米替林，商品名为 Elavil。

③ "不太严重"的定义是，《汉密尔顿抑郁评定量表》（Hamilton Rating Scale for Depression，简称 HAM-D）的得分为 24 分及以下。

旧的三环抗抑郁药的一个缺点是，服用过量时，这种药物会更危险。但考虑到所有的研究，可以揭露出一个严格保守的秘密：服用新抗抑郁药的患者，其自杀率高于服用旧三环药的患者。更为重要的，服用新抗抑郁药的患者中自杀的人数是服用安慰剂患者的两倍。所有已发表和未发表的研究结果显示，每1 000 名抑郁症患者服用新抗抑郁药（其中任何一种），与服用安慰剂相比，每年会增加 4.6 例自杀①。

关于医生获取研究信息的局限性带来的结果偏倚，另一个更具体的例子是，显示帕罗西汀（Paxil）对抑郁的青少年安全有效的"证据"。2001 年发表的一项研究显示，对抑郁青少年的治疗中，帕罗西汀比安慰剂显著有效。但是在 2003 年 5 月，英国的药品管理部门审查了关于帕罗西汀用于治疗 18 岁以下青少年的所有 9 项研究（只有一项发表了），一幅截然不同的图景浮出了水面。与服用安慰剂的患者相比，服用帕罗西汀的患者抑郁状况并未减轻，情绪不稳（包括自杀念头）的发生率要高一倍（3.2% 与 1.5%）。英国药品和保健产品监管署迅速通知不再为 18 岁以下的患者处方帕罗西汀。

当所有证据都考虑在内时，要形容新抗抑郁药的疗效和安全

① 新抗抑郁药和安慰剂在自杀率方面的比较不具有统计显著性。新抗抑郁药、旧抗抑郁药和安慰剂三组在自杀率方面也不存在统计上的显著差异。

性,"突破"绝不是第一个想到的词。新药的一个优点是,它们的副作用减少了 12%,但是考虑到自杀风险和用药成本可能会提高,将它们用于抑郁症患者的日常治疗是没有道理的。

选择性地报告商业赞助的临床试验(只发表结果好的,隐藏结果不好的),医生在阅读期刊时就会被引导着认为新药比旧药更加安全有效,然而科学证据指向另一个相反的方向。基于可获得的最佳资料,抗抑郁药(几乎都是新药)成为美国 1999～2001 年最畅销的药物类别,2002 年和 2003 年仅次于降固醇的他汀和抑酸药物,排名第三。总的来说,2001 年美国人在抗抑郁药上花费 125 亿美元,相当于每个男人、女人、孩童、婴儿的平均花费是 43.85 美元。

医生继续教育的商业化

几乎所有医生都会定期参加教育讲座和课程,以了解自己领域的最新进展。对大多数医生来说这是强制性的,因为维持他们的国家行医执照需要参加继续医学教育(Continuing Medical Education,简称 CME)。讲座和会议由学术经历丰富的专家主持,内容关于最新突破和最先进疗法,而且一般会在著名的医学中心举行。

阿诺德·雷尔曼博士(Dr. Arnold Relman)和玛西亚·安吉

尔博士（Dr. Marcia Angell）公开表示，对这些年来医生继续教育会议发生的变化感到惋惜："许多资深的医生见证了会议质量的下降，从几十年前冷静而专业的氛围，变成了今天贸易展览般的大吹大擂，这种景象太让人沮丧了。"

我比他们年轻一点。当我开始自己执业时，制药企业已经在"教育"医生了解新药信息上扮演重要的角色了。当我参加本地医院的病例讨论时，我已经执业两年了，这个讨论其实是由波士顿一家医学院的一位教授开授的疼痛控制课程。我知道他的演讲是由药企赞助的，但考虑到他的学术地位，我觉得药企的赞助不会影响他的发言内容。他的演讲内容翔实，在课程即将结束时，他将注意力转向了一种相对较新的药物 Zomax 的益处上。这是一种非麻醉性的镇痛药，据称具有与可卡因一样的疼痛缓解效果，我的患者告诉我这种说法是真的。唯一的问题是，Zomax 可能会引起严重的过敏反应，有些是致命的。这次课程之前一周，FDA 已经将这个药撤出市场了。我记起来，Zomax 的制造商赞助了这次演讲，显然这位教授合同里的条款还没有更新。

我很清楚 Zomax 会带来的问题，因为我有一个曾经关系很好的患者，当时正遭受着 Zomax 引起的严重而残酷的过敏反应。因为这次药物过敏反应，她不再选择让我担任她的医生，并威胁要起诉我（幸运的是她没有这样做）。如果 FDA 没有在这次课程开始一周前把这个危险的药撤出市场，如果在场的医生们之前没有用过 Zomax，那么那位教授的演讲会说服在场的许多医生为他们的患者开出这种药的处方。

医生继续教育课程中的商业支持快速增长，从 1996 年到 2000 年增加了一倍。2001 年，医疗企业（特别是制药公司）资助了 3/5 以上的医生继续教育。2002 年，企业在这方面的投入又增加了 30%。到 2003 年，药企在每位美国医生的继续医学教育上的花费平均每年超过 1 500 美元，70% 的医生继续教育由药企资助。乍看之下，这似乎并不是糟糕的安排，药企为忙碌的医生提供了解最新研究发现的简单途径，将信息压缩成简洁的要点，了解这些信息只需要一到两个小时。但事情不是这么简单。

药企非常清楚如何说服医生改变处方习惯。他们知道，医生在医学院和住院医期间学到的是，只有在上一级的医生认可后，我们才会接受相关信息，改变我们的医疗实践。在训练中，这些权威人士是住院医生、同事和主治医生，主要取决于你处在哪一级。执业医生反过来会考虑知名专家的意见，他们通常有很高的学术声望。

营销专家称这些医生为"精神领袖"或"关键意见领袖"（Key Opinion Leader，简称 KOL），包括地方性的和全国性的。因为他们有足够的声望可以影响其他医生的医疗决策。这些医生也是被选来为 CME 授课的专家。医疗企业竭尽全力与这些专家搞好关系，这种方式就像请运动员为他们的产品代言一样。例如，最畅销的降胆固醇药立普妥（Lipitor）的制造商辉瑞公司，赞助了一个心脏病学领域的领导者（这些人会对其他医生的用药模式产生影响）参加的特别会议。会议举行地点是澳大利亚的悉尼，时间地点恰好与 2000 年奥运会相吻合。有了这样的策略，医疗企业能得到有影响力的医生们的支持就不奇怪了。

除了演讲和正式的讲座，药企还会努力把医生们带入使他们容易接受（自己产品）的环境中，比如说一次方便的午餐或豪华的度假。在《美国生物伦理学杂志》（*American Journal of Bioethics*）发表的一篇题为《大大小小的礼物：了解药企赠礼背后的伦理规范》的文章中，作者指出"食物、奉承和友谊都是强大的说服工具，特别是这几者结合起来的时候"。当你吃着风趣、友好的销售人员提供的美味的三文鱼午餐，你很难对（他/她销售的）这种药保持客观的态度，更不必说持反对观点了。

我已经数不清拒绝过多少次企业提供的"礼物"，包括"教育性"晚餐、观看运动比赛、打高尔夫和郊外滑雪，甚至还有在最好的酒店度过周末再加上 500 美元。但我必须承认，有几次我向诱惑屈服了。

1987 年的 NBA 总决赛是一场历史性的比赛（伟大的拉里·

伯德和魔术师约翰逊的终极巅峰对决①），波士顿凯尔特人队被洛杉矶湖人队击败后两个月，最新的抗炎药的制造商赞助了一次周末出行活动。这次教育课程由凯尔特人的队医和治疗师主持，他们回顾了球队成员的伤病情况：观看了第四场比赛结束后凯文·麦克海尔（Kevin McHale）脚后跟骨折的 X 光片，然后继续观看了在接下来两场比赛后骨折情况的进展程度；了解了另一位球星每场比赛都会多次出现的背部问题，所以必须要调整到位。我必须承认，这次会议很有意思。

当然，这些招待的交换条件是，医生们面对着使用药企产品的隐形压力、未来可能被撤销研究资助以及中断免费赠品的威胁。在这次会议上被吹捧的昂贵的新型 NSAID（非甾体类抗炎药）似乎并没有什么真正的优势，我也不记得自己有写过很多这个药的处方。制造商再也没有邀请过我。

"钱有所值"

这样的策略见效了吗？证据很清楚。尽管医生们坚信自己对商业压力的抵制，但药企更了解他们，参加有商业赞助的课程的

---

① 拉里·伯德（Larry Bird）是波士顿凯尔特人队的成员，魔术师约翰逊（Magic Johnson）是洛杉矶湖人队的成员。

医生，对赞助商药物的处方会显著增加。一项研究在 20 名医生参加了由两种不同药物的制造商赞助的 CME 研讨班后，跟踪调查了他们的处方习惯。虽然几乎所有医生（19/20）都否认了参加研讨班会影响他们的处方习惯，但除了一位医生之外，其他所有医生对这两种药的使用都要多于他们的同事和全国平均水平。显 121
然，医生们受到了药企对医学教育赞助的影响，而且因为他们天真地相信自己不会受到影响，使得这种策略更为有效。

医疗企业对 CME 的影响似乎是没有尽头的。为药企参与 CME 制定指南的工作小组中，接近一半的成员被药企直接聘用或担任药企的有偿顾问。实际上，一些药企或医疗器械公司自己拥有教育性子公司，以确保正确的"教育"信息得到传达。

"公共市民"组织（Public Citizen）卫生研究小组撰写的一份报告表示，一个新行业已经诞生，即医学教育与沟通公司（Medical Education and Communication Company，简称 MECC）。这些公司的指导原则是什么呢？规模最大的公司之一是"专业教育与沟通概念"（Concepts in Professional Education and Communications），它代表了 14 家制药公司，在它的营销材料中简明扼要地介绍了它的理念："医学教育是个强大的工具，可以将您的信息传达给主要的受众，并使他们做出有益于您的产品的行动。不论您需要激励哪些受众，以在市场中发挥最大影响力，我们都可以帮助您识别、接触、并影响受众的行为。"（这和健康有什么关系吗？）

昂贵的止痛药奥施康定（OxyContin）的制造商普渡制药（Purdue Pharma）更进了一步。它向著名的麻省总医院（Massachusetts General Hospital）捐赠了 300 万美元，作为回报，医院把疼痛中心改名为"MGH 普渡制药疼痛中心"。从麻省总医院的一则新闻稿中可以得知，捐赠的钱将用于支持教育活动，包括继续医学教育课程。根据《波士顿环球报》（Boston Globe）的报道，协议的一部分包括：MGH 的疼痛学专家在开展疼痛控制方面的继续教育研讨班时，"使用普渡设计的课程，部分目的是为了鼓励警惕的医生和药剂师开止痛药，比如奥施康定"。对此，波士顿大学的一位医学伦理学家乔治·亚那（George Annas）评论道："不要让外人撰写你的课程内容，不要把你的名字放在他们的课程中，这些课程可能是由药企开办的。"在著名的麻省总医院接受继续教育的医生完全有理由相信，课程内容的唯一目标和使命将是改善患者照护。大多数人不会意识到项目中潜在的商业计划。

有时，对于过度营销的抱怨，药企会作出口头承诺。2002年，美国药物研究与制造商协会（Pharmaceutical Research and Manufacturers of America，简称 PhRMA，是药品行业的贸易协会）自愿修改了其关于 CME 的指南。允许企业提供的物品现在仅限于"按当地标准判断为适度"的餐饭，且要选择"有利于信息交流的场所和方式，具有科学或教育价值"。接下来的 6 个月里进行的一项研究监督了针对住院医的 CME（住院医生实习期是建立与药企互动模式的时期），目的在于确定药企是否遵循了有关自愿接受的指南。研究得出结论："我们机构的研究结果显示，在开始的 6 个月里，对 PhRMA 指南精神的依从性很差。频繁地在最好的高价餐厅举行晚宴。"

PhRMA 的主席艾伦·霍尔默（Alan Holmer）声称药企为医生提供了急需的服务："企业赞助的会议、研讨班和专题讨论会帮助医生为患者提供最佳、最可及、最新的医疗照护。它们确保了这些新药和新技术——能挽救生命，治愈疾病，减轻痛苦，使人们生活得更长久、更健康、更丰富多彩——被广泛接受。"他确实说对了一点：企业资助的 CME 的确会加速医学新进展被广泛接受。但是，它们对美国人健康的最终影响并不明确。

帮助医生了解医学最新进展的继续教育被商业接管了，这应该归咎于谁？人们很容易把全部责任都推给药物和医疗器械公司以及医学教育与沟通公司。但医生放任药企利用自己的名誉和学术地位达到商业目的，这是形成企业影响的链条中至关重要的环节。大多数医生坚持认为，这些财务关系不会给他们

123 戴上有色眼镜，但 JAMA 发表的一篇题为《医生与制药行业：礼物仅仅是礼物吗？》的综述文章显示，药企赞助的讲座中，以积极的方式提到赞助商药物、以中立或消极的方式提到其竞争对手的药物的可能性（比无药企赞助的讲座）提高了 2.5 到 3 倍。有些医生通过演讲获得药企的报酬，或者从药企得到研究赞助，这些医生支持所在医院使用上述药企的药物的可能性是其他医生的 4 到 9 倍。同时，根据自己所受的教育，工作在医疗第一线的医生们选择坚定地相信，那些具有"合理来源"的信息是可信的。在这个过程中，他们不知不觉地受到了绝大多数继续"教育"中隐藏的商业影响。

接受医学训练的医生被逐渐引入这个过程中，使其看起来似乎是他们教育环境的正常部分。食物和小礼品的提供从医学院就开始了，但真正发挥作用是在住院医培训期间，那时医生们正在养成自己开处方和收集信息的习惯。《柳叶刀》上的一篇社论揭露了这个过程是如何演变的："就像上瘾一样，它起始时缓慢而隐秘，最终会影响医疗决策和实践的本质。一开始似乎无伤大雅：这边给一本教材，那边送一支小手电筒；慢慢发展成听诊器和黑色手提包；最终变成了学术会议之后的游乐之夜，以及在风景圣地进行的'教育讲座'，且费用全包。"用不了多久，医生和医药代表就成了莫逆之交。

2001 年在《美国医学会杂志》上发表的一项研究考察了住院医生与药物销售人员的交往，以及他们对接受礼物、参加药企赞助的教育活动的看法。在 10 个住院医生中，有 8 个认为企业赞助的教育活动以及医生与药代的交往是"合适的"。这表明药企的商业信息已经无缝渗透到医学教育中了，在最顶尖的医学中心也是如此，就像饮料和零食贩售机逐渐被接受为公立学校环境中正常的一部分。研究批评了住院医生周围"（医药）企业无所不在"，以及住院医生需要接受正式教育，以了解与药企销售人员之间的关系会带来什么影响。在研究中，48% 的住院医生认为他们的同事受到了药企宣传活动的影响，但仅有 39% 的医生感觉自己也受到了影响。《英国医学杂志》在 2003 年发表的一篇文章简要总结了这些问题："就像蛇与杖的紧密缠绕，医生和药企已经陷入了一个饱受争议却无处不在的关系网。" 124

入侵医生办公室

去过医生办公室的人都会注意到，衣着考究、引人注目的药企销售代表会定期到医生办公室分发小礼品，并尽力在医生这里多逗留一会儿。在过去 10 年里，负责推销药品的药代数量增加到三倍。现在平均每4.5个门诊医生就有1个全职药代。2001年，在向美国49万门诊医生"汇报"① 这一项上，药企支出47亿美元，相当于每个医生每年的成本是1万美元。这还不包括药代留给医生的药物样品的成本。

对医生们来说，避免和药代打交道是很难的。药代通常很讨人喜欢，并且相信他们提供的服务（推销的产品）是有用的。他们还深谙获得医生关注之道：站在或坐在一个医生的目光无法避免的地方，当医生看过来时开始进行商品推销，巧妙地营造这样的情况：医生想要避免他们的影响，只能采用让人感觉不舒服的粗鲁方式——经常是在患者面前。他们带着免费的药物样品和许多诱人的礼物。

我也接受了他们的一些礼物。有一把瑞士军刀实在难以抗拒，上面刻着某种抗组胺药的名字，那种药现在已经被遗忘了。药企非常慷慨地为我赴亚马逊的医学之行提供了药物，没有任何附加条件。有一次，我接受了1 000美元的资助，用于在我的诊室进行的一项关于替代疗法的小型试验。（我想看一下这种疗法是否对我的患者有帮助，但我觉得对不确定是否有效的疗法收费是不对的。）这次资助的交换条件是，我同意听三次药代

---

① 行话，指药代对医生进行销售拜访。

的产品推销。我们的第一次会面发生了一段不愉快的小插曲后，他们就对我失去了兴趣：我询问药代是否真的相信我应该用他们强大的抗生素治疗常规感染，还是因为这是他们的工作，所以才要说服我。

我的办公室规定是，药代可以和护士交谈，看我们是否需要药物样品，但不能直接给我。回想起来，对于我反商业广告的规定，药代的反应非常灵活，或者说非常聪明，并且充分利用了这一点。在每种药物类别里，我们医生一般只会记住两三种药的剂量、服用时间和副作用。药企当然很清楚这一点，他们愿意为我稳定供应样品，以确保我所熟悉的是他们的药物，而不是其竞争对手的。我把免费的药物样品发给需要用药的患者，我觉得自己就像罗宾汉一样；而他们（我现在认识到了）则是非常有效率的医药代表。

你可能想知道，医生们都训练有素且有临床经验，为什么80%～90%的医生都愿意听药代的推销。另外，你可能还想知道，洁身自爱的医生怎么会允许自己受到推销言辞以及如此明显的商业动机的影响，并且这些推销的话是出自对医疗实践的复杂性和陷阱不太了解的药代之口。药代为忙碌的医生提供了一项看似很有用的服务。他们不仅带来了小饰品、甜甜圈和免费的午餐，还带着翻印的医学期刊文章，以及药企自己的教育材料——对最新的医学研究进行了总结。就像 CliffsNotes① 那样，药代给医生们提供了（支持他们的产品的）最新研究的易读版本，使医生感觉跟上了医学的最新进展。这种所谓的教育材料的准确性有多高？根据《普通内科学杂志》1996 年发表的一篇文章，药代为医生提供的材料中，有 42% 的材料所主张的内容违反了 FDA 的规定，只有 39% 给出了支持其营销声明的科学证据。

　　大多数医生坚信，自己对药物和科学证据的看法不会因这些互动而妥协。研究结果却并不是这样。发表在 JAMA 上的一篇关于医生与药企往来的综述文章显示，这些往来交互对医疗质量的影响以消极为主。例如，与药企的营销人员有更多互动，以及手边有药物的样本，会使医生处方更多昂贵的新药、更少仿制药的可能性提高。见药代的次数越多，医生辨别出关于药物的虚假说法的可能性越小，且会倾向于总体处方更多药物。与药企有互动的医生，要求医院药房备有特定公司制造的药物的可能性，大约是与药企无互动医生的 15 倍。

① 译者注：CliffsNotes（以前的 Cliffs Notes，原本是 Cliff's Note，常被误写为 CliffNotes）是一系列学生学习指南，主要在美国发行。指南以小册子或线上的形式介绍、解释文学作品及其他作品。"Cliff" 是创始人克利夫·希莱加斯（Cliff Hillegass）的名字。信息来源：https://en.wikipedia.org/wiki/CliffsNotes

　　药代以及他们的上司如何能知道他们的推销宣传奏效了？很容易记录每位药代见了多少医生；多少办公室接受了药物样品；多少办公室留下了小礼品（钢笔、笔记本、咖啡杯、日历、钟表，以及传播商业主义的海报）；以及多少医生被邀请参加"教育性"晚宴。

　　但最重要的是，药企从当地的药店购买医生的处方信息，这样他们就会确切知道我们处了什么药，也能精确地计算出药代到医生办公室的拜访和各种诱惑产生了多少效果。（很高兴地告诉大家，我的诊所旁边是我们小镇上的家族经营药房，他们没有向诱惑屈服而把这些信息卖出去。）

　　结果就是，药企现在比医生自己更了解医生的处方习惯。他们还知道，药代对医学了解不多，或者他们的材料并没有呈现全部的事实，这些都不重要。唯一重要的是如何影响医生。显然，这对药代来说是手到擒来的事。这引出了一个重要的问题：你希望你的医生以这种方式了解为你提供的最佳医疗吗？

　　在药企为医生提供的各种教育中，有一个领域被忽视了：医生对药物价格的了解少得惊人。9/10 的医生所认为的品牌药的价格低于实际价格，同样比例的医生所认为的仿制药的价格高于它们的实际价格。最重要的是，就医疗保健的成本而言，医生们最可能低估其价格的药物，正是那些被处方得最广泛的药物。

影响医嘱

127   医学界认识到没有医生能跟得上所有关于不同医学问题的源源不断的研究，所以定期更新临床实践指南，以建立良好的医疗保健标准。这些指南由全国公认的临床专家组成的小组制定，通常由非营利组织（例如美国心脏协会、国家骨质疏松基金会或国立卒中学会）、专业学会（例如美国胃肠病、精神病或风湿病学会）或政府机构赞助。

临床指南提供了专家对研究的评估，使医生确信他们对患者治疗的决策参照了最佳科学证据。指南还提供了评估医生医疗质量的基准，并且在医疗事故案例中，指南可以作为公认的治疗标准的证据（这一点常常潜伏在医生的想法中）。

讽刺的是，1999 年在 JAMA 上发表的一项评估指南质量的研究显示，指南常常达不到既定的标准。次年《柳叶刀》发表的一份报告发现，在调查的 20 份临床指南中，只有 1 份符合三项简单指标的既定质量标准：描述参与制定指南的专业人员；描述用于查找相关科学证据的信息来源；对用于支持主要建议的证据进行分级。

2000 年，来自不列颠哥伦比亚卫生技术评估办公室的加拿大研究人员，对提出检测胆固醇水平的指南进行了质量评估。他们

发现这些指南中，有 4/5 没有反映出现有的最佳科学证据。研究　128
人员还发现"在临床实践指南的开发过程中，临床专家的参与越
多，得出的建议反而越不能体现研究证据"。

接着，在 2002 年，JAMA 发表了一项"罪证"最确凿的研
究。研究发现，参与制定临床实践指南的 5 名专家中，4 名与药
企有财务关系，平均每人超过 10 条关系。高达 59% 的专家"与
他们撰写的指南中考虑（推荐）药物的公司有联系"。这相当于
法官与他正在审讯的案子中的某位当事人有持续的财务联系，或
股票经纪人推荐他叔叔的 IPO（Initial Public Offerings，首次公开
募股）。JAMA 发表的这项研究调查的指南中，一半以上甚至没有
设立正式流程，说明参与制定者与药企的关系。

大多数医生可能很难相信，在医学知识的产生和获取过程
中，浮现的这番景象与医生们将医学知识转化为临床实践的过程
中秉持的信念背道而驰。但这是事实：大多数参与制定临床指南
的人与指南中涉及药品的制造公司有积极财务联系。

第九章　确凿的证据：
2001年的胆固醇指南

2001年，成人血胆固醇检测、评估与治疗专家小组（Expert Panel on Detection, Evaluation, and Treatment of High Blood Cholesterol in Adults）发布了可能是美国现代医学史上最具影响力的文件。作为国家胆固醇教育计划（National Cholesterol Education Program，简称 NCEP）的一部分，更新后的指南将最近的临床试验发现纳入到简明的建议中，旨在帮助医生降低患者的冠心病（即冠状动脉心脏病，Coronary Heart Disease，简称 CHD）风险。建议很大胆，并且提出了颇具诱惑力的希望：除了非常高龄的群体，冠心病将在整体人群中成为一种不常见疾病。根据指南，要实现这个目标，服用他汀药物的美国人将从 1 300 万增加到 3 600 万。

新的建议要求医生每五年测量一次成人患者的胆固醇和甘油三酯水平，并提出了风险评估方法，包含两个步骤：首先，确定"主要危险因素"，包括吸烟、高血压、低 HDL（好的）胆固醇水平（低于 40 mg/mL）、明显的冠心病家族史及较高的年龄（例

如，年满 45 岁的男性和年满 55 岁的女性）；然后，对于具有两种
130 及以上危险因素的人，使用"危险评分"计算未来 10 年内发生冠
心病的概率，该评分方法是基于弗雷明汉心脏研究（Framingham
Heart Study）的结果而开发的。如果概率大于 10%，且尝试过饮
食与锻炼后，LDL 胆固醇仍保持 130 mg/dL 及以上[①]的水平，这
种情况下，新的指南要求用他汀类药物进行治疗，以预防冠心病
的发展。

　　这个新指南带来了前所未有的振奋。NCEP 项目的资金来源是
国立心肺血液研究所（National Heart, Lung, and Blood Institute），
其主任克劳德·郎方博士（Dr. Claude Lenfant）告诉《纽约时
报》，如果遵循新指南，冠心病"将不再是（美国人的）第一
杀手"。指南的主要作者斯科特·M. 格兰迪博士（Dr. Scott M.
Grundy）以更加饱满的热情说道："这些他汀药物太惊人了……
如果你觉得不能让这么多人都服药，你必须（把庞大的服药人
群）与冠病造成的巨大损失平衡起来看。"这看起来确实会引
起兴奋。

　　新指南由 14 位专家组成的小组制定，由来自 22 家知名非营
利性医学会的代表审核，这些医学会包括美国心脏病学会和美国

---

① 35 岁以上的美国人中，超过一半的人 LDL 胆固醇水平为 130 mg/mL 或
　更高。

医学会。针对年满 65 岁且没有冠心病的人群（"一级预防"）和相同年龄段但有冠心病的人群（"二级预防"），指南提出了具体的建议。2001 年 5 月 16 日发行的 JAMA 刊登了完整报告的 11 页执行纲要。几乎所有接诊成人患者的心脏病学家和初级保健医生都对纲要中的建议很熟悉，但很少有人阅读枯燥无味的完整版 NCEP 专家小组报告，尽管这份长达 284 页的报告可以在网上获取。大多数医生可能觉得没有必要。纲要向读者保证，完整版文件是"以证据为基础、被广泛引用的报告，为执行纲要中包含的建议提供了科学依据"。

更新后的指南很大程度上依据五项大型临床试验的结果，这些研究都是关于他汀与冠心病预防的，在前一版指南于 1993 年发行后，这些他汀药物就投入使用了。刊登在 JAMA 上的执行纲要明确提出了预防冠心病的主要方法。在简要讨论了新指南的变化和个人风险评估的新方法后，纲要中的大量建议将 LDL 胆固醇视为"治疗的主要对象"。基本是由于这些指南，控制胆固醇已经成为美国预防性保健的主要关注点。

医生们不需要严格遵循这些指南（或任何一份指南），但大多数医生都会遵守，原因是：他们希望尽可能使用最好的药物；希望自己的医疗决策符合相应患者群体的标准；而且他们知道，如果不遵循现行的指南，一旦出现问题，他们被起诉的风险会更

131

大。由于这些原因，加上围绕胆固醇问题的广泛宣传，更新后的指南对医生和患者的健康关注优先度产生了前所未有的影响。

但是仔细审查 NCEP 的完整报告和支持其建议的主要研究后，显示出的情况与执行纲要截然不同。报告并没有客观解读科学发现，而是优先呈现了支持广泛使用他汀的数据，甚至歪曲了原始研究文章中的发现，似乎有意营造更利于他汀使用的环境。并且，指南并没有探索预防冠心病与促进整体健康两者兼顾的方法，而似乎更倾向于让医生把注意力集中在降低 LDL 胆固醇水平上。

胆固醇的"关系网"

弗雷明汉心脏研究首次确认了胆固醇水平升高与心脏病风险增加之间的联系。这项研究开始于 1948 年，在马萨诸塞州的弗雷明汉招募了 5 000 名居民，研究目的是确定导致冠心病的因素。1957 年，这项研究首次报告了高胆固醇水平会增加心脏病风险。1977 年，研究描述了 HDL 和 LDL 两种胆固醇的不同作用。（胆固醇是一种蜡样脂肪，附着在血液的运输蛋白上。"好的"HDL 胆固醇和"坏的"LDL 胆固醇的区别在于它们附着的蛋白质不同。）

为心肌供血的动脉中，如果有一条或多条阻塞，心肌细胞无法获得维持活动所需要的氧气和营养物质，就会引发冠心病。这个过程的起始是在血液中循环的 LDL 胆固醇颗粒进入冠状动脉壁，引起炎症反应，导致白细胞和其他物质在动脉壁内积聚，形成斑块。而另一方面，HDL 胆固醇就像清道夫一样，可以将胆固醇从动脉中带出，并运回肝脏。

斑块在动脉壁中的形成是个缓慢的过程，需要数年。通常，冠状动脉内径缩窄 60% 以上才会有症状出现。然后，就像花园里浇水用的软管被踩住了一样，部分阻塞的冠状动脉向心肌供血的能力受到了损害。当运动时或精神紧张时，心脏搏动加快，心肌的代谢需求提高，若心脏某区域的血液供应不能满足代谢需求，患者常常会感觉胸部左侧有绞痛、压迫状疼痛，这就是心绞痛。当某条冠状动脉完全被斑块堵塞，且下游的心脏组织没有其他血液供应，心肌细胞就会死亡。这就是通常说的心肌梗死。

然而，大多数心肌梗死不是由逐渐积聚的斑块引起的。更常见的情况是，出于未知原因，小斑块破裂（"破碎"）或表面被侵蚀，导致血液中微小的血小板变得粘稠，在斑块顶部聚集，形成小血块或血栓。没有任何预兆，血栓的形成会迅速、完全阻塞冠状动脉的血流通过，造成心肌梗死。（阿司匹林可以降低血小板的粘性，减小血栓形成的可能性，从而降低心肌梗死的风险。）

133　　　理论认为，用药物降低整体胆固醇和 LDL 胆固醇的水平可以减少斑块形成，从而降低冠心病风险。从 20 世纪 60 年代到 80 年代，纤维酸类药物被用于降低胆固醇（虽然这类药的实际作用原理还不清楚）并减少心脏病发作的风险。对那些未患心脏病的人来说，这种药的效果很好。但用了许多年后，世界卫生组织的一项研究发现，氯贝酸（商品名安妥明，英文是 Atromid-S）会使整体死亡风险提高 47%。（增加的死亡中大约一半是由癌症引起的。）与此类似，芬兰赫尔辛基大学的国家公共卫生研究院（National Public Health Institute）进行的一项研究显示，服用另一种流行的纤维酸药二甲苯氧庚酸（商品名诺衡，英文是 Lopid）的患者，服用 8.5 年后，死亡率比服用安慰剂的患者提高 21%。

　　1987 年推出了第一种他汀药物，由此开启了降总胆固醇治疗和降 LDL 胆固醇治疗的时代。我们体内的大多数胆固醇并非来自饮食，而是在肝脏内制造的。他汀药物是专门模仿胆固醇合成的一种中间产物而开发出来的，因此可以"欺骗"肝脏，减缓胆固醇的制造速度。第一种他汀药是美降脂（英文名 Mevacor），现在已经是一种仿制药了，叫做洛伐他汀，价格不到品牌他汀药的一半。2003 年最畅销的他汀药是立普妥、普伐他汀和辛伐他汀（英文名 Zocor）。2003 年 8 月，在 FDA 的批准下，冠脂妥（英文名 Crestor）进入了美国的他汀市场。

为什么胆固醇受到瞩目关注？

记住这点很重要，胆固醇本身并不是健康风险。实际上，在人体的很多基本功能中，胆固醇发挥着至关重要的作用。例如，胆固醇是脑中最常见的有机分子（这点可以解释为什么他汀对认知功能有负面影响，虽然影响很小但在统计上显著）。它还是很多重要激素的组成成分，如应激激素、血糖调节激素和性激素。134（有一项研究专门考察了与降胆固醇疗法相关的性方面的问题，结果发现他汀使男性性功能障碍的发生频率提高了约 50%。）胆固醇还是神经细胞间信号传导所必须的物质，以及细胞膜的组成成分。

人们读着胆固醇管理的最新指南，遵循指南的建议，陷入越来越狂热的降胆固醇热潮中，在这种情况下，很容易忘记胆固醇在人体许多生物功能中发挥着重要的作用。毕竟，医疗的真正目的并不是降低血液中 LDL 胆固醇水平这么简单，而是要改善整体健康——在本章的例子中，就是降低冠心病、各种严重疾病以及各种原因导致的过早死亡风险。

虽然我们对胆固醇和冠心病之间关系的了解，很多来自于胆固醇研究的"鼻祖"弗雷明汉心脏研究，但这个研究中最重要的发现可能会让人大吃一惊，尤其是对医生来说。1993 年发表于

《内科学档案》的一篇文章分析了弗雷明汉研究的数据，结果显示，只有到了 60 岁之后，总体胆固醇的高水平才与冠心病导致的死亡风险增加有显著联系。更重要的是，文章还发现，仅在 40 岁以前，胆固醇水平的提高才与总体死亡率的增加显著相关；而一旦到了 50 岁就没有这种联系了。考虑到当下的降胆固醇热潮，更为惊人的一项发现是，对年满 50 岁的男性和女性来说，较低的总体胆固醇水平会显著提高除冠心病外其他原因导致的死亡风险。（作者特别考虑了这样一种假设：胆固醇水平较低的人有更高的非心血管死亡率，可能是由于存在未诊断的隐藏疾病。但作者否定了这种假说。）1999 年发表的弗雷明汉心脏研究的其他数据显示，与总体胆固醇水平不同，身体活动与整体死亡率高度相关：参与研究的 5 000 名居民中，最活跃的 1/3 参与者，其死亡率比最不活跃的 1/3 降低了 40%。

现状是，证据显示降低 LDL 胆固醇水平对整体健康的作用有限；但这种"疗法"却成为全国关注的焦点，甚至把它作为唯一最重要的预防性保健策略，这是为什么？部分原因与胆固醇研究专家有关，他们为胆固醇与心脏病的关系贡献了很多知识，并致力于推动对这两者关系的科学理解。另一部分答案可能与一些有潜在利益冲突的作者有关：参与撰写指南的 14 名专家中，有 5 名专家公开了与他汀药制造商之间的财务关系，包括专家组的主席；这 5 位专家中的 4 位（包括主席）与最畅销他汀药的三家制造商都有关系。

奇怪的是，虽然指南建议减少饱和脂肪酸和胆固醇的摄入，但"鸡蛋""牛肉"和"奶制品"等词语却没有在执行纲要里出现过。（动物制品，如蛋黄、红肉和乳脂，是饱和脂肪酸和胆固醇的主要饮食来源，因此减少这些食物的摄入属于指南建议的"治疗性生活方式干预"的一部分。）指南对饮食干预的忽略可能与这一事实有关——根据公共利益科学中心（Center for Science in the Public Interest），指南的一些作者及评审专家和下列组织之一有或曾有财务联系：美国蛋类委员会（American Egg Board）、国家畜牧业协会（National Cattlemen's Association）和国家乳制品促进与研究委员会（National Dairy Promotion and Research Board）。相比之下，执行纲要里 5 次提到增加纤维摄入。（一位作者及两位评审员曾进行过的纤维研究，是由美施达纤维粉的制造商宝洁公司赞助的。）

最新指南的用药导向使药企收获颇丰。如果遵循指南，降胆固醇的他汀药每年的销售额将至少增加 200 亿到 300 亿美元。（为了确定他汀药不会造成诸如肝炎或肌组织损伤等副作用，还需要额外去看医生、做血液检测，因此增加的总成本会比这个数字更多。）当然，专家和公司之间有财务联系，并不一定意味着报告本身受到了公司影响而有所偏颇。把指南中的数据和建议与现有的科学证据认真比较，真相会不言自明。

65 岁以下男性的心脏病一级预防

136   新指南纳入的五项主要研究中，有两项研究测试了他汀疗法在冠心病一级预防中的有效性。一个是苏格兰西部冠状动脉预防研究（West of Scotland Coronary Prevention Study，简称 WOSCOPS），研究结果于 1995 年发表在《新英格兰医学杂志》上。苏格兰西部是世界上心脏病发病率最高的地区之一，WOSCOPS 研究纳入的 6600 名男性都有非常高的心脏病风险：他们的平均 LDL 胆固醇水平为 192 ml/dL；44% 的人吸烟；虽然已经排除了有过心脏病发作的人，但纳入的人群中 1/5 有过动脉阻塞的症状，比如心绞痛或用力引起的腿痛。参与研究的男性被随机分到两个小组，实验组每天服用 40 mg 普伐他汀（一种他汀药），对照组每天服用同样剂量的安慰剂。

大约 5 年后，与对照组相比，服用普伐他汀的男性心脏病发作减少 31%（统计学显著），死亡率降低 22%（统计学不太显著）。要确定这些高危男性服用普伐他汀后获得的真正益处有多大，比相对危险度的大幅下降更有说服力的，是成功预防了多少例心脏病发作及死亡。这一项指标的结果就比较平淡了：研究中，每100 名男性服用普伐他汀两年，可以预防 1 例心脏病发作①。100个人，每天服用 40 mg 普伐他汀，连续服用两年，仅药物的成本是 33.6 万美元。WOSCOPS 研究中的 100 名男性服用普伐他汀 5.5年，可以预防 1 例死亡。

当然，在我行医时，我希望保护高危患者免于心脏病发作，并且会建议他们服用他汀。但同时一定要记住这点，在没有冠心病的人群中，即使是最高危的男性，每 100 个服用普伐他汀的患者，有 99 个人是服药两年但得不到任何益处。问题是我们无法 137提前知道谁会是那第 100 个人，对这个人来说，他汀药的保护是非常重要的。

与 WOSCOPS 研究纳入的高危男性不同，关于一级预防的另一项重要研究，空军 / 德克萨斯冠状动脉粥样硬化预防研究（Air Force/Texas Coronary Atherosclerosis Prevention Study，简称AFCAPS/TexCAPS）纳入的人群，患心脏病的风险仅比平均水平略有提高。研究纳入了 6 600 名健康的中老年人，他们的 LDL

---

① 在研究中，服用普伐他汀的男性，每年每 100 人中有 1.1 例心脏病发作；对照组为 1.6 例。相对危险度下降 31%，是因为 1.1 比 1.6 减小 31%。

胆固醇水平略高，HDL 胆固醇低于正常水平 [①]。研究人员把这些参与者随机分为两组，分别服用洛伐他汀（商品名为美降脂，英文名 Mevacor）和安慰剂，服用五年。然后研究比较了以下健康结局在两组的发生频率：冠心病、所有严重疾病、冠心病导致的死亡和所有原因造成的死亡。指南总结了这个研究的结果："AFCAPS/TexCAPS 研究很重要，因为研究表明，对于 LDL 胆固醇水平仅为边缘性升高的人来说，降 LDL 胆固醇疗法可以大幅降低相对危险度。"

　　这种说法部分正确。报告并没有指明他汀具体使什么状况的相对危险度降低。与服用安慰剂的人相比，服用他汀的人发生冠心病的相对危险度确实显著降低了（37%）。但是，指南没有揭示关于他汀疗法的影响中另外一个更重要的指标。根据 1998 年在 JAMA 上发表的一篇原创研究文章，服用他汀者和服用安慰剂者的严重疾病（需要住院或会造成死亡的疾病）风险相同。新指南报告称，AFCAPS/TexCAPS 研究中的他汀治疗对整体死亡风险的影响尚无定论。实际上并非如此。可以得出明确结论：在这个耗时五年、纳入 6 600 名 LDL 胆固醇水平有升高的受试的研究中，他汀治疗没有降低整体死亡率。实际上，他汀组的死亡人数

138

---

① LDL 胆固醇的平均水平为 150mg/mL；男性和女性的 HDL 胆固醇平均水平分别为 36 和 40mg/mL。

（80）略高于安慰剂组（77）。

换句话说，用他汀治疗冠心病风险稍高的人群，最终结果仅仅是把冠心病换成了其他严重疾病，并未整体改善健康状况。

目前的情况是，忽略了他汀对严重疾病或整体死亡风险没有作用的事实，甚至指南里大肆吹捧的使冠心病"相对危险度大幅降低"的效果，在转换成绝对危险度后也不那么明显了。在AFCAPS/TexCAPS 研究中，100 个人服用他汀药两年半，可以预防 1 例心脏病的发生——其余 99 个人得不到任何益处；为了预防 1 例心血管疾病导致的死亡，研究中的 100 个人要服用他汀药 25 年[①]。更新后的指南开发了风险评估的两步流程，其中很多依据来自于 AFCAPS/TexCAPS 研究的结果，医生们现在正使用这个流程确定患者是否需要服用他汀。然而，将这些标准应用于 AFCAPS/TexCAPS 研究中的男性受试，结果却与指南相矛盾。在研究中，至少 85% 的男性处于危险级别，指南的执行纲要指出，"在此风险等级中，使用降 LDL 胆固醇药可以减小 CHD 的患病风险，成本效益高"。

根据研究结果，AFCAPS/TexCAPS 研究中缺乏证据证明他汀治疗的总体健康益处，但指南随后的内容与他们自己的建议

---

① AFCAPS/TexCAPS 研究中的心血管死亡率为：1 000 个服用安慰剂的人中，每年出现 1.4 例死亡；100 个服用他汀的人中，每年出现 1 例死亡。

（上一段最后一句）矛盾。指南总结说，"AFCAPS/TexCAPS 研究的人群中，每额外多一年生命年，增加的医疗成本大于 10 万美元"，这样的成本太昂贵，不足以证明他汀治疗的合理性。也就是说，如果你计算一下就会发现，指南推荐使用他汀的人群与 AFCAPS/TexCAPS 研究中 85% 的男性具有相同的健康特征。报告接着说，这样的成本令人望而生畏。尽管指南中出现了这样的自身矛盾，但认真考虑 AFCAPS/TexCAPS 研究中每增加一年生命的成本是多少，这件事本身就是荒诞的（或者可能是为了转移视线），因为在 AFCAPS/TexCAPS 研究中，服用他汀的人具有**更高**的总体死亡率，而非更低。

概括一下就是，这两个研究说明，无冠心病但胆固醇水平非常高的男性可能会从他汀中获益，虽然完全不是我们相信的那种"神药"的效果；对于胆固醇水平仅略有升高的男性，他汀的效果也远没有那么引人注目。

65 岁以下女性的一级预防

更新版指南非常明确地指出："在最近的试验中，他汀疗法降低了……女性的冠心病风险，无论是否患心脏病。"NCEP 的完整版报告有说服力地引用了 6 篇文章来支持这一观点。

然而，对于他汀可以降低未患心脏病女性的冠心病风险这一说法，引用的 6 篇参考都没有给出明显证据：其中 3 篇适用于有心脏病的人群；1 篇是 WOSCOPS 研究，没有纳入女性；1 篇是 AFCAPS/TexCAPS 研究，参与研究的女性一共仅有 20 次心脏病发作，甚至达不到统计上显著；还有 1 篇是其余五项研究的汇总。1995 年，在 JAMA 发表的一篇综述文章总结说："在一级预防试验中，没有证据证明降胆固醇对健康女性的总体死亡率有影响。"

很难相信，用他汀对女性进行心脏病一级预防，从随机对照研究（研究方法的金标准）中得出的唯一证据是由统计上不具有显著性的 20 例冠心病组成的，而正是这样的证据驱使着数百万健康女性服用他汀。这个事实在指南中不存在争议，随后在"女性胆固醇管理特别注意（45 ～ 75 岁）"的标题下是这样说的："*降 LDL 胆固醇相关的临床试验通常缺少本群体（45 ～ 75 岁女性）的风险类别；治疗原理是以相似风险的男性获得益处外推而来的*"（斜体为本书作者所加）。

胆固醇指南将降胆固醇对男性有益的解释随意扩展到女性 140 身上，尤其在"心脏与雌激素 / 孕激素替代研究"（Heart and Estrogen/Progesterone Replacement Study，简称 HERS 研究）近期已得出惊人发现①之后仍旧如此，这说明医药公司顽固不化的机会主义再次试图把未经科学证实的治疗方式强加到女性身上。像这种影响十分广泛的建议，至少应该有一项大型随机临床试验（理想情况下应该有多项）的"铁证"支持。这点都没有做到，美国医学坚持严格的科学证据、坚持卓越标准的说法已然成了一个笑话。

年满 65 岁人群的一级预防

对于年满 65 岁、冠心病风险有所增加但尚未发病的人群，指南对降低这个群体心脏病风险的前景持非常乐观的态度。报告专门针对这一群体指出，最近的试验显示"积极的降 LDL 胆固醇疗法（指他汀治疗）对减少冠心病发生很有效（表 II.2 ～ 3）"。表格引用了 9 篇文章来支持这一强有力的主张。

分析一下所引用的文章就会发现，结果与那些支持"无心脏病的女性会从他汀疗法中受益"的引用文章是一样的：在 9 篇引用中，只有 1 篇（AFCAPS/TexCAPS 研究）与老年人的冠心病一级预防有关；即使是在这个研究中，也仅有 1/5 的纳入人群年满

---

① 研究发现激素替代疗法可以显著降低 LDL 胆固醇水平，提高 HDL 胆固醇水平，但没有降低心脏病发作风险。

65 岁，而且这些老年人的心脏病风险降低不具有统计学显著性。

其他研究的结果如何？六篇引用是关于二级预防的（针对的是患过冠心病的人群，他们再次发病的风险要高得多）；两篇是关于一级预防，但其中一篇没有纳入 64 岁以上的患者，另一篇发表于 1978 年，那时候他汀药物还没有投入使用，而且这个研究中纳入患者的平均年龄是 51 岁。因此，尽管指南参考了 9 篇文献，但没有提供从随机对照试验中得出的显著证据来支持这个说法。　141

指南还提到用基于人群（流行病学）的数据来支持增加他汀使用的合理性："弗雷明汉心脏研究评估了血清胆固醇水平和冠心病终生风险的关系……即使在 70 岁，冠心病的终生风险仍然很高。"虽然单独看的话，这个说法的两部分都是正确的，但放在一起会很容易让读者得出错误的结论。

一旦达到 70 岁，冠心病的终生风险当然会很高；那些可以幸运达到很高龄的人，要么最终心脏会精疲力竭、无法继续工作，要么就继续保持健康。弗雷明汉心脏研究确实检测了不同年龄群中高胆固醇水平与心脏病风险的关系，但正如之前提到的，数据显示的情况与指南隐含的内容恰恰相反：60 岁以上的人群中，总胆固醇水平与冠心病所致死亡率无显著相关性。实际上，文章的作者根据弗雷明汉心脏研究的数据提出的警告是："医生们应该谨慎对 65 到 70 岁以上的老年人开始使用降胆固醇治疗。只有针对老年人的随机临床试验能够说明降血脂治疗对降低这一群体的死亡率和发病率的效果和经济效益如何。"在更新版指南发布时，还没有符合这样要求的研究发表过。另外，指南引用了 1999 年在《内科学档案》上发表的一项研究，研究显示"所有降脂治疗（总胆固醇、HDL 和 LDL 胆固醇及甘油三酯）与这一群体（年满 65 周岁的老人）的 MI（myocardial infarction，心肌梗死）风险都没有关系"。换句话说，一旦达到 65 岁，心脏病发作风险增加与高胆固醇水平也没有关系。

接下来，为了使他汀看起来对年满 65 岁人群的冠心病一级预防非常有效，指南主要依据了两个假设。第一个假设是，他汀疗法使 65 到 80 岁人群的冠心病风险降低"约 1/3"。唯一的问题是，为了证明这一假设而引用的 9 篇文献中，没有一篇提供了任何显著证据来证明年龄达到 65 岁的人可以从他汀疗法中获益。

第二个假设是，在老年群体中，冠心病风险会随着胆固醇水平的增加而增加。被用来证明这一假设的文章实际显示的结果是，老年人患冠心病的风险确实很高，但文章没有研究胆固醇水平和冠心病发病风险之间的关系。

在本章末尾即将看到，关于他汀对未患心脏病的老年人的作用，2002 年发表了一篇随机对照研究，对他汀益处的过高估计并没有在这个研究中得到证实。

冠心病男性患者应该服用他汀吗?

大多数应该。显然，心脏病发作风险最高的群体就是这些已患冠心病的人群。在这种情况下，他汀是最有帮助的（被称为二级预防）。2001 年的指南中纳入了 3 项使用他汀进行二级预防的大型随机对照研究的结果：关于辛伐他汀的 4S 研究，以及关于普伐他汀的 CARE 研究和 LIPID 研究 [①]。

在 4S 研究和 LIPID 研究中，LDL 胆固醇平均水平分别为 188 和 150 mg/dL；他汀治疗显著降低了再次心脏病发作的风险、冠心病死亡风险以及总体死亡风险。在 CARE 研究中，LDL 胆固醇平均水平为 139 mg/dL，这个数字非常接近发生冠心病的平均水平（140 mg/dL），但结果并没有令人印象十分深刻：心脏病风险显著降低，但心脏病死亡风险和总体死亡风险并无显著下降。

通过服用他汀，心脏病患者已经预防了多少例心脏病发作？在 CARE 和 LIPID 研究中，服用普伐他汀的患者，致命性

[①] 三项研究的全名分别为：4S 研究，Scandinavian Simvastatin Survival Study，斯堪的那维亚辛伐他汀生存研究；CARE 研究，Cholesterol and Recurrent Events，胆固醇和冠心病复发事件试验；LIPID 研究，the Long-Term Intervention with Pravastatin in Ischemic Disease，缺血性疾病长期普伐他汀干预试验。

143　和非致命性心脏病发作的频率每年降低 0.6%。这意味着，166
　　　名患者接受普伐他汀治疗一整年，可以预防这个群体中 1 例心
　　　脏病发作。如果我的患者是这 166 人中的一个，我肯定希望他 /
　　　她服用他汀药物；但是由于他汀药的媒体炒作，很容易被误认
　　　为他汀对所有的（或者几乎所有的）已有过心脏病发作的患者
　　　都产生帮助。

冠心病女性患者应该服用他汀吗？

　　为了支持他汀治疗可以有效降低女性的冠心病复发风险这
一说法，指南提到了二级预防的三项主要临床试验。4S 研究显
示，他汀治疗确实可以降低女性的冠心病复发风险，但不能降
低冠心病死亡风险。此外，与服用安慰剂的女性相比，服用他
汀的女性总体死亡率提高了 12%（统计上不显著）。CARE 研究
的结果类似：他汀可以显著降低心脏病发作的复发风险，但不
能降低女性的冠心病死亡风险，以及研究所有纳入人群的全因
死亡风险。LIPID 研究没有证明女性的冠心病复发风险降低，也
没有提供女性的死亡率数据。这些研究至多可以说明他汀可能
会降低冠心病女性患者的复发风险，但无法说明可以降低她们
的总体死亡率。

对新指南的测试（不幸以失败告终）

如果能比较一下 2001 年胆固醇指南的建议与旧的标准疗法的效果，看看服用他汀的美国人增至 3 倍能带来多大的益处，是不是很有意思？当然，这个研究问题很不切实际，因为这需要进行一项非常大型的临床试验，将花费很多财力和许多年的时间。144更大的障碍是，这样的研究是有悖于伦理的——分配到旧标准疗法的受试将获得的治疗并不是当前推荐的最佳疗法。

非常巧合的是，2001 年的指南发布后约一年半，JAMA 发表了 ALLHAT 研究的结果，几乎和上面设想的研究一样。ALLHAT 研究设计于 20 世纪 90 年代，很巧合地检测了 2001 年的胆固醇指南中推荐的他汀药物广泛使用所产生的结果。

ALLHAT 研究于 1994 年开始进行，招募了超过 10 000 名冠心病高风险的患者。患者均年满 55 岁，男女数量相等。按照新指南中推荐使用他汀的危险因素条件，男性有 90% 符合，女性有 75% 符合。患者被随机分配到他汀组（服用普伐他汀）和对照组，对照组患者仅接受自己医生的常规治疗，药物的部分顺其自然。在研究结束时，他汀组的患者有 83% 仍在服用他汀，"常规治疗"组的患者有 26% 已经在医生的指导下开始使用降固醇疗法——所以这是个完美的测试，从中可以得知，如果服用他汀的美国人增至 3 倍，可以预防多少心脏病的发生。

研究发现，使用他汀的人数增加至 3 倍，既没有起到预防心脏病的作用，也没有降低整体死亡风险。服用他汀的患者数超过了 20 世纪 90 年代中期时相应群体的规范数目，并没有带来益处：对于年满 55 岁的人群，不论年龄是否超过 64 岁，不论是男性还是女性，不论是否患有糖尿病或心脏病，不论 LDL 胆固醇水平是否高于 130 mg/dL，都没有获得益处。唯一从服用更多他汀中获益的群体是非裔美国人，他们的心脏病发作数量降低了，但死亡数量没有减少。

这些发现本应成为重大新闻，但我只能找到一家报道了这件事的主流报纸——《华尔街日报》（Wall Street Journal）；若没有这份报道，看起来就像出现了虚拟的新闻封锁一样。在医学期刊中，ALLHAT 研究在很大程度上被专家否定了，理由是，常规治疗组中的很多患者也服用了他汀，因此普伐他汀组和常规治疗组患者的不同胆固醇水平不足以显示他汀的益处。但这正是研究的重点。根据 20 世纪 90 年代中期的普遍标准，在医生的指导下接受他汀治疗的高危患者已经获得了他汀疗法的最大益处。使服用他汀的人群增至原来的 3 倍并不会带来更多获益——巧合的是，3 倍的变化刚好与新指南的推荐一致。

JAMA 发表的 ALLHAT 研究文章后面紧跟着一篇相关的

社论，作者是心脏病学家理查德·C. 帕斯捷尔纳克博士（Dr. Richard C. Pasternak），他总结说"医生们可能倾向于认为，这项大型研究证明了他汀没有作用；然而，如我们所知，他汀是有作用的。"对循证医学来说，这就够了。但在我看来，帕斯捷尔纳克错了。这项研究并没有使我觉得他汀是没有作用的——它只是让我认为，将服用他汀的人数增至 3 倍，不会带来任何额外的益处。帕斯捷尔纳克博士是 2001 年胆固醇指南的 14 名原始作者之一。在 JAMA 社论的"财务公开"部分，他声明了自己与 9 家药企的财务关系。

与 ALLHAT 研究一样，2002 年发表在《柳叶刀》上的 PROSPER 研究[①]也鲜有报道关注——因为没有任何关于医学突破或范式转换的新闻，然而该研究的发现本应对这两方面产生消极影响。研究检测了他汀疗法对高风险老年患者（年龄为 70 ～ 82 岁）的作用。对那些无心脏病的老年人来说，他汀疗法没有使他们患心脏病或卒中的风险降低。但是，他汀确实使他们的癌症风险显著增加了（$p = .02$）。服用他汀的老年患者的癌症风险每年都在增加，因此，到研究的第四年，每 100 个人服用他汀一年，相当于使这些人的癌症发生每年增加 1 例以上。

---

① Pravastatin in Elderly Individuals at Risk of Vascular Disease，普伐他汀在高风险老年人中的前瞻性研究。

2001 年的胆固醇指南保证了他汀不会致癌："没有证据证明当前使用的降固醇药会促使癌症发生……"显然，1996 年 JAMA 发表的一篇题为《降脂药的致癌性》的文章被忽视了。这篇文章指出，对实验室动物有致癌性的血液他汀浓度，仅为使用降固醇疗法的患者通常可达到的他汀浓度的 3 到 4 倍。作者提出，他汀引起的癌症风险提高可能要经过数年才能被发现，因此在迄今为止进行的大型研究中并不明显。（研究的平均时间约为五年，纳入患者的平均年龄小于 60 岁。）我们无法知道长期使用他汀是否会提高癌症风险，我们也不能从一项研究中得知老年人是否更易受到影响。我们能知道的是，2001 年的胆固醇指南和 PROSPER 文章的作者（PROSPER 研究由百时美施贵宝公司赞助）都没有纳入可以表明他汀与癌症关系的证据，这说明经过 HRT 疗法会增加乳腺癌患病率的事件后，本应被牢记的"无损于病人为先"的原则再次被遗忘了。

2001 年的指南发布后，又有两项随机对照临床试验发表了（分别为 Heart Protection Study 心脏保护研究和 PROVE-IT Study 急性冠状动脉综合征早期强化降脂治疗研究），研究结果支持指南为心脏病患者设立的目标：将 LDL 胆固醇水平降到 100mg/dL 以下。这给我们留下了一个问题，既然有些研究显示 LDL 胆固醇水平低于 125 mg/dL 的患者不会从降固醇疗法中获益，为什么其他研究会支持更低的胆固醇目标？我们唯一可以得出的结论是，心脏病患者的理想 LDL 胆固醇水平有待确定。

胆固醇摇钱树

2001 年指南中的建议与随后两项研究的发现（PROSPER 和 ALLHAT 研究）之间存在差异，这种不一致不能被简单地认为是科学研究结果的反复无常导致的。这两项研究的发现直接否定了指南的建议，但没有否定制定指南时可获得的最佳科学证据。指南以不合理的方式解读科学证据，目的是建议女性、65 岁以上的老人和胆固醇水平仅略微升高的男性使用他汀疗法进行心脏病一级预防。专家们一定相信，未来的研究会证实他们对于他汀疗法的观点，但隔年发布的研究结果恰恰相反。即使已经发表了与指南建议相反的研究结果，这一领域中许多公认的专家，他们的反应似乎更多的是在保护他汀的销售、控制损失，而不是对科学证据做出公正的评价。

为什么医生能接受医学科学和医疗护理原本不可侵犯的标准中出现如此明显的歪曲和商业影响？原因如下：职业医生太忙了，没有时间做这种研究；另外，如我们知道的，在医生了解医学新进展的"教育"中（包括所有与他汀的益处相关的"好

147

199

消息"），药企发挥了很大的作用。另一个原因是，明显的利益冲突已经成为当下美国医疗的正常组成部分。在最新版胆固醇指南的制定中，专家小组主席斯科特·格兰迪博士（Dr. Scott Grundy）对《华尔街日报》说，"你可以选择让专家参与，也可以选择纯粹主义者或公正的法官，但后者缺乏专业知识"。不幸的是，在今天的美国医疗中，专业知识已经与企业的经济联系分不开了。为什么多方兼顾的心脏病预防策略被这些指南取而代之？对于这个问题，哈佛公共卫生学院流行病和营养学教授沃尔特·威利特博士（Dr. Walter Willett）是这样说的："药企非常强大，他们花费了很多努力来宣传这些药物的疗效，大家很容易就会跟着这个方向走。没有大企业在宣传戒烟或健康食品的益处。"

2001 年胆固醇指南的最终影响是：那些有能力、关怀患者、尽力为患者提供最佳治疗的医生被误导了，进而误导了他们的患者。正如 13 章将讨论的，人们正在抛弃廉价、易得，且往往能更有效地预防心脏病并改善整体健康的干预手段，而转向昂贵的药物。这个问题也再次凸显：我们的社会是否应该，或者说是否需要容忍这样的医疗——首先为药企和医疗企业的利益服务，而不是为美国人民的健康服务。2001 年的胆固醇指南提供了一个很重要的例子，让我们知道医疗的钟摆已经向着药企的利益摆动了多远。

有一个明摆着的问题：服用他汀的美国人从 1 300 万增加到 3 600 万，谁会从中获益？最诚实的回答（虽然被认为是断章取义）可能来自于摩根士丹利添惠公司（Morgan Stanley Dean Witter）的新闻通讯："谁会从扩大的（他汀）市场中获利？我们从 2006 年的他汀市场中确认了 3 个可能的赢家——阿斯利康、先灵葆雅和冠脂妥（瑞舒伐他汀）未公开的市场合作伙伴。"新闻通讯继续说："不会有彻底的输家。"新闻中没有提到患者和医生——这些人更关心自己和他人的健康与幸福，而不是制药公司的利益。我们就是输家。

第十章　直接面对消费者：
　　　　广告、公共关系和医疗新闻

　　所以结果变成了这样：美国大众不再盲目相信闻名遐迩的医 ¹⁴⁹学期刊和世界级的医学专家会将患者利益放在首位。自然而然，这使我们想要把掌控权握在自己的手里。这是一种健康的本能。面对在根本上有缺陷的系统，了解各方面的信息，自己对自己负责，这是最好的解药。

　　但有个问题。关于常见疾病的诊断和治疗，你（和你的医生）可以获得的大部分信息都来源于药企和其他医疗公司。公众对于最佳医疗的认识很大程度上是由医疗公司塑造出来的，他们在这方面的能力已是"炉火纯青"，能够使公众信赖那些给企业带来最大利润的疗法。最明显的方法之一就是无处不在的药物广告，在电视节目、报纸和杂志上随处可见。另一种方法是公共关系活动，这种方式更为隐蔽，也因此可能产生更大的影响。公关活动具体表现为看似中立的新闻报道，以及非营利性的公共宣传运动。

　　看上去，这些营销行为是为了使公众对重要的健康问题增加了解，但它们真正的目的是为赞助商的商业利益服务。这些过程和 ¹⁵⁰

健康没有什么关系，唯一的关系可能是，公众了解医学信息这件事自身的重要性，加上医学近期的进步以及医疗保险的改变，可能创造了一个前所未有的营销机会。企业宣传的产品是否真的能改善我们的健康，这一点反倒成为无关紧要的问题。这话可能听起来很刺耳，那么不妨回想一下激素替代疗法，或者将西乐葆和万络作为更健康的关节炎辅助手段，或者胆固醇指南中夸张的说辞。

　　患者确实需要成为医疗消费者，但不只是对药物、医生和医院的消费。我们需要成为医学知识本身的"消费者"，并且是有批判能力的"消费者"。而第一步就是了解我们获取的医学信息从哪里来。

广告宣传

　　多年来，制药公司只能向医生销售药物，销售渠道有医学期刊、继续医学教育、赞助活动、销售电话和垃圾邮件。然后，在1981年，药企提议 FDA 允许直接向消费者做广告，理由是这种营销渠道可以使公众获得医学"知识"，不应将其封闭。四年后，FDA 同意"直接面向消费者"（direct-to-consumer，简称 DTC）的广告，从此药企开始涉足这个领域。但 FDA 的规定很严格，而且对广告内容作出了限制：可以提到药物的商品名，但如果广告是关于某种特定症状的治疗，需要包括一个冗长的清单，列举药物的副作用和禁忌症（也就是不应使用这种药物的情况）。结果，广告都设计得内容很模糊且针对性不强，主要是宣传药物品牌，为向医生办公室游说铺平道路。

药品公司一直向 FDA 施压，想要放松限制。1997 年，FDA修改了规定，电视和广播中的广告内容可以包含药物针对的症状（可以是一种或多种），并且不需要把之前要求的所有信息都列上，广告中仅需出现药物的主要副作用和禁忌症（可以引导观众到杂志广告或网站上查看更完整的信息）。举例来说，在最近的一个电视广告中，屏幕上的左洛复（英文名为 Zoloft）驱散了代表抑郁症的乌云之后，快速闪过"去 *Shape* 杂志了解我们的广告"的字样。但很少有电视观众（至少是患抑郁症的观众）会专门去报刊亭寻找这本杂志，以了解广告中这种抗抑郁药的副作用。

1997 年的规定变化引发了前所未有的广告狂潮。到 1999 年，平均每个美国人每天会在电视上看到 9 个处方药广告。从 1994年到 2000 年，电视广告的数量增加了 40 倍。突然之间，我们日常生活中多了一部分，就是要面对各种各样的想法：我们或者我们爱的人是否可能患有 ED（勃起功能障碍）、关节炎疼痛、高胆固醇、鼻塞、骨质疏松症、胃灼热、甚至是"令人心碎"的脚趾甲真菌。这些通过巧妙的方式（广告）带来的担忧创造了"教学

151

机会"，消费者们被"教育"使用现成的药物解决问题。

　　20 世纪 90 年代，药品广告爆炸式增长，同时大量美国人转向覆盖处方药费用的健康计划，两者协调配合。现在，药企"帮助"消费者认识到，他们有权请求或要求医生（以及贪婪的保险计划）使用昂贵的新品牌药，而他们只需支付药品费用中很少的一部分。这形成了一个近乎完美的体系，这个体系使得需求最大化，打破了完善市场中的价格规律。

　　早在处方药广告出现在公众视野中之前，克里斯托弗·拉斯奇（Christopher Lasch）在 1979 年就写过，"广告不仅能宣传产品，更重要的是会促使消费成为一种生活方式"。除了宣传特定的药物之外，虽然没有明说，但这些精心准备的商业信息带有很强的目的性，让使用处方药成为我们日常生活的一部分。首先，广告创造了这样的印象：使用正确的药物不仅会使人们实现健康和幸福，而且是健康和幸福所必需的。然后，广告唤起了人们与药物之间积极的情感联系，最终"教唆"观众采取行动。观众得到鼓励，与医生讨论药物（在医生办公室里，"讨论"通常会变152 成"请求"或"要求"），这个建议挖掘出了每个观众心底想要掌控自己健康的欲望。同时，这些有力的商业信息，打着帮助改善健康、享受生活的旗号，却将人们的注意力从健康的生活方式转移到广告药物上，而生活方式一般会对预防疾病、追求幸福发挥更重要的作用。

开瑞坦：新广告时代诞生的第一种药物

开瑞坦（英文名 Claritin）原来是一种用来控制过敏症状的抗组胺处方药，在 1997 年 FDA 的规定发生变化后的两年内，这种药物已成为广告宣传最多的处方药。而这种前所未有的密集广告宣传确实取得了空前的成功。我的很多患者都被说服了，认为他们不需要其他抗过敏药，只需要开瑞坦。他们不认为会有与新药（因为新，所以测试不足）相同甚至更好的方法来缓解他们的过敏症状。另外，他们不关心开瑞坦昂贵的价格（每天用药成本超过 2.1 美元），因为大多数人的医疗保险都覆盖处方药。开瑞坦的广告预算高于百威啤酒和可口可乐，销量也飞速增长——从 1997 年的 14 亿美元增加到 2000 年的 26 亿美元。

宣传广告中没有提到的一个问题是：开瑞坦缓解过敏症状的效果如何？

在 2001 年《纽约时报杂志》[①]（*New York Times Magazine*）一篇研究充分的文章中，作者斯蒂芬·霍尔（Stephen Hall）报告说，负责审查开瑞坦批准申请的 FDA 官员得出结论，FDA 批准

---

① 《纽约时报杂志》是《纽约时报》（*The New York Times*）周日版的杂志增刊，比一般报纸上的文章更长，并吸引了许多著名的撰稿人。
https://en.wikipedia.org/wiki/The_New_York_Times_Magazine

的 10 mg 剂量只是"与安慰剂相比的最低有效剂量"。开瑞坦制造商进行的测试显示，开瑞坦缓解过敏症状的作用仅比安慰剂好 11%，也就是比什么都不做好 11%。那位 FDA 官员进一步指出，40 mg 是开瑞坦的"最低有效剂量"，并要求其制造商先灵葆雅进行更高剂量的药物测试。根据一位前 FDA 官员，先灵葆雅反

153 对这一要求。理由是什么？在更高剂量的情况下，先灵葆雅有可能无法继续宣称它的药是"无镇静作用的"。这点很重要。先前使用的更便宜的过敏药有一个恼人的副作用，就是使人倦怠。开瑞坦主要的营销重点就是不会导致困倦。所以，更有效的剂量不再是"无镇静作用的"，这种营销就不可行了。

为了相对较轻的痛苦，而将 26 亿美元花费在一种效果最小的药物上，很难说这是对国家医疗资源的最佳利用。事实上，虽然我们在开瑞坦上花费了数十亿美元，但这些钱一点也不会资助给经验丰富的研究人员，让他们去研究售价仅为 0.08 美元且无镇静作用的氯苯吡胺 ① 药效是否与开瑞坦相同，甚至更佳。由于开瑞坦的专利到期了，它可以作为非处方药出售，先灵葆雅对该药的营销支持急剧下降。在药物广告时代，第一种成功营销的药也成为了第一种消失的药——专利到期后，制造商继续承担巨额的

---

① Chlorpheniramine，商品名扑尔敏，英文为 Chlor-Trimeton，非处方药。

广告预算就不再有商业意义了。

了解药物专利如何运作可能不太容易，因为制药公司会用各种合法策略来延长他们宝贵的独家专利有效期，以生产、销售开瑞坦这样的药物。从申请专利的日期算起，药品专利的保持时间应该是 20 年。正如许多药物公司的合理辩护，在药物进一步研究以及 FDA 批准申请的过程中，专利的计时器一直在滴答运行。根据 PhRMA（Pharmaceutical Research and Manufacturer of America，美国药品研究与制造商组织），药物上市后，专利的有效期约为 11 到 12 年。先灵葆雅试图延长开瑞坦专利权的有效期，但其最终尝试也没有成功。制造商的说法是这样的：它仍然拥有开瑞坦服用后代谢产生的化学品的专利（这种化学品以另一种药物出售，商品名为地洛他定 Clarinex）。因此先灵葆雅认为，如果允许人们服用开瑞坦的仿制药，先灵葆雅所拥有的地洛他定的专利权就会受到侵害。美国联邦巡回上诉法院驳回了这个上诉。

下一个登上舞台，直接面向消费者的广告是万络。在 2000 年，默克公司花费了 1.6 亿美元向消费者宣传这种被认为是"改良的"新型关节炎药物——这个数字比广告投入排名第二的药物多出一半以上，比开瑞坦在 1999 年的营销记录多出 2 000 万 ¹⁵⁴ 美元。虽然缺乏证据说明万络比其他更便宜的仿制药有更好的治疗效果，或者对于大多数患者来说更安全，但制造商克服了这个问题。在 2000 年，万络销售额的增长比其他任何药物都要高，达到了 11 亿美元。

这种"直接面向消费者"的广告，其真正目的常常表现在患者最常要求的药物中。2001 年是开瑞坦、万艾可（英文名Viagra）、西乐葆、万络和 Allegra（另一种非处方抗组胺药）——那些通过广告创造出更大需求的药物，未必可以改善健康或在早期阶段预防疾病。

教育还是宣传？

尽管如此，制药公司声称，他们的广告提供了重要的教育服务。正如 PhRMA 的主席艾伦·霍尔默（Alan Holmer）在最近一期 JAMA 上所解释的，直接面向消费者的广告"是满足对医疗信息日益增长的需求的一种绝佳方式，通过教育消费者了解自己的健康状况和可能的治疗方法，以此提高消费者的权利"。

然而研究表明，药物广告通常避而不谈一些重要的事实。达特茅斯医学院（Dartmouth Medical School）的研究人员发现，在杂志上刊登的药物广告中，只有 13% 使用数据来描述药物的好处，剩下的 87% 用的是模糊的描述。在研究中，没有一则广告提到了药物的成本；只有 27% 的广告提供了疾病的致病因或风险因素，只有不到 9% 澄清了关于疾病的传言和误解；不足 25% 的广告提及了生活方式改变的积极影响，不到 30% 的广告承认还有其他可以使用的治疗方法；40% 的广告试图使日常的生活问题医疗化。（例如，脱发或流鼻涕成为医疗问题，需要用昂贵的处方药治疗。）

　　公众对药物广告存在广泛误解，而这些误解增强了药品宣传的效果。《健康事务》（*Health Affairs*）杂志的一篇文章报道说，在加利福尼亚州萨克拉门托县进行的一项调查中，有一半的受访者认为，药物广告在面向公众之前，一定得到了政府的批准；有 43% 的人认为只有"绝对安全"的药物可以打广告。这两种想法都与事实不符。此外，研究发现与受教育程度较高的人相比，受教育程度低的美国人更容易相信药物广告。也许最有说服力的是，研究显示，被药物广告误导最严重的人，也是最支持 DTC[①]药物广告的人。

　　药物公司利用了公众对他们营销技巧的天真无知。2/3 的药物广告会使人对广告中的药品产生积极的情感联系。回想一下，前奥运会冠军桃乐丝·汉弥尔（Dorothy Hamill）给冰鞋系鞋带

155

---

① Direct-to-customer 直接面向消费者。

的样子——一个上了年纪的运动员，美丽地微笑着，焕然新生。谁不想成为她那样呢？广告将桃乐丝的欢乐时刻和万络的名字一起深深印在每个观众的脑海中，无法抹去。欧内斯廷·迈凯伦（Ernestine McCarren）是一家广告公司的总经理，这家公司专门从事直接面向消费者的广告。欧内斯廷在一家商业杂志的采访中解释说，"我们要确定（广告）挖掘出来的情绪能让消费者采取我们需要的行动。如果连这个都搞不清楚，那么其他的也不用谈了"。

医患关系的削弱

广告商知道，他们面临的挑战是唤起强烈的情感反应，这种强烈的情感要超越传统的医患关系。这起作用了吗？事实证明，医生们通常会同意患者的请求。随着我的患者对于最佳医疗方法的观点越来越多地受到药物广告的影响，我会尽力帮助他们理解药物广告是如何服务于药企的利益，而不是为他们的健康着想。通常情况下我会成功，但一旦患者不愿意或不能够再重新考虑，我一般会选择屈服（除非有实际的危险，比如有心脏病病史的患者请求使用万络）。

工作性质导致医生的时间有限，所以不愿意卷入这些困难的

讨论，通常会顺从患者对广告药物的要求。FDA 在 2002 年进行　156
的一项研究显示，患者在 50% 的情况下都会获得他们要求的处方
药。《英国医学杂志》发表的一项研究表明，温哥华市（加拿大
大不列颠哥伦比亚省）和萨克拉门托市（美国加利福尼亚州）的
医生，约 3/4 的情况下会开患者要求的药物处方。（加拿大的患者
主动要求使用药物的次数比美国患者的一半还少。加拿大不允许
直接面向消费者的药物广告，但患者会从美国的杂志和有线电视
上看到一些广告。）1999 年发表于《预防》（Prevention）杂志的
一项研究显示，医生在 80% 的情况下会满足处方药要求。

　　制药行业可能会争辩说，患者成功得到了想要的药物，这正
证明了药企的消费者教育（广告）很有效，而且患者了解更多信
息后获得了更好的医疗保健。但是，医生们有不同的观点。毫不
为奇，大多数医生不同意药物公司的说法，即广告"可以帮助改
善公共健康，因为很多重要的疾病没有得到诊断和治疗"，或者
因为广告"使医患关系增强了"。超过 4/5 的家庭医生认为，直
接面向消费者的广告不是好主意。有趣的是，虽然初级保健医生
一直对 DTC 广告对医疗的影响持消极看法，但皮肤科医生的态
度很积极，这或许能反映出皮肤产品的广告使皮肤科的就诊量增
加了。

　　在最理想的情况下，医患之间的信任使得医生和患者可以公

开讨论症状、恐惧、疾病模型、生活环境和对治疗的期许。一旦这些都摊在桌面上说，就可以形成一套能满足患者个人需求的最佳方案。在开放讨论的过程中，常常会出现医生和患者以前没有发现的健康问题解决方法。仅通过开处方药和处理表面问题，很少能找到最佳解决方案。

从我作为一名家庭医生的角度看，我发现要求使用特定的药物，对良好医疗的过程和内容都是有害的。一旦患者提出了使用特定药物的请求，从患者的角度来看，这次就诊成功与否就取决于是否拿到了想要的药物处方。在那种情况下，很难发挥诊疗的全部潜能。因为大部分时间是在讨论是否使用患者要求的最新药物，很少能将讨论范围扩大到以更有效的方式来控制病症、保持健康，比如避免过敏原或采取更积极的生活方式。

保护言论还是保护利润？

对美国人来说，允许药物公司做广告似乎是理所当然的。DTC 药物广告已经成为我们文化景观中重要的组成部分，看上去完全正常，且受到《第一修正案》（First Amendment）的保护。但是在美国之外，DTC 广告是很不常见的，世界上只有另一个工业化国家允许 DTC 药物广告——仅有 400 万人口的新西兰。《加拿大医学协会期刊》发表的一篇社论总结了这个问题："这些传统上用于推销汽车、快餐和洗发水的媒体方式，现在用来营销药物，处方药已经成为了名牌商品，人们对处方药产生了购买'时尚产品'的幻想和欲望。"

2003 年，欧盟投票决定继续禁止 DTC 药物广告。在辩论中，消费者团体认为，医疗信息应该由独立的国家来源传播，而不是药物公司。欧盟发言人甚至进一步表示，即使禁止药物公司的广告，由于一些由商业赞助的信息源头在美国，仍然无法完全保护公民免受这些错误信息的影响。他说："问题是，你现在有美国网站上的各种医疗数据和声明，但问题还没有得到解决。"

商业言论权在美国的优先度比在其他国家要高得多——天平越来越向着有利于商业活动的方向倾斜。举例来说，随着处方药营销活动的爆炸式增长，FDA 似乎很有必要扩大监管。（毕竟，1997 年的规定修改后仅 11 天，先灵葆雅就因开瑞坦营销的广告违规而两次收到警告信。）然而事实正好相反。药物公司因广告违规而收到的信件数量从 1999 年的平均 95 封下降到 2002 年的 158 仅 27 封，2003 年则降到 24 封。为什么在广告数量不断增加的情况下，警告信数量却急剧下降？

2001 年 8 月，在 FDA 还没有局长时，（时任）美国总统乔治·W. 布什（George W. Bush）选择了一位颇有成就的律师丹尼尔·特洛伊（Daniel Troy）担任 FDA 的新任首席法律顾问。丹尼尔·特洛伊在《第一修正案》相关问题上经验丰富，尤其在捍卫商业言论权方面有很强悍的记录。他曾代表布朗·威廉姆森烟草公司（Brown & Williamson Tobacco Corporation），成功在最高法院阻止 FDA 取得烟草产品的监管权。他还曾是某法律团队的成员，该团队曾起诉 FDA，以允许药物公司可以部分绕过 FDA 的审查程序，宣传处方药的"标识外"（没有经过 FDA 批准的）用途。简言之，FDA 的"老对头"成了它的首席法律顾问。

特洛伊新上任三个月后，美国卫生及公共服务部给 FDA 下达指示，向药物公司发送与违规营销相关的信件之前，必须经过首席顾问办公室（Office of the Chief Counsel）的审查。在2002 年的一份报告中，美国总审计局（U.S. General Accounting Office，简称 GAO）指出，在这个变化前，确定违规后几天内就会发出信件；但新规定出台后，额外的法律审查耗时太长，平均41 天，多的可以达到 78 天，"在 FDA 发出信件之前，带有误导性的广告可能已经完成了它们的宣传周期"。

由于这些延误导致公众接收的错误信息增加，FDA 对这种担忧的回应是，FDA 局长马克·麦克莱伦（Mark McClellan）写信给民主党众议员亨利·A. 韦克斯曼（Henry A. Waxman，D-CA），表示将在 15 天内完成 FDA 通知函的法律审查。结果如何呢？2004 年 1 月，美国众议院政府改革委员会（U.S. House of Representatives' Committee on Government Reform）的特别调查部门发布的少数派成员报告（Minority Staff）发现，2002 年的平均拖延时间是 41 天，2003 年许多广告的拖延时间都增加到 177 天。

　　对于直接面向消费者的广告，有一点是肯定的：自 1991 年广告正式开始面向消费者以来，广告一直是药物公司的财富"密码"。1991 年，DTC 广告的费用投入仅为 5 500 万美元，从那时起，药品费用的增速约为医院或医生服务费增速的四倍。梅洛迪·彼得森（Melody Petersen）在《纽约时报》上报道说，1998 年，最大的药物公司在针对消费者和初级保健医生的广告上每投入 1 美元，就会创造 22.5 美元的销售额。然后，意料之中地，在接下来的三年里，最大的药物公司每年的营销预算增长率都超过 32%。相比之下，在不允许 DTC 广告的法国和英国，同一时期的营销支出每年下降 4%。从 1991 年到 2003 年，美国的 DTC 广告费用增长了 58 倍，达到了每年 32 亿美元。

　　同一时期，制药业的利润率（扣除所有研发费用）从收入的约 12%（1999 年）猛增至 18%（2001 年），而其他财富 500 强企业的平均利润率仅为 5% 或者更少。

159

雷达防线之下：公共关系

比误导性广告更加狡猾的是公关活动的微妙影响。至少在广告中，信息的基本商业目的是明确的。而在公关活动中，非营利组织发出关于某种药或某个问题的新闻报道或所谓的公共服务信息，似乎是自发的行为，通常与商业来源没有明显联系。公共关系公司维持业务的方式是，巧妙地模糊掉独立新闻和商业化"信息"之间的界线。带有商业目的的信息在可信来源——电视、报纸、广播和杂志中反复出现，这些所谓的新闻报道传递的信息逐渐占据上风。这个方式非常有效，既能影响公众舆论，又能影响卫生政策。

假药的问题就是个很好的例子。在过去几年中，许多美国老年人一直乘公共汽车去加拿大购买处方药，因为美国的处方药价格平均比加拿大高出 70%。其他人会通过邮件和互联网在加拿大的药房订购药品。美国药品的高价最终导致的结果是，药企损失了巨额的利润——美国人每年以低价从加拿大购买的药品，按照在美国的价格，约为 3.5 亿到 6.5 亿美元。PhRMA 希望抑制这种趋势，尤其是在美国国会山（Capitol Hill）讨论医疗保险照顾计划（Medicare）的处方药覆盖时。

不知源起何处，进口药物的安全问题成了美国的一个大问题。2003 年 7 月，FDA 局长马克·麦克莱伦宣布了一项新举措，以保护美国人免受假药的侵害，据称这些药品正在取代"安全有效"的药物。例如，2003 年 9 月 22 日的《华尔街日报》刊登了一篇题为《药柜中的假货》（*Fakes in the Medicine Chest*）的文章。文章报道说，FDA 注意到流入美国的假冒处方药正以惊人的趋势增加。根据这份报告，州和联邦监管机构表示，假药进入美国的途径可能是通过"越来越多的线上销售商，（他们）承诺有更便宜的加拿大药物或'仿制'药物"。新闻里都是这样的故事。但是对加拿大进口药物的巨大担忧有些奇怪，加拿大药物管理局的一名发言人告诉《华尔街日报》："我们目前不了解任何假药活动。"

在《华尔街日报》同一版面的另一篇文章解释了这些故事背后的真实情况，但这篇文章的标题小得多。斯科特·亨斯利（Scott Hensley）撰写的《药企的呼喊：进口药"危险"》（*Drug Companies Cry "Danger" Over Imports*）报道说，PhRMA 聘请了爱德曼国际公关公司（Edelman），帮助其发起有效的"宣传运动"以阻止药品进口。第一步是找出影响力最大的主题。爱德曼公司召集了一些典型人群——自己的医疗保险没有覆盖药物的人群（比如仅有医疗保险照顾计划的老年人），结果发现，人们并没有因进口药的非法性而感到困扰；但爱德曼公司成功发现了一个引起人们关注的问题："恐惧和问责会改变消费者的观念。"文章说，爱德曼公司的报告给 PhRMA 的建议是，如果他们将重点放在从国外购得药物的"安全性和有效性"上，就会使人们对自己通过进口药物来省钱的做法产生疑虑。

关注进口药品安全问题的公关活动在短期内取得了成功：医 161 疗保险照顾计划的处方药法案中，相关规定使进口药物变得很麻烦，不太可能成功。讽刺的是，正如《纽约时报》的一篇社论指出的，"虽然药企一直在指责国外进口的危险性，但药企已经越来越多地将药品生产转移到外国的工厂，以节省劳动成本"。所以，事实证明，外国药物最大的进口商是美国制药业本身。制药业是如何关注保护大众免受进口药危害的？当有 1300 个人新加入 FDA 审批新药的部门（以减少新药的审批时间）时，有 1 000 个人被取消了他们在 FDA 的其他监督任务，包括药品生产场所的检查。还有加拿大假药的真相是什么？2004 年 1 月 28 日，加拿大卫生部的发言人杰瑞娜·韦克（Jirina Vlk）告诉我，她不知道任何从加拿大的注册药房或药剂师寄到美国的假药。

公关运动也被用来支持特定的药物。在新药最初被引入时，以及未能发挥预期的市场潜力时，就会出现公关运动。例如，当 2001 年 FDA 批准奇格瑞（英文名 Xigris）时，它的制造商礼来公司（Eli Lilly）以为自己会成为大赢家。这种突破性的高科技药物已被证明可以提高感染性休克危重病人的生存率——感染性休克是一种由血液细菌感染引起的极严重的疾病，每年在美国造成 22.5 万人死亡。《新英格兰医学杂志》在 2001 年发表了一篇报告，表示奇格瑞使这种可怕疾病的死亡率降低了 6.1%，每16 名接受奇格瑞治疗的患者中就有 1 例获救。NEJM 的另一篇文章总结说，奇格瑞"对重症脓毒症患者的治疗具有相当高的成本效益"。

奇格瑞（以及礼来公司）的未来看似一片光明。根据《商业周刊》(Business Week)，奇格瑞"在商界来看具有较高的利润率"。但奇格瑞的销售额远低于预期：预期 2002 年的销售额高达4.75 亿美元，但实际销售额不及 1/4；2003 年的销售额预计达 7亿美元，但礼来公司 2003 年前两个季度的数据显示，奇格瑞的销售额仅为 7 200 万美元，不到预测值的 1/9。为什么奇格瑞表现如此不佳？

事实证明，《新英格兰医学杂志》上发表的那项研究没有说 162明全部内容。礼来公司向 FDA 提供的数据显示，100 名患者接受奇格瑞治疗后幸存的 6 名患者中，只有 1 名患者在 28 天后可以出院，另外 5 名患者情况仍然很严重，无法回家，其中几名患者还在重症监护室（ICU）。FDA 的审查人员分析了这些数据后得出结论，"没有更长时间的随访，无法确定住院患者的最终结局"。

另外，奇格瑞的价格非常昂贵，每个患者的治疗费用约为

6 800美元。Medicare 和 Medicaid 同意礼来公司的要求，将奇格瑞作为一项新的医疗技术，覆盖其一般的费用，但这仍意味着医院要为每位患者支付约 3 400 美元的费用。

由于销售额远落后于预测值，礼来公司做出了唯一合理的事：它解雇了负责奇格瑞的公关公司，寻找业务能力更强的新公司。根据《华尔街日报》，获胜的提案标题为《道德、紧迫性与潜力》。新的公关运动不再把公众的关注点集中于药物本身的优点上，而是一个放在医疗领域会引起大多数美国人的恐惧和愤怒的词：限额配给（rationing）。

《华尔街日报》刊登的一篇题为《为售卖高价药物，礼来引发对限额配给的热烈讨论》（*To Sell Pricey Drug, Eli Lilly Fuels a Debate Over Rationing*）的文章报道，礼来的新公关公司已经制定了一项策略，说服公众认为限制危重病人使用奇格瑞是非常不道德的。根据《波士顿环球报》（*Boston Globe*），礼来公司承诺拨出 180 万美元资助一个专项小组，负责开发"对重症监护室昂贵治疗进行配额的国家指南，并让医生公开承认他们拒绝给获益最少的患者提供治疗"。

毫无疑问，这个专项小组的重症监护医生正在寻找一个合法的座谈会，在会上制定指南，帮助医务工作者解决在危重病人的照护中经常出现的恼人的道德困境。同样毫无疑问，专项小组的报告值得非常认真的对待，因为它的建议是解决这些问题最负责、最道德的方法。但是礼来公司的慷慨赞助也有另一个目的。专项小组的报告和指南面临着很高的风险，可能会陷入关于危重病人医疗配给的舆论漩涡中，在这个过程中，奇格瑞使用不足的问题被无缝渗透到这场"辩论"中。人们会很容易看到，奇格瑞的案例发展成了病人权利问题的延伸——不当地将可能挽救危重病人性命的药物拒之门外。关于奇格瑞的使用，理性公开的讨论可能会被定额配给的新闻报道引发的公众情绪所淹没。如果这种事发生，那么公关公司基本已经成功实现了它的主要目标：增加奇格瑞的销售量。此外，要支付公关公司这一场"伦理活动"的酬劳，只要 265 名患者使用奇格瑞就够了。

　　商业赞助的公关活动还会利用非营利组织，以有效传达他们的信息。仔细想一下社交焦虑障碍（social anxiety disorder，简称 SAD）的故事。《琼斯母亲》杂志（*Mother Jones*）刊登的一篇调查文章中，作者布兰登·科纳（Brendan Koerner）讲述了如何为销售治疗药物而创造出这种"疾病"的故事。根据精神病诊断手册，SAD 是（更确切的说，曾是）"非常罕见"的疾病。但是，抗抑郁药帕罗西汀（英文名 Paxil）的制造商史克必成[①]

----

① 译者注：史克必成和葛兰素威康（Glaxo Wellcome）于 2000 年 12 月合并成立葛兰素史克公司（GlaxoSmithKline）。

（SmithKline Beecham）聘请了一家公关公司，通过三家非营利组织——美国精神病协会（American Psychiatric Association）、美国焦虑症协会（Anxiety Disorders Association of American）和"免于恐惧的自由"组织（Freedom From Fear）——整合出了一个关于这种"疾病"且目标广泛的教育活动。FDA 批准将帕罗西汀用于 SAD 的治疗后不到一个月，《纽约时报》和《服饰与美容》杂志（Vogue）就出现了关于这种"诊断不足的疾病"的文章。这次公关活动被认为大获成功，它被美国公共关系协会（Public Relations Society of America）纽约分会认定为"1999 年最佳公关项目"。这也不奇怪，从 1999 年到 2000 年，帕罗西汀的销售额增长了 25%。

当营利性资金流向非营利组织，尤其是可信赖的服务和专业组织，资助者的商业目的就几乎完全被隐藏了。

对好消息的报道

你有没有留意过电视和报纸上有多少关于医学进步的好消息？新突破源源不断地出现，按照这个趋势，到现在为止我们可能已经把已知的人类疾病全部治愈过两三遍了。

对这种消息的叙述很常见：描述一个医学问题；介绍一个或

几个患有该种疾病的患者，这个（些）患者必须是很典型的，观众或读者可以很容易识别；专家接受采访，用浅显易懂的语言解释为什么这一发现或程序是医学突破；最后，故事以计算这项最新发现可以帮助多少人结尾。通常，为了平衡报道的内容，会加入一些敷衍的负面意见，但这样的批评不足以打消好消息带来的兴奋。我们的基本信念——医学在与痛苦和死亡斗争的过程中不断进步——得到了证实。报道这些消息的媒体成功引起了我们的注意；广告商的利益得到了这些动人故事的支持；这些都在同一时间发生。

一个很好的例子是，《新英格兰医学杂志》2002年发表了一篇文章后的相关新闻报道。在那篇文章中研究人员的结论是，检测体内炎症水平的廉价C反应蛋白（简称CRP）测试，可以预测一个人的心血管疾病（心脏病发作、缺血性卒中、冠状动脉重建术或心血管死亡）风险，其有效度甚至超过胆固醇水平的测量。《新英格兰医学杂志》的文章报告说，对28 000名女性随访超过8年，发现CPR水平最高的20%人群，患心血管疾病的可能性是CRP水平最低的20%人群的2.3倍。研究人员还总结说，其中很多高风险的案例，仅通过测量胆固醇水平无法鉴别。最后，文章作者说，确定CRP水平升高的人群最好服用他汀药物，以降低患心血管疾病的风险。

根据我收集的非随机样本，三大报纸（《波士顿环球报》《纽约时报》和《华盛顿邮报》）和两大新闻杂志（《时代》和《新闻周刊》）都报道了新 CRP 检测的潜在益处。无一例外，这些报道全都激情洋溢，充斥着各种赞誉："开创性的""长期内最有前景的进步""范式动摇""极为重要""全垒打"等。根据这些报道，可以合理假设，很多读者认为这是一项重要的医学突破，并且要求医生进行 CRP 检测。

这个故事有什么问题？这项研究被错误解读了，本来只是诊断中的小进展，现在看起来像是重要的医学"突破"。在这个过程中，人们的注意力转移了，不再关注为降低心血管疾病风险可以很容易做到的事。

NEJM 的文章报告说，CRP 水平最高的女性，心血管疾病的发病风险是 CRP 水平最低的女性的 2.3 倍。听起来是很大的差距。但这是相对危险度；对于某种低风险疾病，将一个小组中很低的风险与另一个小组中更低的风险作比较，会使很小的差异看起来非常大。这项研究中的女性很健康，她们的平均年龄小于 55 岁，因此她们患心脏病、卒中或动脉阻塞的潜在风险非常低。举例来说，与 1 000 名 CRP 水平最低的女性相比，1 000 名 CRP 水平最高的女性每年多出的新发心血管疾病仅略高于 1 例

（1.3）[①]。前面提到的五家媒体的报道都是，CRP 水平升高的女性，心血管疾病的（相对）风险翻倍。只有《华盛顿邮报》提到了关于绝对危险度的事，它报道称这种风险的增加"非常小"。看着"长期内最有前景的进步""全垒打"这类描述，读者无从得知，听起来激动人心的相对危险度，转换成绝对危险度后仅为 1/1 000。

尽管风险水平很低，但对风险的担忧不无道理。那么他汀治疗会有多大的帮助呢？2001 年，JAMA 发表了一项由同一组研究人员进行的研究，文章显示，每天 40mg 的普伐他汀能显著降低 CRP 水平。但要记住：CRP 水平的降低是替代终点（它自身在临床上并不重要），而且他汀药物从未在随机临床试验中显示出降低无心脏病女性心血管疾病风险的作用。尽管如此，假设（因

---

① 关于这个问题的完整讨论，见我写的一篇关于记者医疗报道的文章：约翰·艾布拉姆森，《高度商业化环境下的医学报道》，尼曼报告（*Nieman Reports*），2003 年夏。在 http://www.nieman.harvard.edu/reports, 2003-2NRsummer/54-57V57N2.pdf 可获取。2004 年 2 月 27 日访问。

在 NEJM 文章中的无事件生存率缺乏年龄和风险因素调整，在这种情况下，可以根据其中一个图表重新合理地估计 CRP 水平最高的 20% 女性的患病风险：在研究的 8 年中，CRP 水平最低的 20% 的女性发生心血管事件的绝对危险度为 7/1 000。调整后的相对危险度为 2.3，乘以这一比例，CRP 水平最高的 20% 的女性在 8 年内的绝对危险度为 16.1 / 1 000。CRP 水平最高与最低的女性之间，心血管疾病绝对危险度的差异为 16.1 减去 7，即 8 年中约为每 1 000 人中减少 9.1 例。

为这项益处没有得到证明）普伐他汀可以使 CRP 水平较高的女性的心血管疾病风险降低 40%，也就是每 1 000 名女性中，每年可以预防少于 1 例的心血管疾病发作[①]。每天 40 mg 普伐他汀，一年的费用约为 1 650 美元。在这项工作中，预防 CRP 水平升高的健康女性出现 1 例心血管病的成本是 200 万美元（仅为药物的花费，不包括额外的实验室检查和就诊）——如果普伐他汀确实有益处的话。即使你不是医生也能想到，为了改善这 1 000 名女性的健康和生活质量，在一年的时间里，这些钱可以用其他更好的方式花掉。

这些发现可能并不是真正的突破，但在新闻报道中会产生激动人心的效果，这有什么害处吗？大肆宣传给人们带来了虚假的希望，使我们远离了真正的预防措施，其中大部分与健康的生活方式相关；同时会使我们消耗很多不必要的资源，有一些更有效的健康预防措施并不需要这么多资源。

CRP 的故事是典型的医学新闻报道吗？很不幸，是的。一项调查了电视和报纸上 207 条医学新闻的研究发现，只有不足 1/10 的报道给出了绝对危险度降低的数据，只有 3/10 提到了成本，只有 4/10 披露了"专家"和他们研究的产品之间的财务联系。你多

---

① CRP 水平最高的女性中，每 1 000 人每年约发生 2.3 次心血管事件，因此减少 40% 意味着每 1 000 人每年发生的事件减少 0.8 次。

少次听过研究由药企赞助的研究人员在采访中表达否定甚至矛盾的观点？药企与专家建立财务联系是有原因的。与不偏不倚的科学报告相比，对这些满怀激情的权威人士的采访应该算作商业信息更为合适。

为什么媒体倾向于用这种夸张的、毫无批判性的语言来描述科学研究？因为人们喜欢阅读好消息，而不是坏消息，他们想要了解进展和希望。还有一个原因，虽然这个主题不太礼貌。《女士》（*Ms.*）杂志的主编格洛丽亚·斯泰纳姆（Gloria Steinem）简洁地说："只有你赞赏了这个产品，这对你来说才算是广告。"

随着处方药和其他医疗产品的广告成为所有媒体（尤其是电视，而电视是人们获取健康信息的最大来源）的主要收入来源，媒体面对的压力也在增加，新闻内容要支持，至少不会直接反对广告商的利益，因此医疗报道成为媒体的致命要害。即使医疗记者具有科学和统计方面的专业知识，能看透其中的商业把戏（对记者具有这样的期待是不公平的，因为这涉及解密医疗行业最聪明的工作），他们是否能报道真相、同时保住自己的工作呢？不太可能。

我们对于最佳健康和医疗方法的观念已经受到了医疗企业的影响，公众需要了解独立专家的意见以抵消这些影响。不幸的是，除了极少数例外情况（例如，医疗消费者中心、英属哥伦比亚大学治疗倡议和公共市民组织的 worstpills.org 网站都是无偏信息来源），我们的绝大多数医学报告都因结构上的缺点而有所偏颇：公共利益受到制药行业的财务资源、政治影响和营销技能的压制。因此，公众看到的往往是受到商业影响的医疗新闻，面对广告商赤裸裸的吸引和公关活动巧妙的说服，公众完全无法抵抗。

药品、检查和手术向美国消费者的成功营销——不论它们的真正价值如何——可以很好解释美国医学的卓越神话是如何持续下去的。虽然在医疗研究和实践中肯定有很多真正的突破，但事实证明，大部分医疗新闻报道的消息都太理想化了，并不是真实的，尤其是具有商业优势的新闻。作为患者、消费者和纳税人的美国人，正在为这种欺骗付出巨大的代价。

第十一章　跟着钱走：
供给侧的医疗

　威尔金斯先生和太太（Mr. and Mrs. Wilkins）早就精心策划好了他们的退休生活。在他们八十多岁的时候，冬天会去佛罗里达州度过，其余时间住在家里，他们的房子离我的诊所约有一英里远。威尔金斯先生有前列腺癌，但在控制中，除此之外他们的身体状况都很好。但是有一个冬天，威尔金斯先生心脏病发作了。

在他住院时，心脏病医生建议他接受心导管术。这是心脏病发作后通常会进行的诊断性检查，以确定冠状动脉阻塞情况。这个检查是通过一根细小的导管将造影剂注入各冠状动脉中，从而在 X 光片上评估血流情况。检查显示，威尔金斯先生的两条冠状动脉部分堵塞了，由于堵塞处过于远端，且太分散，无法用球囊导管扩张打开（这个手术被称为血管成形术），因此，威尔金斯先生接受了冠状动脉搭桥手术，以降低这些动脉完全堵塞并再次引起心脏病发作的风险。这个手术是从腿部取一段静脉，将其接到流向心脏的血管上，在血管的堵塞区域两侧建立一条"旁路"。

170　　　威尔金斯先生顺利接受了手术，但在接下来的几天里，切口周围疼痛、发红，他开始发低烧。很快，他的胸骨出现了感染（在手术中，外科医生在修复冠状动脉时切断了胸骨）。外科医生重新打开了部分切口，排出感染物，同时给威尔金斯先生用上了抗生素。

　　春天来了，威尔金斯先生和太太在手术的六周后回到了北方。他每隔两三天就要来我这里进行胸腔引流①，防止感染物集聚，再次形成脓肿。这个过程会有些不适，不过我们逐渐找到了一个办法，在重新插入纱布芯之前，用局部麻醉剂清洗敏感部位，达到局部麻醉的效果。在这个备受折磨的过程中，威尔金斯先生一直对我保持温和的态度。

　　他与相伴六十多年的妻子之间的关系是另一回事。威尔金斯太太通常会陪他一起来就诊。实际上，几乎每次走进检查室，我都会发现他们在争吵，不断地争吵，而在此之前，他们是一对很幸福的夫妇。我从来没有见过这种不和睦的场景。每当威尔金斯

---

①　当感染没有改善的时候，我和波士顿一家教学医院的一名胸外科医生讨论了威尔金斯先生的情况，他是治疗这种感染的专家。我想知道是否有更好的治疗方法，而不是这种我们相互厌倦的方式。那位外科医生说他可以切除感染的骨头，但风险很大，而且恢复的时间很长。经过讨论，我认为我们正在使用的办法就是我们能做到的最好的方法。一位优秀的外科医生的保守建议——侵入性疗法宁少勿多——基本上总是个好建议。

太太可以跟我说话而不被丈夫听到时，就会发出同样的抱怨："他一遍一遍地问我同样的事"，"他已经变了"。

　　有一天，威尔金斯先生独自来就诊，太太没有来。我正聚精会神地把引流管重新插进他的胸腔，尽可能动作温柔一点，这时他对我说："医生，我终于明白了幸福婚姻的秘密。"我很感兴趣，停下了手上的工作，问他是什么。他解释说："当我们意见不同时，只要让我妻子认为她是对的就好。"他新悟出的这个生活智慧令我钦佩，也深受折服。两天后，威尔金斯先生又来到我的办公室，仍旧没有妻子的陪伴。和两天前差不多同样的时间点，他又对我说："医生，还记得我上次说的幸福婚姻的事吗？"我当然记得。他说："好吧，把它忘了吧。"我承认，听到这句话我感觉很宽慰。

　　几个月后，威尔金斯先生的感染逐渐好转。令人悲伤的是，感染问题刚解决，他的前列腺癌就开始扩散到了骨头，他承受的痛苦越来越多。放疗没有帮助。当癌症扩散已经明显无法阻止时，我在威尔金斯先生的治疗中加入了临终关怀照护，他没有进一步住院治疗就安详地去世了。

对心脏病发作的患者来说，治疗越多就越好吗？

　　尽管出现了术后感染，但威尔金斯先生和他的妻子仍然相信，在心脏病发作后,他已经得到了最好的治疗:立刻进行最新的诊断程序和心脏手术,以避免再次心脏病发作。但考虑到我后来了解的东西,我不太确定威尔金斯先生是否得到了最好的治疗。

毫无疑问,美国人有最好的机会获得最新、最昂贵的医疗服务。举例来说,同样是 65 岁以上的心脏病发作患者,美国的患者接受诊断性心导管术以确定堵塞动脉的概率比加拿大患者高出 5 倍。美国的老年人接受球囊血管成形术或冠状动脉搭桥术的概率比加拿大高出 7.5 倍。显然,这种治疗很昂贵。美国的人均总体医疗支出比加拿大高 75%,且在 20 世纪 80 和 90 年代,随着这些心脏手术在美国成为心脏病发作患者的标准疗法,美国的医疗支出增长更快。这是美国人能畅通无阻地获得最先进的医疗服务而付出的代价。但故事还没完。

尽管在心脏病发作后,我们的老年人接受的心脏手术比加拿大的患者要多得多,但事实证明,心脏病发作一年后,美国患者的存活率并不比加拿大患者更高。但是,仅凭存活率可能不足以检测更细微的临床受益。或许美国人额外接受的手术程序使患者具有更好的运动能力,或改善患者的生活质量,而这些医疗结局在研究中没有测量。

从 NEJM 发表的一项研究中可以得知,这个假设是不太可能的。这项研究利用了德克萨斯州和纽约州在心脏病发作后的护

理上的差异，形成了一个"天然的实验"。在心脏病发作后90天 172
内，德克萨斯州拥有老年医保（Medicare）的患者接受心导管术
的可能性比纽约州的患者高50%。令人惊讶的是，在接下来的
两年里，德克萨斯州的患者结局却更为糟糕，死亡率显著更高
（15%），心绞痛多出约40%，无法完成需要适度用力的活动的患
者也多出62%。作者的结论是，德克萨斯州在心脏病发作后进行
的心脏病手术数量更多，却似乎没有任何益处。

自20世纪80年代初以来，心脏病发作后的护理发生了巨大
的变化。在那时，美国仅有10%左右的心脏病发作患者接受了心
导管检查。到1998年，超过一半的心脏病发作患者会接受这项
诊断检查，接受检查的患者中又有一半会进行血管成形术或冠状
动脉搭桥手术。从1984年到1998年，手术数量的增加使每位心
脏病发作患者的治疗费用增加了约1万美元（调整通货膨胀后），
同时，美国的心脏病发作患者的平均预期寿命提高了约1年。卫
生政策期刊《健康事务》（*Health Affairs*）发表的一篇文章用这些
数据来说明，美国心脏病发作患者的手术增加是非常具有成本效
益的——对于可以延长一年寿命的医疗干预来说，1万美元是非
常小的数额。

然而，将美国的心脏病死亡率和心脏病护理与其他工业化
国家比较一下，情况就更加复杂。考虑所有年龄段患者的平均情

况，美国进行冠状动脉成形术和冠状动脉搭桥手术的数量是其他工业化国家的 3.5 倍。有人可能会由此得出结论，美国对心脏病治疗的投资以及心脏病发作患者寿命的增加，证明了我们国家在心脏病治疗方面具有优势，故事到此结束。

173　　但根据美国国立卫生研究院国家心肺和血液研究所的数据，情况并非如此。在 10 个最富裕的工业化国家中，美国的冠状动脉疾病死亡率是第三高的。尽管进行了更多侵入性心脏手术，也消费了更多降胆固醇他汀药，但美国的冠心病死亡人数更多，且输给了大部分富裕的工业化国家。更加令人失望的是，虽然心脏病发作后使用的侵入性心脏手术增加了，但从 1993 年到 2000 年，心脏病发作患者的院内死亡率几乎没有变化。

　　进行太多的心脏手术浪费的不仅是钱。威尔金斯先生去世两年后的 2001 年，NEJM 发表的一项研究显示，接受冠状动脉旁路手术的患者中，一半以上在术后有明显的心智能力下降，老年患者出现这个问题的风险更高。回想起威尔金斯太太对丈夫感到失望（"他已经变了"），几乎可以肯定这是由于威尔金斯先生术后精神受损导致的。

　　威尔金斯先生是否是真正从心脏手术中获益的 1/7.5 美国患者中的一名？我们无从得知。但是考虑到他的高龄和前列腺癌，在他心脏病发作时，冠状动脉旁路手术似乎并不是最佳的治疗方法。

生命伊始的医疗服务过量供给

在美国，超过需要或合适的限度，过量使用医疗服务的例子，并非只有对老年人使用侵入性心脏手术这一个。我们来看一下生命周期的另一端——生命伊始的医疗。

新生儿科是一个高度专业化的领域，专门照顾患病的新生儿。当我们的社区医院增加了一名全职的新生儿科医生时，我和我的同事都非常高兴。通常情况下，除了非常小的问题之外，涉及新生儿健康的问题，社区医生都要咨询新生儿科医生。在决定是否将新生儿转到特护婴儿室的问题上，儿科医生起着关键作用。 174

2002 年，达特茅斯医学院评估临床科学中心（Center for Evaluative Clinical Sciences）的研究人员在 NEJM 上发表的一项研究显示，美国不同地区的新生儿重症监护服务的集中度差异很大，多与少之比达到 4 倍以上。然而，研究人员发现，这些服务的分配并不根据一个地区低出生体重儿的数量。而且，患病的新生儿可以获得基本水平的重症服务后，新生儿的死亡率也没有降低。结果证明，美国的很多患病新生儿接受的医疗服务是达到最高生存率所需服务的两倍。

这项研究比较了美国、加拿大、澳大利亚和英国的新生儿保健，真实情况也随之大白。每个美国婴儿所对应的新生儿科医生和新生儿重症监护病床的数量，几乎是其他国家的两倍。尽管如此，同等出生体重的情况下，美国婴儿的存活率并没有高于其他国家。而由于低出生体重儿的出生率较高，美国的婴儿死亡率反而是这几个国家中最高的。这个问题的部分原因是与卫生保健系统无关的社会问题（如贫困和种族差异等）。不过还有部分原因是，美国昂贵的出生后医院治疗资源比其他国家多得多，但在怀孕前和怀孕期间提供的公共卫生服务较少。与心脏病发作后的心脏手术一样，过量的新生儿科医生和新生儿重症监护设施的出现，似乎更多地是受到财务激励的驱动，而非有根据的健康需求，更不是实现更佳健康的有效战略。

市场压力胜过科学证据

　　如果美国医学确实以科学证据为指导，那么我们的心脏护理模式为什么会演变成这样：人均来看，美国实行的侵入性心脏手术是其他工业化国家的 3.5 倍，但心脏病死亡率却是 10 个工业化国家中最高的，已经远远落后于他们了。同样，美国对患病新生儿的投资是其他国家的两倍，然而我们的新生儿死亡率排名很差，而且与心脏病死亡率一样，情况一直在下滑。难道我们的科学是失败的吗？

　　《新英格兰医学杂志》发表的三篇社论为这个问题提供了一些启示。1997 年的一篇社论认真探讨了，与加拿大相比，为什么美国年满 65 岁的心脏病发作患者接受了更多的心脏手术，但没有证据显示多出来的手术带来了更好的结果。文章作者哈兰·克鲁姆霍兹博士（Dr. Harlan Krumholz）认为，问题的答案与这些手术每年给"医院、医生和医疗设备供应商"带来的声望和数十亿美元有关。一年后，理查德·兰格博士（Dr. Richard Lange）和 L. 大卫·希利斯博士（Dr. L. David Hillis）也写了一篇关于这个主题的社论。一项大型研究（VANQWISH，退伍军人管理局非 Q 波心肌梗死院内治疗策略试验）再次表明，对于心脏病发作后临床上稳定、没有表现出其他心脏问题预警信号的患者，进行常规心导管术检查没有任何益处。这篇社论强调，这是第四项得到这样结论的大型研究；并指出，以前的研究并没有减缓美国的心脏病发作后心脏手术数量的增长。和一年前的那篇社论一样，对于对科学证据的普遍无视，这篇社论总结说，与加拿大和欧洲相比，美国的心脏手术数量更大的原因是"（手术）给医疗机构和医生带来的货币薪酬"。

　　难怪医院极力推销他们"最先进的"手术，试图吸引"消费者"。乍一看，医疗市场似乎运作良好，医院互相竞争，为患者提供最好的服务。真实情况是，财务激励刺激医疗行业扩大了对赚钱手术的供给，然后最大限度地提高了对这些服务的需求。例如，Medicare 为冠状动脉搭桥手术支付的费用从非教学医院的 2.6 万美元到学术医疗中心的 3 万～ 4 万美元不等。根据《波士顿环球报》的一篇文章，这些手术的利润率超过 40%。虽然顶着医疗进步和公共服务的光环，但这就是纯粹、简单的商业。

　　最后，凯文·格伦巴赫博士（Dr. Kevin Grumbach）写了一篇社论，针对的是一篇记录了美国许多地方新生儿专科医生和新生儿重症监护病床供过于求的文章。对于医疗资源如此明显的不合理使用，格伦巴赫博士总结道："一个重要的解释就是钱。新生儿重症监护病房是医院的利润中心，私人和公共保险计划在此有高额的支出。"社论报告说，投资人持有的一个由 600 名新生儿专科医生组成的团队在 2001 年已经赚了 3 000 多万美元。

　　这些研究发现证明了昂贵的心脏手术和新生儿服务存在过度使用，但为什么没有对美国医疗体系的塑造产生更重要的影响？真相是，只要科学证据支持商业利益，当下的美国医疗实践就是基于科学证据的；而当科学与商业利益冲突时，被忽略的往往是科学。

　　你可能认为，会有一个合适的机制来确保我们的医疗有坚实的医学研究基础。事实上，美国是第一个实施这类项目的国家。

1975 年，美国开始实行卫生技术评估。之后，其他大多数工业化国家也已建立了正式机制，以确定新医疗技术的最佳使用，并避免公民使用未经证实或浪费性的创新技术。但是，在这项公共服务执行的过程中，有可能会损害医疗创新的潜力，而且存在诸多阻力。

　　在其他国家，技术评估项目的影响不断增大；与此同时，美国自己的项目实际上已经逐步废除了。JAMA 在 1999 年发表的一篇文章解释说，"尽管对技术评估这件事已经激烈争论了二十多年，最近一次发生在 1994 年的联邦委员会上"，但技术评估依然名存实亡。为什么？医疗器械行业和一些医生组织反对政府控制新技术的研究和评估。具体来说，美国白内障手术协会（American Society of Cataract Surgery）、美国眼科医生委员会（American Board of Ophthalmologists）和北美脊柱外科学会（North American Spine Society）对政府支持的指南不满，这份指南由健康政策与研究机构（Agency for Health Care Policy and Research，简称 AHCPR）发布，定义了白内障手术和下背痛手术的适用标准。决定性"战役"是 1995 年的脊柱融合手术。政府提出限制用这种手术治疗腰椎间盘突出，脊柱外科医生对此非常不满。外科医生的抗议与当时国会的反政府背景产生了共鸣——不仅指南遭到了质疑，整个 AHCPR 在接下来一年获得的资助几乎为零。

177

　　《纽约时报》2003 年 12 月刊登的一篇文章解释了对于背部手术的争议。这篇优秀的调查性医学新闻报道指出，尽管与椎板切除术相比，脊柱融合手术更加复杂、价格也昂贵得多，但从来没有证据表明其效果更好。为什么在没有证据证明优于简单手术的情况下，要推动使用更复杂的手术呢？根据《纽约时报》的文章，部分答案是，医生从每例脊柱融合手术中得到的费用约为 4 000 美元，而椎板切除术为 1 000 美元；医院对每例手术的收费分别为 16 000 美元和 7 000 美元。另一部分答案是，AHCPR 的指南被推翻后，美国的脊柱融合手术的数量变成了原来的三倍，手术材料的花费变成了五倍，从每年 5 亿美元增加到 25 亿美元。根据《纽约时报》的报道，美敦力公司（Medtronic，最大的脊柱融合手术硬件制造商）的一名前销售代表在对他的前雇主提起诉讼时说，他曾被告知要"不计一切"地兜售更多脊柱融合手术。在他的诉讼中，他指控道"不计一切"包括"虚假的"咨询合同以及最豪华的夏威夷之旅。美敦力搞定了这个诉讼，否认有任何不当行为。然而，2003 年 9 月，美敦力确实因据称使用非法回扣而接受司法部的调查，表示存在违反联邦《医疗反回扣法》（Federal Antikickback Statute）的不当行为。

178　　另外两名前美敦力员工告诉《纽约时报》，外科医生常被诱导使用美敦力公司的硬件，诱惑包括昂贵的旅行、花费高达 1 000

美元的城市游乐之夜、甚至有时会去当地的脱衣舞俱乐部。

你希望外科医生给你或你的家人提出手术建议是出于这些原因吗？（可能有了可靠数据后，我们会发现脊柱融合手术对于背痛的治疗有一定作用。但是这正说明了我们目前还不知道这种手术的作用如何。）

供给敏感型医疗服务

"供给敏感型医疗"（supply-sensitive care）一词适用于这类医疗服务：最容易被供给者的利益推动使用，而不是因周边社区的健康需要而提供的医疗服务。没有正式的医疗技术评估机制，新的医疗服务可以在没有强有力的科学证据证明其益处的情况下就投入使用；没有支出的限制，新的医疗服务可以在没有证据表明其优于现有服务的情况下就投入使用。对医疗技术的发展没有这两方面的限制，使得财务激励成为塑造美国医疗体系的唯一因素。

由于供应方的推动而最容易过度使用的医疗服务具有以下四个特征。

第一，供给敏感型医疗服务必须在保险范围内。保险的覆盖使患者免去了对医疗费用的考虑，因此他们不太可能质疑检查或手术对健康的益处是否与它们的价格相符。例如，如果心脏病发作患者需要多付 1 万美元——这是美国的心脏病发作后侵入性治疗的价格，那么很多人会要求提供证明其治疗价值的信息。我猜想，大多数没有并发症的心脏病患者，获得了现存的最佳证据后可以得出结论，从侵入性心脏检查和手术中获益的可能性与手术增加的成本和风险不匹配，他们会选择更多使用保守治疗。我还怀疑，如果技术的发展不再分散注意力，人们便会重点关注那些给大多数人带来更佳健康结局的最常见的干预，这才是它们应该受到的待遇。

第二，**供给敏感型医疗服务必须表面上看起来非常有益，这样就取代了对证据的要求**。患有晚期乳腺癌且预后不佳的女性，面对骨髓移植的治疗方法，当主流观点说"这是你唯一的机会"，有几个人会拒绝这个机会？当心脏病专家说"我们应该做心导管检查，以确保你的冠状动脉都没有被完全堵塞，如果这种情况发生，会对你的心脏造成更多伤害"，有几个心脏病发作患者会要求看关于这种检查的益处的详细证据？如果新生儿医生建议把孩子转入危重婴儿监护室，有几个新手妈妈会拒绝？

第三，**供给敏感型医疗服务必须由执行服务的医生决定**。虽然医生普遍认为他们的决策是有科学依据的，但财务方面的衍生会对医生对科学证据的解读施加微妙的影响。例如，我们知道，操作心导管术和血管成形术的心脏病专家可能比提供其他医疗服务的心脏病专家更推荐这些手术，但所有医生都声称以最佳证据为指导。根据我的经验，医生很少会仅出于赚钱目的而建议手术，但和大多数人一样，医生喜欢用自己擅长的技术帮助别人；这就产生了一种倾向，即倾向于对患者使用最新的检查、药物和手术（更何况这是医生面对医疗事故诉讼的风险，保护自己的一种方式）。正如那句俗话，"如果你手里有一把锤子，所有东西看上去都像钉子"。

第四，供给敏感型医疗服务必须在财务上足够有吸引力，以激励医院和其他医疗机构在这上面投资，提高自身提供服务的能力。增加心脏手术容量以及增加新生儿重症监护室就是医院"有利投资"的例子。

如果医疗系统缺少有效的健康技术评估和开支限制；医生和医院提供的服务越多，得到的报酬也越多；并且患者的成本与医疗价值脱钩——在这样的医疗系统中，供给敏感型的医疗服务肯定会被过度使用。

更多治疗≠更好的治疗

更多的治疗不一定对健康更好，对于这个观点，最有说服

180

力的数据来自达特茅斯医学院临床科学中心进行的一项研究，研究负责人是约翰·温伯格博士（Dr. John Wennberg）和艾略特·费舍尔博士（Dr. Elliott Fisher）。研究旨在确定医疗服务使用的区域差异对健康结果和医疗成本的影响。客观地说，我们预计的结果会是这样：在国家高收入地区，可以获得更多医疗服务的Medicare老年患者会得到更好的照顾，也更健康。但是由罗伯特·伍德·约翰逊基金会（Robert Wood Johnson Foundation）和国家衰老研究所（National Institute on Aging）资助的研究显示，情况并非如此。例如，曼哈顿的Medicare患者的医疗成本是俄勒冈州波特兰市同类患者的两倍，但在健康结局上没有显著获得更多益处。到2000年，在参与研究的Medicare患者65岁以后的18年里，医疗服务差异带来的成本差别达到每人10万美元，这还没有考虑处方药开支的差异。

　　费舍尔和同事特别研究了首次诊断为心脏病发作、髋部骨折或结肠癌而住院的Medicare患者。这些患者的治疗费用，最高支出地区比最低支出地区高出60%。最高支出地区的患者的住院时间和ICU病房时间更长，看病次数更多，诊断检查更多，小手术（而不是大手术）的数量也更多。然而，给高支出地区患者额外提供的服务并没有转化成更好的健康结局。低支出地区的患者获得医疗照顾**更加方便**，医疗照顾**质量更高**，并且在研究五年内死亡的概率**更低**。最重要的似乎是，一旦已经提供了足够数量的医疗照顾，就像低支出地区的 Medicare 患者获得的那些，再多出来的医疗反而是糟糕的。对于那些被供给方压力推动的医疗服务，这种情况似乎尤其明显。

扫描：医生最青睐的新技术

美国医疗对高科技检查和手术的偏好往往会导致有用新技术的过度使用。新的全身扫描就是个很好的例子。仅从 1999 年到 2001 年，美国磁共振（MRI）扫描仪的数量就增加了约 50%。有数据说明磁共振和电脑断层（CT）扫描数量的大幅增加改善了临床结果吗？没有任何可靠的数据。虽然我们不知道这些多出来的扫描仪带来了什么健康结果，但我们知道它们带来的经济结果。我们也可以非常确定，决定将大部分新扫描仪投入使用的关键考虑是经济盈亏。

想一下对疑似阑尾炎患者使用 CT 扫描的例子。来医院看病的患者，如果伴有阑尾炎的常见症状——腹部压痛、发烧和呕吐，那么通常会对这些患者做腹部 CT 扫描。医生认为 CT 扫描有助于判断患者是否有阑尾炎。然而，JAMA 在 2001 年发表的一项基于华盛顿州患者的大型研究显示，CT 扫描、腹部超声和腹腔镜的使用并没有什么作用：这些新技术投入使用后，不论是非必要的阑尾切除术（将正常的阑尾切除）的比例，还是阑尾穿孔（阑尾炎诊断延迟会引起的最重要的并发症）的出现率都没有下降。

背痛与高科技扫描的传说也是类似的情况。背痛是初级保健医生最常见的主诉之一。绝大多数有急性背痛的健康人都会完全康复。许多人没有接受任何治疗就康复了，有人会采用物理治疗，偶尔有人会进行推拿。但是，我作为一名家庭医生，在我看来，对背痛患者进行 MRI 扫描是被过度使用最多的技术之一。虽然 MRI 是一项很"优雅"的技术，可以生成优美的解剖图片，但这些漂亮的图片不一定会转化成较好的临床结果。

奥斯卡先生（Mr. Oscar）是我的一位患者，在他 69 岁时，他出现了腰背痛，疼痛辐射到他的左臀部。经过四周的抗炎药治疗和背部运动后，他的骨科医生让他做 MRI 检查，结果发现奥斯卡先生的两块腰椎骨之间的椎间盘突出了。奥斯卡先生想知道下一步要怎么做。答案并不简单，因为年满 50 岁且没有任何背部症状的人中，约有 80% 的人在他们的 MRI 上都会显示至少有一块腰椎间盘突出，2/3 的人会有不止一个椎间盘异常。那么，奥斯卡先生的 MRI 显示的异常情况就是引起他身体不适的原因，这种概率有多大呢？没有办法知道。MRI 唯一的实在好处就是排除严重的问题，如肿瘤或骨折，然而根据奥斯卡先生的病史和身体检查的结果，这些问题基本是不可能的。总之，MRI 并没有太大的帮助。在接下来的几个星期里，通过物理治疗和运动，他的疼痛慢慢改善了——这些治疗方法原本不用做 MRI 就可以给患者处方使用。

保罗先生（Mr. Paul）的背痛故事是我最喜欢的：保罗先生四十多岁，非常热爱山地自行车，他因为中重度的背痛来我这里就诊，疼痛向下辐射到一条腿的腿肚。考虑过他的病史和身体检查结果，我认为他的康复会非常慢。我给他的建议是：让背部休息（不骑自行车），服用抗炎药，用冰块冰敷背部，热敷腿部抽筋的肌肉。三周后，保罗先生的背痛并没有好转，于是我推荐了物理治疗和推拿。保罗先生耐心地等待，但经历了两三个月的背痛，并且这段时间无法骑自行车，我把他转诊到了雷希诊所（Lahey Clinic）一位考虑周到的保守神经外科医生那里。MRI 显示有一块椎间盘突出，与他背痛的位置相符。由于持续的疼痛，保罗先生选择做手术，以减轻他坐骨神经根的压力——这是他背痛的推测原因。考虑到他背痛的持续时间和长度，我支持他的决定。（如果他决定要再等待一下，我也会支持。）

手术那天，保罗先生躺在担架上，马上要被送进手术室，神经科医生过来问他感觉如何。他说前几天他的背痛其实已经有了很大改善。神经外科医生建议他从担架上起来回家，不用做手术 183

了。他听了医生的建议。这是几年前的事。我最后一次见到保罗先生的时候，他差不多完全好了。非手术的治疗非常成功。

供给侧的临终关怀

我们过度支出最悲哀的方面是临终关怀——那时人们处在最脆弱的状态，过多的医疗可能会造成最大的痛苦。不幸的是，这种状态下的患者也最容易被强加使用供给侧医疗服务。我在执业时遇到的大多数终末期患者都是老年人，当时间走到尽头，他们已经准备好了。（孤独和病痛是最常见的两种恐惧，通常可以通过家人的支持和良好的临终关怀照护来消除。）然而，年老患者的子女们往往不能接受死亡的必然性——他们必须通过自己的双眼，根据自己在人生所处的位置来看待死亡。但是，真正让老年人表达自己对寿命终止的想法时，71% 的人表示更愿意在家里去世，而不是在医院里；86% 的人认为终末期患者会更愿意在家里接受照护。

虽然人们不喜欢侵入性护理和医院护理的意愿很明确，但这些终末愿望常常被忽略。可悲的是，即使那些明确表示了不愿意死在医院的人，实际在医院去世的可能性也没有小于其他人。决定人们的死亡地点和时间的主要因素不是他们表达出来的偏好，而是他们所在地区医院床位的可用性。达特茅斯关于 Medicare 支出差异的研究中，最令人不安的发现之一是，高支出地区的人接受"侵入性生命维持"（invasive life support）的可能性几乎是低支出地区的三倍，但没有任何明显的好处（侵入性生命支持意味着重症监护、紧急插管、使用呼吸机和饲管）。

我们所有人都应向我们所爱的人表达我们的愿望，特别是指定代表我们说话的人（医疗护理委托人），需要的话，授权委托人坚持意见，不要让我们在生命走到尽头时接受不想要的治疗。

盈利动机取代

医疗服务的过度供应带来的国家支出是惊人的。费舍尔和他 184
的同事们估计，在不影响医疗质量的前提下，全国的 Medicare 支出中有 30% ～ 33% 可以省下来。他们总结说，实现节约的目标是"不过度；毕竟，像明尼阿波利斯和波特兰（俄勒冈州）这样的大城市地区可以在 Medicare 支出相对较低的情况下，使医疗维持良好状态"。

在第四章中对经合组织国家医疗支出的比较，几乎得出了同样的结论。无论说我们在医疗上可以少花 30%，还是说我们额外多花了 42%，最重要的是美国 2004 年的过度医疗支出将超过 **5 300 亿美元**（以总医疗支出估计为 1.8 万亿美元为基础）。

　　白宫经济顾问委员会（其中包括马克·麦克莱伦博士，他之后被相继任命为 FDA 局长和医疗保险和医疗补助服务中心主任）2002 年的年报阐述了委员会对医疗保健的总看法："对于产品和服务的技术变革与创新，市场反应比政府机构的反应要快得多，这是美国医疗保健系统的特点。"市场确实对医疗保健技术的变化做出了快速反应，但这些反应不一定会带来更好的健康。以新生儿领域为例，很容易看出，基于市场的解决方案使医院重症监护服务的支出大约是其他可比国家的两倍，但没有明显的健康益处。《健康事务》上一篇题为《陷于新生儿学》的文章提出了一种改善新生儿健康的不同方法："来自国内外的数据表明，综合社会支持、女性的预防保健、全面的产前护理和简单易得的计划生育服务，这些方面的结合使用可能比新生儿重症监护的成本效益更高。"虽然预防保健更能使新生儿拥有更高的健康水平，但如果任凭市场自行调控，市场不会将医疗保健导向预防这个方向。185 因为预防医疗不会带来大量金钱。

　　很容易就能想明白，为什么从这个"利润丰厚"的体系中获利的人想让我们相信，市场导向的医疗保健是所有医疗体系中最好的。但要理解这个问题就有点难了：为什么经过专业培训的医生，明知自己的决策要基于最佳证据，还愿意采用这种美国式的医疗保健？这就是下一章的主题。

第三部分
拿回我们的健康

第十二章　8号手术室的膝盖：
超出生物医学的极限

即使承认医疗企业在塑造我们的医学知识方面能力精湛，我 ¹⁸⁹ 们仍然很难理解这个问题：几乎所有医生都致力于为患者提供最好的医疗，为什么医生愿意参与到这个过度商业化的失调系统中？对于那些没有最高标准的医学证据支持的医疗服务，为什么医生不会直接拒绝提供？

部分问题在于，医疗第一线的专业人员没有可靠的方法来区分哪些疗法是必要、有益的，哪些是经济刺激推动使用、经不起时间检验的。但更重要的问题在于，医生在多年的专业训练中，已经在脑海里恒久烙印下了"良药"的模板。自从路易斯·巴斯德（Louis Pasteur）发现了细菌引起疾病以来，医生一直致力于生物医学方法：认为通过足够多的研究，每种症状、疾病的原因和治疗都可以在最基本的生物水平上得到认识并成功治疗。现代科学家和医生认为这个观点非常有吸引力——确定出现问题的生物过程，然后修复它。

没有一块膝盖是一座孤岛 [①]

190　　我想到了马丁太太（Mrs. Martin），她从五十多岁开始一直是我的患者。她每次来看病都会带着精致的发型和妆容，她的问候总是友善而礼貌，有时甚至会有点过分热情。在一次常规就诊开始前，我走进 8 号检查室，发现她站在诊疗台上，穿着普通的运动鞋，紧张地来回踱步。

　　我问她在做什么，她没有浪费时间，直接进入正题。她说，她的右膝已经疼了两周左右，而且已经肿了好几天。她服用了泰诺（Tylenol），但没有帮助。她不记得自己受过伤，也没有发烧或蜱虫叮咬 [②] 这些可能引发炎症的问题；其他关节没有出现问题，她也没有往系统性疾病上想。她说，她特别沮丧的是膝盖疼痛打断了她的常规行走锻炼。马丁太太一直为自己保持锻炼而感到骄傲，她每周至少锻炼五天，每天行走三到五公里。

　　我问完问题，从凳子上起身准备检查她的膝盖时，她明确表

[①]　译者注：原文为 NO KNEE IS AN ISLAND。作者在这里借用了英国诗人约翰·多恩（John Donne）的著名诗句"No Man Is An Island"（没有谁是一座孤岛），来表示人是一个整体，没有哪一部分是脱离其他而单独存在的。

[②]　莱姆病（Lyme disease）是由扁虱叮咬而出现麻疹、发烧等症状的一种传染性疾病，在波士顿北部很常见。

示了自己的期望。她问我是否需要做 X 光或 MRI 检查，以及是否有新的关节炎药物可能会有用。我说，那些药可能会有帮助，但我们是否可以推迟一下，等我检查过她的膝盖再做决定；这样我们可以一起找到解决办法。她同意了。我感到很欣慰，这次就诊并没有从一开始就变成意愿的竞争。

我开始检查，先让她在房间里走几步。她有点向右腿偏斜。检查时，她的右膝比左膝稍热，表明可能有炎症。膝盖没有发红，意味着可能是更严重的炎症，甚至可能有感染。我的一只手用力压着，从她膝盖的上部向下滑，另一只手环在膝盖骨的底部，我能感觉到膝关节内的液体从上部被推向了我的另一只手。她的膝盖弯曲受到了限制，因为关节内的液体像水球一样，膝盖弯曲的幅度越大，这个"水球"的压力就越大。好的方面是，关节处没有异常松动，排除了韧带损伤。并且膝盖没有僵硬感，有时（但不总是）在半月板软骨撕裂或受损时可以检测到这种感觉。

几乎可以肯定，马丁太太的膝关节疼痛与肿胀是由于骨关节炎的急性发作，关节的骨末端覆盖的"关节软骨"由坚韧变得脆弱，并遭到侵蚀。功能正常时，软骨使得关节在活动时摩擦力极小，即使考虑到膝盖承受的重量，有健康软骨覆盖的两块骨之间的摩擦力，也仅为两块光滑冰块摩擦在一起时产生的摩擦力的

191

1/15。然而，有骨关节炎时，软骨的细小纤维分解，破坏软骨光滑的表面，使骨头末端看起来像被虫蛀了一样。这是最常见的一种关节炎。

　　骨关节炎的根本原因仍未完全清楚。看起来是过度磨损和撕裂，以某种方式导致柔韧软骨内的细胞释放出某种破坏纤维的酶，而纤维是使健康的软骨富有弹性的物质。不幸的是，还没有可用的药物能抑制关节炎的细胞内过程；但现代医学的确提供了几种补救措施，主要是为了减轻疼痛。关节炎防御的第一道防线是减肥、运动，偶尔还有物理治疗。泰诺（对乙酰氨基酚）是缓解疼痛的首推药物。如果不起作用，美国风湿病学会（American College of Rheumatology）的关节炎治疗指南建议使用"环氧合酶-2（COX-2）特异抑制剂"，及西乐葆或万络，以减少局部的炎症反应（其生化过程很好理解）。

　　这是医生从医学训练中学到的：了解医学问题（如骨性关节炎）潜在的生化病理学和显微病理学，然后用最佳方式干预这个病理过程，以帮助组织恢复正常，或者至少能控制症状。对马丁太太的情况来说，干预方式包括：建议她减少行走，减轻几磅，并采用昂贵、长期的药物治疗。

　　了解、诊断、治疗出现症状的身体部位（视情况而定，有的疾病症状是全身的）。这是生物医学模式的本质。

但没有一块膝盖是一座孤岛。即使完全了解了软骨被破坏的生物过程，仅凭骨关节炎的生物医学解释仍然不能完全理解马丁夫人膝关节处的炎症，而且从它自身来看，仍然会使医疗护理的效果低下。马丁太太的问题不能被简化为对她膝盖病理学的描述，不论这个描述有多完美。当然这些细胞和周围的组织中存在病理问题，但把她的膝盖问题从她的身体和生活中分离出来单独看，这是不可能的。

作为马丁太太多年的初级保健医生，我知道她需要的不仅是临床指南的建议。马丁太太膝盖中的细胞出现问题，是因为她的行走给膝盖带来了超出其承受力的磨损与撕裂。但我非常了解马丁太太，如果按照常识，简单地建议她减少行走，这对她来说是非常糟糕的办法。

我第一次认识马丁太太是这次就诊前15年左右，那时我是她丈夫的医生，她丈夫因肺癌去世了。通过马丁太太对她丈夫的疾病表现出来的悲伤和压力，我对她非常了解。她就是大家所说那种"杞人忧天"的人。多年来，她一直在寻求缓解惊恐和失眠的办法。我把她转诊到心理治疗，但没有帮助，她也没有兴趣再次尝试心理咨询。我给她开了几种不同的药，试着减轻她的症状，但没有一种药的缓解效果足够好，好到值得忍受药物的副作用。无疑，她的基因组成、童年的成长经历以及目

259

前的生活状况，共同促成了慢性焦虑的出现，这使她十分困扰。我的工作就是帮助她以不伤害健康的方式维持心理平衡，甚至改善她的心理状态。

马丁太太多年来一直知道，克服焦虑的最佳药物是运动，她选择的运动是行走。她很清楚，只要她懈怠下来，那种"战或逃"（fight-or-flight）[①] 的不愉快感觉就会卷土重来。行走是一种积极的应对机制，尤其是与吸烟或酗酒等对身体有害的方法相比。但她的膝盖并不能承受控制焦虑所需的行走量。实际上，可以说，马丁太太骨关节炎的主要原因是她的焦虑。这其中有需要用生物医学方法解决的问题。当我们专注于把局部的细胞和生化病理学作为疾病的原因时，我们常常忽略了其他重要的问题来源，放弃了提供治疗、减轻疼痛的机会。

在过去 15 年中，通过生活中的起起落落，马丁太太开始相信，我也开始理解，行走对她控制焦虑与惊恐是至关重要的。对她来说，能否行走决定着她的生活是充实的还是饱受折磨的。因为她知道我了解这一点，所以她能够考虑我的建议。我们从这里开始讨论。

---

① 译者注：一种心理学反应，美国生理学家怀特·坎农（Walter Cannon，1871 ～ 1945 年）在 1929 年创建，他发现机体经一系列的神经和腺体反应将被引发应激，使躯体做好防御、挣扎或者逃跑的准备。

我们没有做 X 线或 MRI 检查，也没有让她开始服用西乐葆或万络，而是决定采用一种更具实用性的方法：在膝盖状况开始改善之前，将游泳作为唯一的运动；按低剂量服用非处方抗炎药，这种剂量可以提供最大量或接近最大量的疼痛缓解，又不会像足量药那样对她的胃造成伤害；每天服用氨基葡萄糖和硫酸软骨素，要服用一到两个月才会开始有帮助，但有很大机会可以减缓疼痛，并使她的膝盖能更好地从运动造成的损伤中恢复。我建议她，如果她的膝盖疼痛和肿胀没有改善，在一个星期内给我打电话。在那时，如果我把膝关节中的液体抽出，并注射一些类固醇进去，马丁太太可能会获益，更快地平息这次急性发作（虽然这样的治疗仍然不允许她立即继续开始行走）。

我告诉马丁太太，我认为她膝盖的根本问题是她让膝盖承受的太多了。她为自己的行走锻炼感到自豪，并致力于这项运动，但是，膝盖问题成为她追求健康和幸福感导致的结果后，她很愿意寻找其他方法来实现同样的目标。游泳虽然不是她最喜欢的运动，但这项运动可以在膝盖发炎的情况下进行。一旦肿胀和疼痛消除了，她就可以开始交叉进行两种运动。像骑自行车和踩椭圆机可以让她得到同样的锻炼效果，而不会再造成行走带来的膝盖损伤。

面对马丁太太这样的患者，准备 X 光或 MRI 检查以及使用最新的抗炎药，这种治疗方法的诱惑力很大。如果使用这样的疗法，马丁太太会相信她得到了最好的治疗，我（或任何一名医生）会相信我做得很好。然后故事结束，下一名患者。但事实是，马丁太太膝盖的检查图像不太可能会使她恢复得更好或更快，即使再多的西乐葆和万络也不会让她恢复行走并控制焦虑。如果她的症状没有对这些简单措施作出反应，那么就有足够的时间进行其他诊断测试。

生物医学模式的根源

十九世纪下半叶，医学科学有了巨大的飞跃。路易斯·巴斯德（Louis Pasteur）接受了法国北部里尔大学（University of Lille）化学系主任的职位后不久，出现了一门研究传染性微生物或细菌的学科，也就是微生物学。当地的工厂在啤酒和葡萄酒的生产，以及用甜菜汁酿造酒精的过程中依靠的是对发酵的精确控制。巴斯德在研究与发酵有关的工业问题时，发现发酵是由活的微生物引起的。巴斯德还发现了酵母菌和细菌之间的差别：在显微镜下观察时，酵母菌是圆形的，而且结果证明酵母菌是发酵必不可少的；细菌在显微镜下呈杆状，而且最终会使啤酒变酸。1865年，他把注意力转向了一场毁灭法国蚕业的流行病，并发现细菌感染是导致蚕不能形成蚕茧或繁殖的原因。

　　1877 年，巴斯德发现一种细菌，炭疽，是导致许多牛生病死亡的原因。他接着开发了炭疽疫苗，这种疫苗由一种仅会引起轻微病症的减弱植株制成，但保护了接种疫苗的牛和羊，使它们免于真正的炭疽。几年后，一名九岁男孩约瑟夫·梅斯特（Joseph Meister）被带到巴斯德这里，他多次被狂犬咬伤，还没有得狂犬病，但被咬伤 4 ～ 8 周内注定会死亡。当时，巴斯德正在研究一种狂犬病疫苗，是用患狂犬病的兔子已感染的脊髓组织制成的。具体的感染因子还没有被确定，因为它是一种病毒，体积太小而不能通过显微镜观察到，也不适用于巴斯德成功培养细菌的方法。但是，巴斯德将感染组织干燥两周，然后将这种干燥组织制成可注射的疫苗，能够造出减弱的"病菌"。理论上说，注射减弱的病菌会引起免疫反应，足以将通常是致命的真正狂犬病感染压制住。用灭活的"病菌"进行免疫的方法之前从来没有在人类身上试验过，但如果不治疗，这个男孩一定会死。所以，尽管按照巴斯德的话来说，他经历了"激烈而痛苦的焦虑"，最终还是给男孩一连进行了 12 次实验疫苗的注射接种。约瑟夫·梅斯特没有再得过狂犬病。

　　在接下来的 15 个月里，巴斯德继续治疗被狂犬病动物咬伤的 2 490 人。只有一个人死亡。狂犬疫苗的巨大成功促成了巴斯

195

德研究所（Pasteur Institute）的建立，这个研究所现在仍是世界上最好的医学研究机构之一。约瑟夫·梅斯特继续在那里做看门人。（不幸的是，1940 年，约瑟夫·梅斯特不愿为入侵的德国士兵打开巴斯德的墓地，选择了自杀。那时距离他接受救命治疗已经过去了 55 年。）

当巴斯德在法国取得如此巨大的进展时，德国医生罗伯特·科赫（Robert Koch）正在对疾病的细菌理论进行最后研究。1882 年，他报告说通过在显微镜下观察感染组织，确定了结核病的致病因，即结核杆菌。而且，他发现引起结核病的生物体可以在培养物中生长，把它们注射到实验室动物体内后会产生疾病，从这些感染动物中提取致病微生物，可以再次在培养物中生长。这四个步骤被称为"科赫法则"（Koch's postulates），被认为是确定某种微生物是某种疾病致病因的证据。根据这个法则，科赫进而确定了引起霍乱、伤寒和白喉的微生物。另一位曾担任科赫助理的德国医生保罗·埃利希（Paul Ehrlich）发现了导致疟疾和昏睡病的微生物。在寻找能阻止微生物引起疾病，但不会伤害健康组织的药物的过程中，埃利希创造了"魔弹"（magic bullet）这个词。1909 年，他发现了一种治疗梅毒的药物，砷凡纳明（Salvarsan，一种以砷为基础的化合物），这种药很快在全世界范围内使用，标志着德国制药业向前迈出了一大步。

与此同时，在美国，约翰斯·霍普金斯大学（Johns Hopkins University）于 1893 年创办了一所医学院，根据保罗·斯塔尔 196 （Paul Starr）在《美国医学的社会转型》（*The Social Transformation of American Medicine*）一书中大量的历史描述，这所医学院创立了医学教育的新标准。这是第一所使用四年制课程的医学院，学生在入学前必须完成四年的大学学业。斯塔尔解释说，像约翰斯·霍普金斯大学和哈佛大学这样的学校将医学的科学基础纳入医学院校课程中，而标准很低的学校基本上是为了获得教员收入而运行（不关心学科设置和教学质量），大学之间的差异很快就拉大了。美国医学会（American Medical Association，简称 AMA）1906 年进行的一项研究显示，许多缺乏训练的医生是从不合格的医学院校出来的（也给良好培养的医生带来了很多竞争）。然而，AMA 无法对劣等学校采取任何措施，因为职业道德规范不允许医生公开批评同一职业的其他人。

为了避免这个问题，卡耐基基金会（Carnegie Foundation）资助了关于美国医学教育的研究，这个研究由亚伯拉罕·弗莱克斯纳（Abraham Flexner）进行，他在约翰斯·霍普金斯大学获得的是教育学学位，而非医学学位。美国 131 所医学院校的大门都为弗莱克斯纳敞开，迎接他和同行 AMA 代表的检查。学校认为弗莱克斯纳可能会带来卡耐基基金会的财政支持。当弗莱克斯纳的报告于 1910 年完成时，大多数学校发现他的任务与自己认为的完全不同。弗莱克斯纳的报告认为，大多数医学院校的医学教育质量低劣，无法将医学上取得的巨大进步传递到社会中。报告建议，除了 31 所学校之外，美国的其他医学院校都要关闭，因为它们提供的医学教育不合格。最后，幸存下来的学校约有一半，使得毕业医学生的数量减少了一半以上。

弗莱克斯纳的报告标志着现代科学的医学教育的开端。最重要的变化之一是，医学院被全职科学家、医学研究人员和学术专家接管，斯塔尔所说的美国医学的"实践"导向被削弱了。报告发布之后，洛克菲勒和卡耐基基金会成为大学研究的主要资金来源。洛克菲勒通才教育董事会（Rockefeller's General Education Board）的大部分资助都捐给了七所顶尖的医学院校，这使得研究导向成为医学院声望的重要因素，并为大学和制药业及其他医疗行业之间的协同合作奠定了基础。

然而，对弗莱克纳斯提出的改革建议，并非全都是支持的意见。当时公认的最伟大的临床医生威廉·奥斯勒爵士（Sir William Osler）对此持严肃的保留态度。（奥斯勒曾是约翰斯·霍普金斯大学的第一位医学教授，但于 1905 年离开了，接受了英国牛津大学的教授职位。）了解弗莱克斯纳报告的内容后，奥斯勒给约翰斯·霍普金斯大学的校长写了一封信，表达了他的担忧：

我反对这样的计划，这可能会毁了我一直觉得（约翰斯·霍普金斯大学）医学院应该成为的那种学校……理想会改变，我唯恐作为学校特色的包容开放精神会消亡，教师和学生在迷人的研究之路上相互追赶，忘记了一所伟大的医院必定要顾及更广泛的利益。

根据斯塔尔的说法，对于根据弗莱克斯纳的报告而形成的医学教育中僵化的科学导向，他本人最终感到失望，他意识到这种教育扼杀了学生的创造力。弗莱克斯纳原本的好意最终为以专业化和研究为主导的医学教育体系奠定了基础——学校声誉越好，就越重视生物医学研究，对实用医疗的强调就越少。

医生是怎样炼成的

约 100 年后，弗莱克斯纳的报告中列出的科学原则仍在主导着美国医生的培训。甚至在进入医学院之前，医学生对医学任务的理解就已经确立了。他们已经学过生物学、化学和物理，并且 198 表现优秀；他们明白医学科学的前沿在于以这些学科为基础的发现。这是真正的医学的东西。他们想要学习的治疗工具是血液检查、心电图、X 光、MRI、药物、手术和各种内镜。

仍在接受培训的医生会在团队中工作，团队会常常在教学医院巡诊。这些团队由学生和各级培训医生组成，最高级别的成员是主治医生，通常是医学院的教员。每个团队都是医学知识、经验和权威的缩影。在七年甚至更长时间的医学培训中，医生逐渐从团队新手进步到有资历的成员之一，对提供医疗服务的责任越来越大。

团队中需要有一名或多名成员值夜班，通常是一名第一年的住院医生（通常称为实习医生）和一名三年级或四年级的医学生，如果团队里有的话。他们被允许接诊新病人，并且可以应答团队中其他不在值班医生的患者的医疗需求。这可以涉及任何事，从要求常规使用泻药，到对发烧或胸痛的评估，包括参与真正生死攸关的急诊，经历电视剧里急诊室（ER）的那种紧张和戏剧化。通常，值班的学生和住院医生很少睡觉，因为他们在值班时一直忙着跟患者打交道：记录病史、做检查、做血液检查、查看心电图和 X 光片、做紧急手术、和患者家属及更高级别的医生交谈，以及任何需要做的事。作为第一年的住院医生，如果在早查房之前有时间刷牙，我就觉得非常幸运了；如果能有时间洗个澡，那真的很感激。

在早查房时，前一天晚上值班的学生和住院医生向团队中的其他成员介绍新收患者的情况以及患者的意外情况。这些正式的公开介绍是医学培训中的关键性时刻。实习生们整夜未睡，竭尽全力照顾好他们的患者，现在要描述患者的医疗问题、做过的检查、有用的结果，以及关于治疗、咨询和手术的决策。这些都需 199 要得到最佳科学证据的支持，通常包括对医学期刊发表的最新文章的参考或复述。

在汇报时，团队中更高级别的成员很容易批评他们的医疗护理方式，还会盘问他们的医学知识（医学生称之为"拉皮条"），汇报者还有可能当众被羞辱。这种事很少发生，但要知道当众汇报既有很高的激励性又很吓人。这个精心设计的系统可以让年轻医生逐步承担更多的责任，同时保持适当的医疗标准。我知道，关于如何做一名医生，我在夜班时学到的是最多的，当我疲惫地独自工作，我必须自己决定，是确定要进行这项医疗服务，还是要叫醒更高级别的住院医生，以再次确认我的计划（并且从自己的错误中吸取教训）。早查房时，其他医生对我夜间工作的反应，是对我作为一名医生的能力的公开测试，也是对我处在这一训练、生活和疲惫阶段的自尊的检验。

三年级和四年级的医学生、住院医生和高年资住院医（住院医与主治医之间的过渡阶段，接受专科培训）几乎把所有时间都花在教学医院里，学习如何照料最严重的患者。在这种环境中，大多数患者需要的是高强度和技术导向的治疗，因此医生在训练中学习到这是"真正的医学"。然而事实证明，找社区医生看病的患者中，每 200 名患者里仅有约 1 人需要用到医生在多年艰苦训练期间学习到的高强度治疗。在大学医疗中心的文化中，对其余 199 名患者的治疗被贬低了，被蔑称为"简化版医疗"。这使得社区医生常常感觉挑战性不够，无法在日常工作中使用他们辛苦学习的医疗技术，他们平时的工作通常是倾听患者的寻常症状，治疗日常的疾病。就像赛马被紧紧勒住了一样，大多数医生想要实践"真正的医学"：通过各种检查来确定或排除假设，从而诊断复杂的疾病；采用最新的疗法，这些疗法更加精确地针对疾病具体的生物学原因。

200　　通过我们多年的紧张训练，我们知道没有、也不会有更加合理的行医方式。当今大多数医生使用的生物医学，其潜在的描述可以被概括为四个原则：

（1）疾病的起源最好在最小的功能水平上找，通常是分子、基因和细胞水平。例如，在冠心病的案例中，疾病是由 LDL 胆固醇颗粒移动到冠状动脉壁上而引起的。

（2）分子水平的功能紊乱逐渐引起更高水平的功能紊乱。对于冠心病而言，氧化的 LDL 胆固醇分子引起炎症反应，吸引白细胞聚集，导致平滑肌细胞过度生长。炎症反应的这些副产物在冠状动脉内形成斑块，并可导致心脏病发作。

（3）最有效的医疗护理集中于个体患者。在这个案例中，检测胆固醇水平以及根据个体患者的风险水平治疗，是预防冠心病的最佳方法。

（4）客观的科学方法可以充分、完全地解决医学挑战。还是这个例子，基于相关科学证据的医疗护理可以全面完成冠心病理想的风险评估、预防和治疗。

哈佛大学的医学人类学家和精神病学家亚瑟·克莱曼博士（Dr. Arthur Kleinman）描述了医学生将这些原则内化的过程，就像学习"生物学中的等级秩序"。但事实证明，这种还原论的生物医学方法不总是带来最有效的医疗保健。

生物医学还是民间医学？

相信纯科学（即生物医学的四个原则）会保护我们免受冠心病（或其他疾病）的侵害，有机会度过完整的一生——这种诱惑似乎是无法抵抗的。但这种模式存在缺陷。虽然他汀药物看起来像是埃利希说的"魔弹"，但还有更有效的方法可以降低心脏病风险。实际上，大量证据表明，说服人们以更健康的方式生活比他汀药物降低心脏病风险的效果更好。在挪威奥斯陆的高危男性中进行的一项关于心脏病一级预防的研究，探索了生活方式改

201

变对心脏病风险和死亡的影响。研究纳入了 1 200 多名胆固醇水平高于 300 mg/dL 的男性，其中 4/5 也吸烟。随机分配一半人接受饮食调整（减少一半以上的饱和脂肪酸摄入，增加不饱和脂肪酸）和戒烟咨询，剩下一半不作干预。在接下来的 10 年里，与对照组男性相比，接受饮食和吸烟咨询的男性心脏病发病减少了 44%，死亡减少了 39%（相当于每 100 名接受咨询的人中，可以预防 2 例死亡）。对奥斯陆这些高危男性来说，生活方式咨询在预防心脏病和过早死亡方面的效果，要**优于**苏格兰西部冠状动脉预防研究（WOSCOPS）中他汀药治疗对纳入的高危男性的效果。

　　对于心脏病的二级预防，即他汀药能发挥最大效益的情况，研究也表明非药物方法比他汀治疗更有效。里昂心脏病饮食研究（Lyon Diet Heart Study）将 1988 年至 1992 年间心脏病发作的患者随机分成两组，一组接受地中海式饮食，一组接受医生常规的心脏病发作后饮食建议（饱和脂肪和总体脂肪摄入量）。经过近四年的回访，接受地中海饮食的患者比对照组患者的心脏病减少了 70%（分别是 4% 和 12%），降低心脏病风险的效果是他汀药物的三倍。采用地中海饮食的患者比对照组患者的总体死亡风险降低了 45%（分别为 6% 和 12%），效果约为他汀的两倍。有趣的是，在这个研究中，地中海饮食对总体胆固醇或 LDL 胆固醇水平没有显著影响，说明胆固醇不是增加心脏病风险的唯一元凶。

202

实际上，2000年NEJM发表的护士健康研究（Nurses Health Study）的结果显示，定期运动、健康饮食、不吸烟、保持适当体重、适量饮酒的女性，患心脏病的风险仅为不符合这些条件女性的17%。这项研究还发现，患心脏病的护士中，约有5/6可能归因于不健康的生活方式。如果我们已经知道如何预防绝大多数的心脏病，那我们为什么要继续把重点放在测量胆固醇和C-反应蛋白水平上呢？已经证明健康的生活方式是有效的，为什么开始服用降胆固醇他汀药的决定仍在主导我们的预防策略呢？

是不是可以这样说，虽然我们对当今时代的定义是正在取得的巨大科学与技术进步（特别是在医学上），但实际上是我们想要相信生物医学取得进步的欲望，使我们能不加批判地相信它真正的优点？换句话说，对医学潜能的共同信仰可能在很大程度上成为我们的文化神话吗？

我们倾向于用浪漫而傲慢的视角来看待神话，就像原始社会的故事，提供了共同的意义和希望，缓解了痛苦和死亡的可能性——我们知道这些故事中的"事实"并不是真的（因为科学帮助我们解释了这些神话）。实际上，我们认为自己过于科学理性，以至于不会去相信这些非理性的信仰，然而这种盲目自信其实就是我们创造的神话。否则，我们还能如何解释他汀、新抗抑郁药或COX-2抑制剂被广泛认可，成为了真正的医学突破，将以前所未有的方式保持、恢复我们的健康？这些是我们的神话，将科学和希望融入到我们共同的信念中。

托马斯·库恩（Thomas Kuhn）在 1962 年出版了一本具有开创性意义的书《科学革命的结构》（*The Structure of Scientific Revolutions*），在这本书中他就提到了这种"神话"。库恩创造了"范式"（paradigm）这个术语，用来描述一个科学家群体或专业人员群体共享的职业价值、信仰和技术。共同的范式定义了合理调查问题的范围，合理解决方案的范围，以及确定相信调查发现结果真实的标准。尤其是在多年紧张的医学培训中，生物医学中的"潜规则"（上面提到的四条）由界限清晰且始终存在的权威结构传达、执行。

库恩最重要的贡献是，表明了从外部看来对科学发现的无限追求，实际上是在严格限制的领域内进行科学探索的结果。不符合当前范式的事实被忽略了，例如生活方式的改变比他汀药物更大程度地降低了心脏病风险，却被形容为"不是真正的医学""不是真正的医生会做的事"。

例如，当我向一位同事提起，万络引起的严重并发症比萘普生多 21%，他立即表示反对："我不相信。"我告诉他，制造商自己研究中的数据显示了这一点，我可以给他展示如何在 FDA 的网站上获得这些信息。他重申："我还是不相信。"这次交流让我想起了理查德·普赖尔（Richard Pryor）的喜剧套路。普赖尔的妻子走进卧室，发现他和另一个女人在一起。她惊呆了，站在那试着弄明白她看到的一切，普赖尔对她说："你要相信我，还是相信你说谎的眼睛？"

证明万络比萘普生引起更多严重医疗问题的证据，以及ALLHAT 研究中表明服用他汀的美国人增加 2 倍不会带来任何好处的证据，这些证据跟其他任何科学证据一样清楚明白。但对于执业医生来说，哪怕是稍稍想一下专家和最权威的医学期刊可能导致他们误入歧途，也会对我们所认为的医学知识的正确性构成更大的挑战。更重要的是，如果我们相信新的医学信息是正确的，这还挑战了医学信息认知过程的正确性。对医生来说，这就是终极版的潘多拉魔盒。一旦医生开始质疑所接受的医学知识，他 / 她就立刻面临着成为外人、叛徒的风险，失去通过多年医学训练获得的尊敬和行医的合理性（如果对自己掌握的医学知识正确性产生怀疑，就无法再用这些知识行医了）。我的同事并不是不相信万络的相关事实，而是他需要信任产生并认可他掌握的专业知识的系统。失去了这样的信任，他就会因为怀疑每天必须做出的无数决定而陷入瘫痪。他无法让自己相信，他信赖的信息来源误导了他——NEJM 发表了万络的研究三年后，他仍旧不知道使用万络会给患者带来严重的风险。

204

1977 年,《科学》(*Science*) 发表了一篇后来成为经典的文章《需要一种新医学模型:对生物医学的挑战》(The Need for a New Medical Model: A Challenge for Biomedicine), 作者乔治·恩格尔博士 (Dr. George Engel) 写道:"我们必须面对的历史事实是,在现代西方社会,生物医学不仅为疾病的科学研究提供了基础,它还成为了我们自己对于疾病的特定文化视角,也就是我们的民间模式。""民间模式"使生物医学已经取得的巨大成就变得有些黯淡,但这是我们提供、接受如此多非最优医疗服务的唯一解释。

扩大生物医学模式

当然,生物医学模式对于一些问题是非常有效的,从紧急手术和成功的器官移植,到治疗脓毒性喉炎和危及生命的感染等。问题不在于生物医学模式本身;但是就像任何好用的工具一样,它必须在合适的情况下使用。问题在于这样的错觉——生物医学方法是解决我们所有健康问题的唯一有效方法。

JAMA 在 2004 年发表了一篇由美国疾控中心的研究人员撰写的文章,文章指出"2000 年在美国发生的所有死亡中,有一半可归因于……在很大程度上可以预防的行为和暴露"。列表最顶端是 43.5 万吸烟导致的死亡和 40 万肥胖和缺乏运动导致的死亡。罗伯特·伍德·约翰逊基金会（Robert Wood Johnson Foundation）的研究人员指出，另有 6% 的死亡（14.4 万）是由于贫困造成的。医学研究所（Institute of Medicine，隶属于著名的国家科学院）报告说："强有力的证据表明，70% 以上的可避免死亡是由行为和环境造成的。"相较之下，研究人员估计医疗不足导致了 10% ～ 15% 的死亡。但是几乎所有（95%）的医疗支出都用于生物医学导向的医疗。如果我们医疗系统的主要目标是改善我们的健康，那这种资源配置完全不合理。

　　将我们禁锢在狭隘的生物医学范式中的并非科学证据的缺乏。很少有疾病可以归结为单一的生物医学、基因或细胞病因学。当然，造成冠心病的一个因素是 LDL 胆固醇颗粒进入冠状动脉壁，并引起炎症级联反应。但这绝不是唯一的原因。未经治疗的高血压或糖尿病也会引起冠心病；不健康行为（不运动、不健康饮食、吸烟和肥胖）发挥的作用更大，尤其是在 70 岁以下的人群中。希望挑选出这些原因中的某一个，作为唯一、最主要，或者最有科学依据的心脏病致病因，这仅仅是因为生物学视角预先承诺会有一个唯一的答案。

　　行为改变是一个复杂的过程。人们很少会根据医务人员的建议而改变终身的行为模式，虽然偶尔会有人这样做，而且这确实值得一试。更具代表性的是，人们的行为固定在他们的个人病史、社会关系和文化与经济背景中：这可以被称为个人范式。行为若要发生重大而持久的改变，常常需要改变维持范式本身的深层假设。如果医疗的目标之一是预防疾病，那么解决每个患者独特的健康需求、习惯以及患者个体面临的风险，难道不是医生的专业责任吗？不幸的是，医学训练和文化使得很多医生感觉这些任务太过平常，不值得他们付出技能或时间。实际上，2003 年12 月，兰德公司（Rand Corporation）的研究人员在 NEJM 上发表的一项研究表明，医生只有 18% 的时间为患者提供的是恰当的咨询。

　　如果我们的心脏病预防模型中，占主导的是减少穿过动脉壁的 LDL 胆固醇颗粒的数量，那么医疗护理的正确关注点确实是个体患者。但是，健康不仅是个人现象。一个大型的生态组成包括家庭、社区、文化和社会因素以及自然环境。就像个体是由多级功能组成的一样，这些因素也被嵌入到这个更大的背景中，在人们的身份认同、个人信念和意义来源方面发挥着巨大作用，而这几方面都决定了人们的健康行为。正如哈佛大学生物学教授理查德·列万廷（Richard Lewontin）在《三螺旋》（*The Triple Helix*）里说的：“总的来看，基因、生物体和环境之间是互反关系，三者互为因果。”

患者和个人的区别

在医学院的前两年，除了要学习大量基础医学知识外，最重要的任务之一就是学习"患者"和"个人"的区别。我们知道，个人就是一个有"自我性"的人，具有意识、主观体验、价值观和目标，就像我们每个人。而一名患者更多地被视作一具身体，在这具身体内，疼痛和疾病的体验被理解为客观现象，可以用科学工具进行观察和验证。

刚开始在解剖课上实践大体解剖的一位一年级医学生告诉我："我不想捐出我的身体。我做过关于解剖的血淋淋的梦。我从解剖中学到了这么多，但我不希望自己的身体在死后遭受这样的对待，这是不对的。我知道大体解剖是什么样子，我觉得我做不到。"解剖室里发生的其实更像一种黑色幽默，为了部分缓解学生们不可避免的不适感，因为他们学习的是将人类身体看作一种没有"人格"的东西。在解剖实验室解剖大体是一个重要的医学院启蒙仪式，也是哈佛医学院医学人类学家拜伦·古德（Byron Good）所说的，学习"临床关注"（clinical gaze）的开端。学生们看待人类身体的方式，至少是看待他们的患者的身体的方式，被永远地改变了。

学生们解剖时，用一把双刃手术刀学习：在他们关于人体构

207　造的知识面扩大的同时，把自己未来的患者视作"人"（和他们
　　一样有感觉、恐惧和渴望的人）的能力缩小了。古德教授指出，
　　"这种解释现实的方式很强大，阐明了许多疾病现象，为治疗提
　　供了基础；但同时也极度形态化，常常是误导性的"。这种解
　　释方式的误导之处在于，当我们发现我们在剥夺患者的"人格"
　　时，就会畏缩不前。在生物医学模式中，没有让患者保留"人
　　格"（personhood）的地方。

　　　　根据哲学家约翰·塞尔（John Searle）的观点，主观体验和意
　　识不是能用科学工具直接研究的东西，只能被经历。当然，依靠
　　皮肤电反应（测谎仪测试）、脑电图（EEG 或脑电波）记录和脑功
　　能磁共振成像，医学研究人员可以观察到越来越复杂的主观体验
　　的身体反应。这些客观观察可以帮助我们理解在不同的体验中出
　　现了什么样的身体变化，但是它们并没有使我们更理解大脑正在
　　被观察的这个人体验到了什么感觉，我们也没有更理解这样的体验
　　对这个人来说意味着什么。这就是定义"人格"的科学外特质在生
　　物医学领域往往被忽视或削弱的原因（这些特质对个人决策起很大
　　作用，而个人决策通常是决定我们健康状况最重要的因素）。

　　　　这是对生物医学模式最后一个原则的反驳，即所有有效知识
　　都可以用科学工具进行研究的假设。大家都知道，我们不是像解
　　剖实验室里的大体那样的"事物"，我们拥有"自我性"，我们

的意义和价值核心与我们的自我意识有关，与科学揭示的知识种类无关。严格忠于生物医学范式要求形而上学的等级排序，而顶部只有通过科学的方法可以获知的事实。限制较少的范式会同等看待形而上学的不同视角：一种视角是将身体看作可以被科学探知的事物；另一种视角是把身体看作人，而人的本质只能通过自身体验直接获知。两种视角之间还存在一种神秘而动态的关系，至少在可预见的未来（我怀疑是永远），这种关系将防止医疗的 208 "艺术"被医学科学的进步淘汰。

医生的挑战是要尽可能多地学习医学的科技技能，同时要保持智慧，将这些技能融入基本的道德和医患关系中。只有这样，患者的信念和价值观才会塑造他们医疗中的合理需求；只有这样，才能发掘出医患关系的愈合潜力。

初级保健医学（家庭医学、普通儿科学和普通内科学）最明显的特征是，照护的对象是人，而不是某种疾病，不是身体的特定部位，也不仅是身体。虽然形而上学并不是初级保健培训项目中常被谈论的话题，但所有优秀的初级保健医生都知道，他们的首要责任是对患者的持续照护。

这种特点使初级保健永远处于学术医学中心地位层级的最底层。在现代生物医学的舞台上，尝试把人际关系加入到患者治疗中，充其量只能算作课外实践，从关注"真正医学"的"真正医生"那里获得一点小干扰——高傲的嘲笑——一点也不罕见。这是弗莱克斯纳的报告留下来的"遗产"：好医学完全用生物医学术语来定义。如果威廉·奥斯勒爵士能回来，帮助现代医生再次理解这句话："知道什么样的患者生病了，比知道患的是什么病要重要得多"，那该有多好啊。

第十三章 从骨质疏松症到心脏病：对维持健康，研究真正告诉我们的是什么？

假装关心我们的健康往往只是药品和其他医疗行业整体战略 209 的一部分，目的是增加销售。他们主导了医学期刊、电视广播、报纸和杂志，用上面的"信息"来说服医生和患者相信他们的产品对身体健康至关重要。他们关注的健康问题及解决方案是最具商业优势的，而不是对我们的健康最有益的。他们甚至将正常的人类经历病理化，比如更年期和老龄化，将健康生活的转变重新定义为需要诊断和药物治疗的医疗问题，并在这个过程中使我们忘却健康生活的内在意义。

如我们所见，真相是，医疗服务带来的益处是真实的，但也是有限的，而且绝不是越多越好，更多往往会带来更糟糕的结果。在我们的常识中，这些尴尬的真相被广告和医疗新闻的光芒掩盖了，这些广告和新闻不断闪烁着医学进步的"突破"以及你应该"和你的医生谈论"的药物。通过渗入我们的信息来源，医疗公司已经成功使大多数美国人相信，几乎每个健康问题都能在 210 品牌药或高价的医疗手术中找到答案。

这是个坏消息。而且非常糟糕的是，美国人每年要在这上面花费数千亿美元，更糟糕的是，结果是损害了我们的健康和生活质量。但也有一个好消息，非常好的消息：包括作为研究方法金标准的随机临床试验在内的许多研究表明，虽然医疗企业承诺会帮助我们维持健康，但我们自己可做的通常比企业，特别是药企所承诺的要多得多。

这一章的目标不是拒绝医疗服务，而是根据最佳科学证据，找到医疗服务的最佳位置。在这个过程中，揭露商业化医疗的扭曲是很重要的一部分，但同样很重要的一点是要记住，我们的医疗服务中近 2/3 是有益的，甚至是救命的。确定最佳医疗保健面临的挑战是，明确真正改善健康的有效医疗和商业驱动的医疗之间的界限，其中后者在最好的情况下也会耽误我们维持健康，最坏的情况则会对健康造成伤害（比如常规激素替代疗法）。这些研究结果可能会让你感到惊讶，甚至可能让你的医生更为惊讶。

骨质疏松症

大多数绝经后的女性都会担心自己的骨骼变得脆弱。国家骨质疏松基金会简要地说明了这个问题："骨质疏松症通常被称为'沉默的疾病'，因为骨质流失时没有任何症状。人们可能不知道自己患有骨质疏松症，直至骨头变得太脆弱，突然的用力、撞击或跌倒就会导致骨折或脊椎塌陷。"50 岁以上的女性中，20% 有骨质疏松症，另有 40% 有骨量减少，变薄的骨骼使女性面临患骨质疏松的风险。

　　骨质疏松是由什么原因导致的？健康的骨骼会不断重塑，以修复细小的损伤，同时保持骨骼强度来应对压力，并为身体提供钙质储存库。骨骼的重塑过程是通过破骨细胞和成骨细胞的活动达到平衡而实现的：破骨细胞从现有骨中吸收钙质；成骨细胞形成新骨。对女性而言，这种平衡在 30 到 45 岁之间发生变化，被吸收的骨多于替换的骨，造成钙质的净流失。随着女性的年龄增长（男性也一样，但程度较轻），骨骼的矿物质密度会自然降低，从而导致骨质疏松。

　　目前看来，骨质疏松最严重的后果是髋部骨折。国家骨质疏松基金会的数据显示：髋部骨折后，有 24% 的人会在一年内死亡；25% 曾具有独立生活能力的人需要长期照顾；只有 15% 的人能在骨折 6 个月后独立行走。骨密度（bone mineral density，简称 BMD）测试可以快速确定女性骨骼中骨质流失的程度，以及是否有骨质疏松或骨量减少。

　　如果你是一名 50 岁以上的女性，且还没有进行过骨密度测试，那么你很可能会想要给医生打电话，尽快预约检查。而且很可能会令你感到欣慰的是，市场上有很多新药针对骨质疏松或有高风险的女性，可以扭转年龄相关的骨质流失。但是在打电话之前，你或许会想先看看下面的内容。

在 20 世纪 80 年代初期之前，大多数女性甚至没有意识到骨质疏松的风险。正如第五章讨论的，这一现象的改变很大程度上是 1982 年开始的一项教育运动的结果。加拿大不列颠哥伦比亚省卫生技术评估办公室的研究人员指出，这场运动成功引起了女性对预防性医疗保健的兴趣，以及对老龄化的恐惧。但直到 1993 年，世界卫生组织发起的一个研究小组才确定了骨质疏松和骨量减少的明确定义，由此医生获得了明确的诊断标准，并能根据这些诊断结果提出治疗建议。根据 WHO 的研究小组，一名患骨质疏松的女性，经过简单的 X 线检查测量后，其骨密度要比健康年轻女性平均峰值骨量少至少 2.5 个标准差。这被定义为 T 分数 –2.5。当女性的 T 分数在 –2.5 到 –1.0 之间时，被诊断为骨量减少。

到这里，上面的内容可能听起来很有吸引力，但仔细分析后，却呈现出截然不同的结果。WHO 研究小组制定的定义所依据的假设是：年轻成年人的骨骼是健康的，且随着年龄增长，骨骼会慢慢"生病"。然而，研究小组的标准却忽视了这个事实：骨量流失是衰老的正常表现，特别是在绝经后的女性中。根据 WHO 研究小组的定义，单纯看统计结果的话，做过骨密度测量

212

的 52 岁女性中，约有一半会被诊断为骨量减少，而这个比例随着年龄增加而迅速增大。同样，根据 WHO 研究小组对骨质疏松的定义，大约一半的美国女性在 72 岁前就会患上这种"疾病"。

WHO 的定义将绝大多数骨骼正常老化的健康的绝经后女性，转变成患有可怕骨骼"疾病"或者有患病风险的"患者"。对于衡量疾病，T 分数的降低并不比这个指标做得更好：看老年女性慢跑 1 英里用的时间比她最佳状态的用时长多少。将这种正常衰老重新定义成病理过程，使人想到罗伯特·威尔逊博士（Dr. Robert Wilson）成功说服女性和她们的医生，让他们认为绝经不是自然事件，而是一种激素缺乏疾病。我们为此付出了沉重的代价，许多女性受到了极大的伤害，而后来才发现威尔逊博士得到了制药公司的资助。然而，在骨质疏松的案例中，信息源是值得信任的 WHO，每个国家的公共卫生官员都依赖 WHO 的卫生信息和政策建议。难道我们不能相信 WHO 的建议没有受到商业影响，且符合全世界女性的最大利益吗？不幸的是，我们不能。

在 WHO 研究小组开展工作时，有几种新型骨质疏松药物正在审批中。如果骨质疏松和骨量减少的定义包括大量的绝经后女性，如果骨密度测试纳入她们的常规医疗护理中，那么制药公司一定会获益匪浅。事实证明，制定骨质疏松和骨量减少诊断标准的 WHO 研究小组得到了三家制药公司的资助：罗勒基金会

（Rorer Foundation）、山德士（Sandoz）和史克必成（SmithKline Beecham）。当然，商业赞助不一定会影响研究小组的结论，但 结论恰好符合制药公司的利益。

213

在 1994 年发表在《国际骨质疏松症杂志》（*Osteoporosis International*）上的一篇论文中，WHO 研究小组建议"绝经期是 考虑筛查和干预的合适时机"。如果 BMD 成为绝经后女性常规护 理的一部分——根据研究小组制定的统计学定义——制药公司确 信，数百万妇女将寻求价值数十亿美元的药物，以预防和治疗骨 质疏松症。

这可能难以置信，特别是常规 HRT 疗法的溃败仍记忆犹新， 但是从来没有随机对照研究确定对女性做骨密度测试以进行骨质 疏松筛查是否有益，也根本没有黄金标准的证据显示，进行所有 这些测试及处方所有这些药物能使女性具有更佳的健康状况。但 因为有骨质疏松症的危险因素，目前仍建议妇女在 65 岁或更早 时候要进行 BMD 检测。

1995 年，福善美（英文名 Fosamax，阿仑膦酸盐的商品名） 获批，这是 FDA 批准用于治疗骨质疏松症的第一种新一代药物。 福善美的作用机制是，将其自身附着于骨表面，插入破骨细胞和 破骨细胞试图吸收的骨之间。在医学杂志上发表的福善美随机临 床试验显示，骨质疏松症女性髋部骨折的相对风险显著降低。例如，1998 年在《美国医学会杂志》上发表的一项研究表明，平均年龄为 68 岁，T 分数为 –2.5 或更低的女性，服用福善美四年后，髋部骨折的可能性比对照组女性低 56%。

这听起来似乎是骨质疏松症女性的好消息，但真正预防了多少例髋部骨折？若完全没有药物治疗，骨质疏松症女性每年无髋部骨折、平安度过的几率是 99.5%。有了药物治疗，这个的几率提高到 99.8%。换句话说，服用这种药物可将髋部骨折的风险从每年 0.5% 降低到每年 0.2%。绝对风险仅稍有减小，转化为该研究报告的相对风险则为下降 56%。代价是，81 名骨质疏松症女性为了预防一次髋部骨折，必须服用福善美达 4.2 年，花费超过 30 万美元。（这种好处不包括减少程度较轻的骨折，诸如手腕和椎骨骨折。大多数椎骨骨折没有症状。）

2001 年在 NEJM 上发表的一项研究表明，即使是患有严重骨质疏松症的女性[①]，从这些药物中获得的益处也很小。该研究将 70 至 79 岁的女性随机分配成两个小组，一组服用安妥良（Actonel，利塞膦酸盐，福善美的同类药物），另一组服用安慰剂，持续三年。研究开始时，只有在已经有脊柱骨折的女性中，髋部骨折才明显减少（研究中 40% 的女性有脊柱骨折）。为预防 1 例髋部骨

①　T 评分低于 –4，或低于 –3 同时有髋部骨折的主要风险因素。

折，100 名这样的女性将不得不服用安妥良大约 1 年。另外 60%
的女性先前没有过脊柱骨折，安妥良没有显著降低这个群体髋部
骨折的风险。此外，该药似乎对她们的整体健康没有有益影响。
与服用安慰剂的女性相比，服用安妥良的女性在发生严重疾病
（导致死亡或住院的疾病，包括骨折）方面没有差异。在更年轻
的女性中，结果也一样：这些女性平均年龄为 69 岁，被诊断患
有骨质疏松症，至少发生过一次脊柱骨折。在这一群体中，服用
安妥良的女性骨折较少，但严重疾病的发生率没有下降。药物治
疗给最高风险的女性带来了什么严重疾病风险方面的净效益？什
么都没有——除了药物的花销。

　　在荷兰进行的一项研究有助于将这些不太引人注目的结果
纳入视野之中。事实证明，骨密度测试只能确定一小部分髋部骨
折风险。研究发现，对于年龄在 60 到 80 岁之间的女性，骨密度
测试只能确定髋部骨折风险的 1/6。其他相关因素与 T 评分一样
重要：虚弱增加、肌肉无力、其他药物的副作用、视力下降和吸
烟。然而，根据 WHO 研究小组对骨质疏松症的定义，女性和他
们的医生错误地将骨密度测试结果作为骨折风险的唯一或主要预
215 测因素。常规骨密度检测可能不是帮助女性预防髋部骨折的最佳
方法，但是这是销售更多药物的绝佳方式。

　　虽然几乎每一位绝经后的女性都担心骨质疏松，但现实情况

是，有 2/3 的髋部骨折发生在 80 岁以上的女性中。有 90% 的髋部骨折由于摔倒所致，这说明最年老的和最虚弱的女性是风险最大的人群。还说明了一点，对这些身体虚弱的年老女性来说，髋部骨折往往标志着今后很有可能无法独立生活，或无法在没有帮助的情况下安全行走。

骨质疏松症药物是否能保护这些女性免于髋部骨折？似乎没有。2001 年在 NEJM 上发表的关于安妥良的研究，纳入了 3 880 名 80 岁以上、被诊断患有骨质疏松或至少有一个摔倒的主要危险因素的女性（大约 80% 的女性患有骨质疏松症）。文章报道，用安妥良治疗这些女性"对髋部骨折的发病率没有影响"。因此，看起来髋部骨折风险最高的女性，以及髋部骨折的后果最具破坏性的女性，似乎不会从以"帮助骨质疏松症女性"为卖点的药物中受益。

使用这些药物来预防骨质疏松呢？根据几项研究的结果，福善美和安妥良被 FDA 批准用于治疗骨量减少的女性；这些研究表明，这两种药能显著增加研究中女性的骨密度。但是，很重要的是要记住这一点，骨密度只是替代终点；服用这些药物的真正原因是要减少骨折，特别是髋部骨折。1998 年在 JAMA 发表的福善美研究（前面提到的）也纳入了骨量减少的女性。福善美使骨折风险减小了吗？结果显示，用福善美治疗的患者，髋部骨折的风险实际上增加了84%[①]；手腕骨折的风险增加了约50%（这个数字可能在统计学上是显著的，但通过文章中提供的数据无法确定）。

216　　批准用于骨质疏松预防和治疗的药物能成功地增加骨密度，但对减少髋部骨折的作用却很有限，这是为什么？知道答案后，会对大自然的精巧设计肃然起敬。人体内有两种类型的骨。80%的人体骨骼是由硬而致密的外层构成的，称为皮质骨。在身体的某些区域，骨骼还有叫做松质骨的内部结构，这种结构像有机的三维圆顶，在最易骨折的部位提供额外的支撑力，如臀部、腕部和脊柱。

　　松质骨的花边状结构比密集堆积的皮质骨产生更大的表面积，因此当身体需要钙时，前者的代谢活性更强。由于松质骨有更大的代谢活性，当破骨细胞和成骨细胞之间的活动平衡发生变化时，松质骨比皮质骨更容易受到影响。结果，当骨量开始下降时，松质骨比皮质骨流失得更快。一旦这些内部支柱架构消失，就没有地方可以增加钙质（图13-1。）由于服用骨质疏松药物而形成的新骨主要形成于骨外侧，即皮质骨。这增加了骨密度测试217 的得分，但不一定对骨骼的抗断裂性产生相应的作用。

---

① 尽管风险大幅增加，但髋部骨折的数量很少，所以差异没有统计学意义。

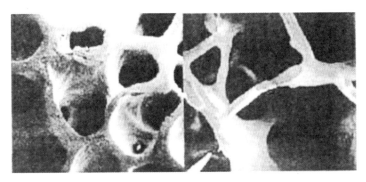

图 13-1　正常骨（左）和骨质疏松骨（右）。*THE JOURNAL OF BONE AND MINERAL RESEARCH*（《骨与矿物质研究杂志》）1（1986）：15-21，已获得美国骨与矿物质研究学会许可。

现在有更多的药物可以"帮助"有骨质疏松的女性。易维特（英文名 Evista，是雷洛昔芬的商品名）是一种被称为选择性雌激素受体调节剂（SERMs）的新型药物。这些药物的设计是为了保护骨骼，它们发挥作用的方式像天然雌激素一样，但没有激素治疗的风险。这听起来不错，但研究表明，在骨质疏松的女性中，易维特仅减少椎骨骨折，而不减少髋部或腕部的骨折。尽管如此，根据 FDA 于 2000 年 9 月发给礼来公司的信函，易维特的广告"误导性地表明"它确实有广泛效果。这封信要求礼来公司"立即停止这个违规广告的播出"，以及其他包含"相同或类似的违规声明或陈述"的营销材料。

另外有两种调节钙代谢的类激素药物用于治疗骨质疏松症，两者均在患有骨质疏松症及先前存在椎骨骨折的女性中进行了测试。通过鼻腔喷雾剂施用的鲑降钙素（Miacalcin），根据剂量的不同，对髋部骨折和椎骨骨折的作用也不一致。Forteo（特立帕肽的商品名）是每日注射剂，可以整体减少骨折，但并未显示会显著减少髋部骨折。

虽然骨量丢失是衰老自然发生的表现之一，但老年人的髋部骨折仍然是一个严重的威胁。那么老年女性怎样才能降低髋部骨折的风险呢？正如我们刚刚看到的，没有"神丹妙药"。但是，在任何年龄段，都有办法可以显著强壮骨骼，并减少骨折的风险。

在生命的各个阶段，适当的运动和良好的营养对于强健骨骼并维持骨骼强度都是很重要的。通过常规运动和钙质充足的饮食，在年轻时强壮骨骼，未来就不太可能出现问题。有充分的证据表明，运动会增加松质骨的量，从而可以在以后的生命阶段为骨骼的脆弱部位提供内部支持。

美国国立卫生研究院资助的"骨质疏松性骨折研究"（Study of Osteoporotic Fractures）纳入了近 10 000 名年满 65 岁且具有独立生活能力的女性。在研究的七年中，与身体锻炼最少的女性相比，适度运动的女性髋部骨折减少 36%（统计学显著）。按绝对值计算，运动最多的女性比运动最少的女性髋部骨折减少的数量是，每年每 1 000 人中减少 6 例，这是福善美减少量的两倍。每周至少进行 2 小时中等强度的运动是最好的。

在瑞典的一项研究中，一组养老院居民被随机分配参加一个预防跌倒项目（包括运动、药物评估、髋部保护器，以及老人跌倒后会召开工作人员会议，以尽量减少再次跌倒的风险），这些老人平均年龄 83 岁，其中 1/3 患有痴呆症。在 8 个月的项目进程中，参与预防跌倒项目的人只有 1.6% 患有髋部骨折，而对照组有 6.1%——比例大幅下降，而且没有涉及骨质疏松药物的使用（请记住，安妥良并没有减少类似年龄女性的髋部骨折）。

　　由于九成的髋部骨折是由跌倒引起的，所以进行增强力量和平衡的活动有助于降低风险。力量训练是增加脊柱的骨密度并防止跌倒的最佳方法之一。"太极拳"是中国老年人经常使用的一种运动形式，在全球范围内越来越受欢迎，这种锻炼方式可以提高平衡能力，使 70 岁及以上老人的跌倒风险降低一半。

　　摄入充足的钙和维生素 D 也是必不可少的：每天的目标应该是 1 200 ～ 1 500mg 的钙（通常需要从补充剂中摄入不超过 1 000mg 的钙），和 400 ～ 800 个国际单位（IU）的维生素 D。钙和维生素 D 仿制剂的成本大约是每月 3.60 美元。研究还表明，动物蛋白较多、植物蛋白较少的饮食结构会增加 65 岁及以上女性的骨质流失率。在一项观察性研究中，与植物蛋白是蛋白质主要来源的女性相比，动物蛋白在总体摄入蛋白中占比最高的女性髋部骨折的概率几乎为前者的 4 倍。

　　这只是一些没有被商业赞助商灌入公众意识中的研究，而且只是这类研究的一部分。在哪里可以找到更多关于骨骼健康的信息来指导你的决定呢？近一半的美国人转向互联网寻求健康信息。如果你访问由福善美的制造商默克公司赞助的网站，你将被建议"了解你的 T 评分"，并被告知"如果你的 T 评分低于 −1.0，请向你的医生咨询治疗方案"。（请记住，从统计的角度来看，在50 岁出头的女性中，有一半的 T 评分等于或小于 −1.0，但是药物治疗并不会减少这些女性的骨折风险，而且实际上可能会使风险增加。）国家骨质疏松症学会（National Osteoporosis Society）网站的信息也没有免于商业的影响。正如其年度报告中指出的，这个免税的非营利机构得到了大量制药公司的支持。

流行的搜索引擎迅速提出了许多与骨密度测试有关的信息，很多信息与制药行业没有明显的联系。《国际卫生技术评估杂志》（*International Journal of Technology Assessment in Health Care*）2004 年发表的一篇文章显示了从网络上获得公正无偏的信息是多么困难。来自不列颠哥伦比亚省卫生技术评估办公室的研究人员确定了广泛使用的搜索引擎最常选择的消费者健康网站。然后他们将这些网站上提供的骨密度测试信息与非商业性的卫生技术评估机构网站上提供的信息进行了比较。

两种来源的"信息"具有巨大差异。主要由商业赞助的消费者健康网站提供的信息很一致：骨密度测试是一种简单、无痛的测试，可以预测骨质疏松导致骨折的风险——听起来像是万无一

219

失的观点。卫生技术评估机构的网站上的信息同样是一致的：骨密度测试并非骨折风险的良好预测指标。

医疗消费者中心（Center for Medical Consumers）的一个网站提供了关于骨质疏松（以及许多其他医疗问题）的可靠信息。《我们的身体　我们自己》（*Our Bodies, Ourselves*）是一本关于女性健康问题的优质参考书。

归根结底，年龄相关的骨质疏松"病"根本不是一种疾病，而是成功"贩售疾病"的典型例子。制药业成功地向曾经"天真地"以为自己很健康的女性植入了这样的恐惧：自己的骨头会毫无预警地突然"断裂"。这绝不是骨质疏松性骨折的实际情况。最后，这种恐惧使女性不再关注有建设性、循证、廉价、依靠自己来预防骨折并保持整体健康的方法，进而危害了女性的健康。所有绝经后女性都应该经常锻炼，保持健康饮食，服用钙剂和维生素 D 补充剂，降低跌倒的风险。要给出这些建议，基本不需要进行骨密度测试。

如果把夸大骨质疏松症风险所用资源的一小部分用于改善女性健康状况，髋部骨折会大大减少，整体健康状况也会明显改善。不幸的是，主流的妇女健康运动似乎被商业利益"劫持"了，这些运动更像是披着羊皮的狼，或者更具体地说，是穿着白大衣的生物医学商业模式，而且颇有说服力地假装在提供医疗服务。

220

冠心病

大多数中老年人在想到自己身体健康面临的最大风险时，首先想到的就是"头号杀手"——心脏病。下一个想到的是他们的胆固醇水平。大家都知道高胆固醇是冠心病最大的危险因素，不是吗？国家胆固醇教育计划（National Cholesterol Education Program）相当成功地实现了自己的目标，提高了民众对"高血脂是冠心病的危险因素，以及降低胆固醇水平作为预防冠心病的一种手段有何益处的认识与理解"。事实上，这项计划如此成功，以至于在体检中与医生讨论胆固醇的人（67%），是被告知日常锻炼的重要性（34%）或得到戒烟建议（如果是吸烟者）的人（37%）的两倍。即使是建议肥胖者减肥这样最明显的建议，也只出现在 42% 肥胖者每年的身体检查中。

心脏病被称为"头号杀手"的原因仅仅是，如果最终没有其他原因杀死我们，我们的心脏会精疲力竭停止跳动。而更重要的是，什么剥夺了我们生命中的黄金时期。就这一点而言，癌症更糟糕，在 75 岁以下的美国人中，因癌症而死的人数是心脏病致死人数的两倍。尽管如此，冠心病仍然是一个值得关注的重大健康问题。

好消息是，冠心病的死亡率自 1968 年达到峰值之后，已

经大幅下降。导致情况改善的因素是：1964 年外科医生总会 221
（Surgeon General）第一次发表有关吸烟危害的报告后，美国的成
年吸烟者从 1965 年的 42% 稳步下降到 1990 年的 25%（吸烟导致
了美国每年冠心病死亡的 30%）；从 1970 年开始，牛肉、鸡蛋和
全脂牛奶的人均消费量开始下降，导致来自饱和脂肪和胆固醇的
卡路里比例下降；20 世纪 70 和 80 年代，有不受控高血压的美国
人数量大幅减少，这方面取得了良好的进展。主要由于这些生活
方式的改变和血压控制的改善，从 1970 年到 1990 年，美国的心
脏病死亡率下降了一半。

　　20 世纪 80 年代后半期，为打开心脏病发作患者堵塞的血管
而引进的溶栓药物和血管成形术，开启了心脏病防治的"革命"。
20 世纪 90 年代，美国血管成形术的数量增长了 3 倍；1995 年引
入的金属丝网支架加速了这一进程，这种支架的作用是避免变窄
的冠状动脉完全堵塞。尽管有支架的出现，冠状动脉旁路手术的
数量仍在 20 世纪 90 年代增加了约 1/3。1987 年，FDA 批准了第
一种降胆固醇药物，即美降脂（英文名 Mevacor，洛伐他汀的商
品名）。他汀类药物的销量节节攀升，成为 2002 年美国最畅销的
药物类别。

　　所有这些突破对冠心病的死亡率有何影响？实际上，在 20
世纪 90 年代，死亡率下降的速度并没有显著提高，反而有所减

缓（从 1970 年到 1990 年平均每年下降 3.1%，从 1990 年到 2000 年每年平均下降 2.8%）。为什么在这些防治工作取得重大突破之后，死亡率并没有以更快的速度下降呢？

看起来，这种进步使人们的注意力从生活方式改变上挪开了，而改变生活方式在过去二十年取得了非常好的效果。1990 年，美国吸烟者比例的下降趋势突然趋于平稳，直到 2002 年也没有进一步下降。20 世纪 90 年代，牛肉和蛋类的人均消费量不再下降，实际上在 2000 年略有上升。全脂牛奶消费量的下降趋缓，低脂牛奶消费量的增加在 1990 年达到顶峰。定期锻炼的人数没有增加多少。从 1990 年到 2002 年，肥胖者的比例几乎翻了一番（分别是 11.6% 和 22.1%）。会显著提高心脏病风险的 2 型糖尿病，其患病人数相应增加。同样地，20 世纪 70 年代和 80 年代在减少无控高血压人数方面取得的进展，在 20 世纪 90 年代初停滞了——高血压患者总数实际上增加了，这可能是由于肥胖率增加，加上运动不足所导致的①。

研究告诉我们，身体健康、戒烟和健康饮食胜过几乎所有的医疗干预，是远离冠心病的最佳途径。问题是目前所有的医疗建议、公众教育活动、药物广告以及心脏病预防方面的突破性新闻，只是在口头上说说健康生活方式的好处，以免被批评忽视了这些问

---

① 译者注：平均期望寿命的继续增长和高血压控制率的提高也是重要原因。

题。结局是，医生和患者对研究真正发现的注意力被分散了。

例如，1999 年在 JAMA 上发表的一篇文章显示，健康状况低下带来的健康风险远高于胆固醇水平升高的健康风险。这项研究收集了 25 000 名管理人员和专家人员进行"高管体检"（executive physical exams）时采集的数据。十年后，根据这些检查结果与心血管疾病（心脏病发作、中风和血栓）导致的死亡以及全因死亡的相关性，来确定哪些因素的影响最大。事实证明，身体素质最差的 20% 人群（由心电图平板运动试验的结果确定），其健康风险远高于总胆固醇水平升高的人群（高于 240 mg / dL）。对于体重正常的男性，身体素质较差的群体心血管疾病死亡的人数是胆固醇升高群体的 3 倍；对于超重和肥胖的男性，这个比例为 1.5 倍。更重要的是整体死亡风险：胆固醇水平升高的正常体重男性风险没有额外提高，但体能较差的男性死亡风险提高 60%；对于超重的男性来说，胆固醇水平升高使全因死亡率增加了 30%，但是身体素 223 质不佳使死亡率增加了 70%，是前者增加风险的两倍多。按绝对值来说，1 000 名身体素质不佳的男性（包括体重正常和超重的）每年会出现 7 例额外死亡。相比之下，在西苏格兰冠脉预防研究（WOSCOPS）具有非常高风险的男性中（平均 LDL 胆固醇水平超过 190mg / dL），不服用他汀者，每千人每年只有 2 例额外死亡。

如果你的身材走样了，不要绝望。有证据表明，现在改变你久坐的生活方式还为时不晚。一项发表在 JAMA 上的研究跟踪调查了近一万名接受运动测试的男性，以确定健康的基准值。五年后再次测试，看看他们的健康水平是否有所改变；之后继续跟踪调查五年。与两次测试健康素质都最差的男性相比，在第一次测试中身体素质最差、但在第二次测试中有所改善的男性，在随后的五年中心血管疾病死亡风险降低了一半。按绝对数计算，每 1 000 名身体素质变得更好的人中，每年的死亡人数减少 5 人。

　　也有良好的证据表明，身体素质在保护女性免于心脏病方面发挥着重要作用。20 世纪 70 年代初期，3 000 名妇女进行了体格检查、血液检查和平板运动试验。结果令人吃惊。一般来说，进行压力测试是为了看心电图（EKG）模式是否改变，以表明在最大强度运动时心脏没有得到充足的血液。然而事实证明，这些变化并不能预测过早死亡的风险增加。另一方面，与体能最好的女性相比，体能最差女性的冠心病死亡风险要高得多，且在二十年的随访中，总死亡风险是前者的两倍以上。

　　运动对已经患有心脏病的人是否有帮助呢？随机分配到参加运动项目的心脏病发作后患者，其死亡率显著（27%）低于对照组。（大多数用他汀治疗心脏病发作患者的随机研究没有显示出这么大的益处。）对于心脏病的二级预防来说，结合使用他汀类药物和运动，比只采用一种方式对死亡率的降低效果更好，但是这样的研究尚未完成。对制药公司来说，当销售情况良好时，进行这类研究是冒险的举措，特别是当前的证据表明运动的好处将超过他汀类药物的好处时。 224

当提到降低冠心病风险时，只有运动还不够。饮食和其他生活方式的改变也会发挥很大的作用，就像上一章提到的两个研究（在奥斯陆和里昂进行的心脏病一级和二级预防随机研究）的结果所显示的。

美国心脏协会（American Heart Association，简称 AHA）对里昂心脏病膳食研究的发现印象深刻，并于 2000 年 7 月发表了《AHA 科学咨询报告》，称这一结果"冠脉复发率空前降低"，并说明，"它明确指出，（除胆固醇水平之外）其他重要危险因素的调整对冠心病的发展有重要影响"。美国心脏协会咨询报告的结论是，"如果认识不到这种饮食可以给公众健康带来的巨大益处，那么目光就太短浅了"。

另一方面，在 2001 年的胆固醇指南中，国家胆固醇教育计划的专家小组甚至没怎么提到美国心脏协会的咨询报告。指南明显低估了里昂心脏病膳食研究的惊人结果，只是简单地说："与对照组相比，采用地中海饮食的受试者发生的冠状动脉事件较少。"没有提到里昂心脏病膳食研究中，采用地中海饮食的患者获得的益处比服用降胆固醇药物的患者多 2.5 倍以上。

为什么遭到了这样的冷遇？里昂心脏病膳食研究不仅显示了地中海饮食比他汀类药物更有效地降低心脏病复发的风险，而且显示出疾病风险的减小并不与胆固醇水平的降低相关。里昂心脏病膳食研究的结果会引发对 NCEP 的质疑，毕竟 NCEP 计划最重的使命就是让公众获知 LDL 胆固醇是心脏病的罪魁祸首。由于大量的资源都用来教育人们降低胆固醇水平，而不是帮助人们采取健康的饮食方式，人们可能会猜测（这种猜测是正确的），制药公司在制造"科学证据"上投入的钱，远多于亚麻籽、油菜籽、橄榄油、大豆、核桃和蔬菜种植户投入的钱——前者的"证据"是支持他汀类药物降低 LDL 胆固醇，而后者将从地中海饮食的广泛推广中受益。

从现有的最佳科学证据中可以得出的唯一合理结论是，服用他汀类药物而忽视日常锻炼、健康饮食和吸烟的危害，可能对制药公司的利润有利，但对健康无益。"把他汀加到水里就行"（just put statins in the water），这句话常听医生说，一点也不陌生。无论这种说法出自何处，可以肯定的是绝不是从无偏的研究中得来的。对胆固醇水平、他汀类药物以及心脏检查和手术的重点关注已经成功地将大众的注意力从更为有效的生活方式改变中吸引过来，而后者的成本不过是在超市里多买蔬菜、全谷物和未经加工的食物；以及一双能在公园散步或慢跑，或在健身房锻炼的运动鞋。

卒中

卒中是美国的第三大死亡原因。从 1970 年到 1990 年，卒中死亡率比冠心病死亡率下降得更快。但卒中死亡率的下降也停止得比冠心病更为突然。

为什么？因为卒中的危险因素与心脏病类似，而 1990 年以后生活方式改变的进展停滞不前，对卒中防治产生了更严重的影响。2003 年 10 月，在疾病预防控制中心（Centers for Disease Control and Prevention，简称 CDC）第三届初级保健和预防年度会议上，CDC 的流行病学家韦恩·H. 贾尔斯博士（Dr. Wayne H. Giles）报告说，与定期参加锻炼相比，久坐的生活方式使卒中风险增加了 8 倍；吸烟增加了 6 倍的风险；高血压使卒中的风险增加 2 到 4 倍；糖尿病使卒中风险增加 1 倍。

基本故事相同：将关注点从预防转为利润丰厚但效果不太理想的干预。例如，你可能已经注意到，现在卒中有时会被称为"脑病发作"（brain attack），这个名字实际上恰当地描述了问 226 题所在。80% 的卒中是由动脉堵塞引起的，堵塞的动脉切断了大脑某区域的氧气和营养物质供给，造成脑细胞死亡；这种方式与冠状动脉堵塞引起心脏病发作是一样的。这类卒中被称为"缺血性脑卒中"。（另外 20% 的卒中是由于大脑内部或外部的出血引起的，被称为"出血性卒中"。）卒中发作的后果也符合这样的类比，其后果就像严重的心脏病发作一样，是毁灭性的。但疾病发作后的紧急治疗，两种疾病是存在差异的，这实际上就是建议改名（由"卒中"改为"脑病发作"）的背后原因。

"脑病发作"（brain attack）一词是由生物技术公司基因泰克（Genentech）赞助的营销活动创造出来的。基因泰克制造了一种昂贵的溶栓药物阿克伐司（英文名 Activase，阿替普酶的通用名），这种药物在美国已经被用于治疗心脏病发作，也许已经过度使用了。它目前被推作治疗缺血性卒中的突破性药物，每位患者的治疗费用为 2 700 美元。"脑病发作"一词的设计是为了让公众关注到，尽快送卒中患者到医院接受适当治疗（这里"救命"〔lifesaving〕一词被取消了，因为事实上做不到）的紧迫性。

一项由制造商资助的研究结果显示，对于情况合适的患者，在出现卒中症状后 3 小时内给予阿克伐司用药的效果是，3 个月后残疾极小或无残疾的患者会增加 12%。为了确保卒中患者从阿克伐司得到的益处大于危害，在用药前的 3 个小时里，卒中患者必须进行血液检查、病史回顾、体格检查和 CT 扫描，以确保症状不是由出血性卒中引起的，因为若为出血性卒中，阿克伐司的抗凝血特性会使卒中情况更加糟糕。1999 年在《英国医学杂志》上发表的一篇文章中，丹麦研究人员估计，如果所有卒中患者都能被及时送到医院（不可否认，这是一个不切实际的目标），那么只有 1/25 的患者能从阿克伐司中获益。丹麦研究人员总结说："……阿替普酶（即阿克伐司）治疗可能于单个患者有益，但对卒中的整体预后没有影响……在决定提供这种昂贵、有潜在危害且可能效果非常小的治疗方法之前，我们认为需要在欧洲再进行一项更大型的试验，以检验美国的试验结果。" 227

然而，2000 年美国心脏协会在自己的刊物《循环》(*Circulation*) 杂志上发表的急性卒中治疗指南，将对缺血性卒中患者使用阿克伐司的建议从"可选"(optional) 改为"推荐"(recommended)。美国心脏协会的主席萝丝·玛丽·罗伯森博士（Dr. Rose Marie Robertson）指出，制定这些指南的 9 位专家都是"独立的"。每位专家组成员都要向美国心脏协会提交利益冲突声明，但美国心脏协会在《循环》杂志上发表的指南中没有报告任何利益冲突。2002 年在《英国医学杂志》发表的一篇文章中，调查记者珍妮·伦泽（Jeanne Lenzer）报道说，美国心脏协会"不会公布利益冲突声明以供检查、验证"。然而，随后的独立调查报告称，支持药物推荐度升级的 8 位专家中，6 位与基因泰克有财务联系。此外，基因泰克公司在 1991 年至 2001 年期间对 AHA 的捐款总计达 1 100 万美元，其中有 250 万美元用于帮助 AHA 在达拉斯（Dallas）建立新总部。

这项调查工作罕见地使公众窥见了美国心脏协会、药物制造商和受人尊敬的医学专家之间的财务关系。虽然没有不当行为的证据，但是人们本来可能以为，对于推荐在卒中治疗中使用阿克伐司这样十分重要且可能会引起争议的决定，美国心脏协会应该会不顾一切地避免财务的影响，甚至是这方面的暗示。最终的结果是，阿克伐司这种非常昂贵的药可以为少于 1/25 的卒中患者带来帮助，但获得了我们关于卒中的大部分医疗关注；而运动、不吸烟、控制血压及预防糖尿病，这些都能有效减少可怕的卒中患病人数，同时能改善整体健康。

阿克伐司并没有吸引所有的关注。"担心卒中？"阅读一下发行量很大的杂志和报纸上的广告，就会看到这样的标题。它们继续说："普伐他汀是唯一可以帮助保护……免于卒中的降胆固醇
228 药物。"这些广告的问题在于，普伐他汀从来没有被证明可以预防没有心脏病的人罹患卒中。制造商只是公然重复了标题有误导性的那篇 NEJM 原始文章《普伐他汀与卒中风险》的小把戏，那篇文章的标题可能导致没有时间细看内容的读者们得出同样的错误结论。但在这个案例中，FDA 关注到了广告的问题。这些"虚

假和误导性"的广告使得百时美施贵宝公司收到了一封警告信，这是 FDA 在 2003 年因广告违规而发送给药品制造商的五封警告信中的一封。FDA 似乎特别恼火，因为信上说，2001 年它已经给百时美施贵宝发出了两封语气稍弱的信件，因为这个公司使用了类似的"夸大"和"无事实依据"的说法。

如果预防卒中是我们的目标，那么用他汀类药物降低胆固醇不应该是我们首要考虑的策略。根据贾尔斯在 CDC 会议上提供的数据，胆固醇水平升高所增加的卒中风险是糖尿病增加风险的 1/8，是血压升高的 1/16 到 1/8，还不足久坐生活方式的 1/30。

随着昂贵的疗法获得了所有的关注，预防卒中非常有效且很廉价的基础方式已被挤到了一边。进行日常锻炼、不抽烟、每周至少吃一次鱼、控制血压（通常使用利尿剂，每天的成本低于 0.15 美元）——这些方式对减少卒中对美国人造成的伤害大有助益。

2 型糖尿病

2 型糖尿病在美国正流行。在过去的 12 年里，这种病的患者增加了 78%，每年增加 130 万人，目前已经超过了 1 600 万人。

糖尿病有两种类型。1 型糖尿病起病突然，通常发生在童年或青春期。其原因未知，但一般认为与产生胰岛素的胰腺细胞的免疫反应有关，这种反应可能是由病毒感染触发的。绝大多数患有糖尿病的美国人（90%至95%）患的是2型糖尿病，其发病更为缓慢，致病因是胰腺中胰岛素的产生逐渐减少以及胰岛素敏感性降低。2型糖尿病的危险因素有超重、体育锻炼不足、年龄增长和糖尿病家族史。

在美国，直接由高血糖和低血糖引起的死亡很少，但糖尿病的并发症每年造成20多万人死亡以及许多其他严重的健康问题。在美国，近一半的肾衰竭新发病例是由糖尿病引起的。每年有超过8万名糖尿病患者要接受脚或小腿的截肢。糖尿病是美国成年人失明最常见的原因。糖尿病患者患卒中的风险是非患者的两倍，患心脏病的风险是2到4倍。2002年，与糖尿病相关的总费用为1320亿美元：直接医疗费用为920亿美元，残疾、工作能力丧失和过早死亡造成的损失为400亿美元。

鉴于2型糖尿病给患者带来的巨大痛苦及造成的卫生保健巨额支出，人们预计控制糖尿病将成为重中之重的健康问题。但是医生和公众最近了解到的糖尿病相关信息大部分都与他汀类药物有关。2004年4月，美国医师协会发布了临床指南，建议所有年满55岁的糖尿病患者服用他汀类药物，以预防心血管疾病。这些指南建议所依据的重要研究之一是广泛传播的心脏保护研究（Heart Protection Study）。该研究表明，用他汀类药物治疗糖尿病患者可使心血管疾病的相对危险度降低 22%，整体死亡率降低 13%。这些听起来似乎是重要的风险降低，并且成为电视广告的基础，以此建议患糖尿病的观众"与医生谈谈"他汀类药物的使用。与其他许多研究一样，将相对风险转化为绝对风险后情况就完全不同了——超过 100 名糖尿病患者服用他汀类药物一年，才能减少 1 例心血管并发症。

　　虽然糖尿病的药物疗法吸引了大部分的关注，但最近的一些研究表明，生活方式的改变有更大的潜力，可以控制糖尿病新发病例的数量，降低糖尿病患者的健康风险。例如，2001 年在 NEJM 上发表的护士健康研究（Nurses' Health Study）的数据显示，2 型糖尿病的患病风险中，91% 可归因于生活方式因素，例 ₂₃₀ 如超重、运动不足、饮食不良、抽烟。研究发现，超重女性患糖尿病的风险是正常体重女性的 7.5 倍，肥胖女性的风险是 20 倍。由于儿童肥胖症的流行，美国的少年儿童甚至也开始出现 2 型糖尿病，而在这之前，这种疾病只在成年人身上出现。

　　也许医生没有花费太多精力来鼓励患者锻炼、减肥，因为他们不相信他们的努力会产生积极的结果。但这种传统观点并没有得到科学证据的支持。例如，两项随机研究探索了为糖尿病高危人群提供咨询建议的有效性，得到了完全相同的结果。这两项研究都发现，随机分配到接受运动和减肥咨询的糖尿病高危人群

（包括男性和女性），他们患糖尿病的可能性比不接受咨询的高危人群减小 58%。在接受咨询的人中，每 100 个人里每年患糖尿病的人数减少 6 人。

关于这些预防糖尿病及其并发症的简单措施，为什么公众对它们的有效性知之甚少？在非营利性的美国糖尿病协会的网站上可以找到一条重要的线索："联系起来！糖尿病、心脏病和卒中"（Make the Link! Diabetes, Heart Disease and Stroke）项目的公告。这是美国糖尿病协会和美国心脏病学会的一项倡议。网站主页告诉读者，糖尿病管理涉及的不仅仅是血糖控制："糖尿病患者还必须控制血压和胆固醇，并与他们的医疗保健提供者谈一下，了解其他减少心脏病发作和卒中的方法。"网站上没有提到运动或饮食的好处；如果要了解这些信息，你必须访问其他网页。但是，该网站确实提到参与这一教育性倡议的两个非营利组织有一些"合作伙伴"，也就是阿斯利康、安万特（Aventis）、百时美施贵宝、礼来、葛兰素史克、默克、默克/先灵葆雅、帝王（Monarch）、诺华、辉瑞和惠氏公司。

当合作伙伴为信息流动提供资金时，这些信息可能会强调那些符合它们利益的治疗策略，而淡化那些不符合它们利益的。例如，美国只有不到 1/3 的糖尿病患者有充足的运动量。只需每周行走两小时以上，糖尿病患者的死亡率就可以降低 39%。相比之下，被大力吹捧的降胆固醇他汀疗法的效果如何？在心脏保护研究中，使用他汀类药物治疗的患者中，每250名糖尿病患者1年仅能预防1例死亡。按这个指标比较，缺少运动的糖尿病患者每周至少行走两个小时，获得的益处是他汀疗法的4倍——每250名先前缺乏运动的糖尿病患者每年可以预防4例死亡。

　　类似地，在心脏保护研究中，用他汀类药物治疗的患者的死亡率下降了13%，但这些"成绩"很大程度上是因为患者的适度减重而导致的。在瑞典进行的一项研究，用饮食和锻炼计划的方式对超重和久坐的糖尿病和前驱糖尿病男性患者治疗了五年。在这五年中，体重至少减轻5磅的男性比没有减肥的男性死亡率降低了83%，效果几乎是他汀治疗的5倍。考虑到关于生活方式对糖尿病影响的研究已经很清楚了，人们会期望医生努力向糖尿病患者提供关于运动和饮食益处的建议。然而，根据JAMA上发表的一篇文章，只有一半的糖尿病患者在上一次体检时收到了关于锻炼的建议。

　　另一项研究显示，对于糖尿病患者，为期12周的强化减肥计划使处方药和糖尿病用品的支出减少了2/3；一年的支出也仅为研究开始时的一半。在一个更加有效且高效的医疗保健系统中，省下来的这些支出可以再投资到健康促进活动中，帮助人们采取更健康的生活方式，改善生活质量，遏制糖尿病的流行，同时减少心脏病、卒中和癌症的发生。大多数美国人可能期望主要非营利机构会推动这些健康策略的实行。这些机构表面上致力于改善美国人的健康，但是当制药公司为它们的"教育"活动提供资助时，非营利组织可以用来指导医生和患者使用药企的药物。

232　　最基本的是，2 型糖尿病主要是一种生活方式疾病。当医生和公众被鼓励着使用药物治疗而不是改变健康习惯时，患者就错失了从最有效的干预——运动、健康饮食和不吸烟——中获益的机会。理想的健康护理结合了两种方法（药物和生活方式），对两种方法的侧重要与它们潜在的效益成正比。

抑郁和社交焦虑症

社交焦虑症曾经是一种罕见的疾病。有了新型抗抑郁药后，代表其制造商的公关公司开始行动，根据左洛复（Zoloft）的广告，目前这种"健康问题影响了 1 600 多万美国人"。"患者"在结识新人、与老板交谈、在许多人面前讲话或吸引大家的注意时会感到很焦虑。（我们大多数人都经历过这种不舒服的感觉。）在辉瑞为左洛复建立的网站上，承诺可以通过药物来治疗这些症状。根据辉瑞公司的网站，抑郁症是一种更为常见的疾病，每年影响 2 000 万美国人。已发表的研究表明，使用新型 SSRI（选择性五羟色胺再摄取抑制剂）抗抑郁药可以为这两种疾病的患者带来显著的益处。

　　一项精心设计的研究（由左洛复的制造商辉瑞制药公司赞助）将患有社交焦虑症的人随机分为四组：两组用左洛复治疗 24 周，另外两组用安慰剂。接受左洛复治疗的其中一组成员轮流接受"暴露疗法"，包括与初级保健医生进行 8 次 15 分钟的交谈，内容是讨论他们的症状。在两次谈话之间，这些患者还要做"作业"，以帮助他们学习如何识别并突破他们的社交习惯和恐惧。类似地，接受安慰剂治疗的一个小组接受了暴露疗法，而另一组则没有咨询。然后监测患者的症状 52 周——治疗进程中的前 24 周，及治疗完成后的 28 周。

　　在研究的前 24 周内，所有四组患者都表现出显著的改善，但不再服用药物时出现了意外的发现。没有服用左洛复、接受了"暴露"训练的患者情况继续显著改善，服用左洛复的患者在停药后症状略有恶化（无论是否有"暴露"训练）。最可能的解释是，对于学习如何改变导致症状出现的不正常的反应和交互模式，那些通过药物治疗缓解症状的人不太愿意去学习如何改变导致症状出现的功能失调反应和互动模式。另一方面，未接受药物治疗的患者可能更愿意学习如何作出改变，而事实证明这是可以

233

成功实现的。社交焦虑确实会带来不适，但把这些症状作为生物医学基础的障碍，用药物来治疗不正常的社交技巧或习惯，这样就好比用麻醉止痛药"处理"刺伤而不是把刺进来的异物除掉（除了最严重的情况外）。

抑郁症的治疗也出现了类似的情况。在《心身医学》（*Psychosomatic Medicine*）期刊上发表的一项研究中，患有重度抑郁的患者被随机分为三组，一组服用左洛复，一组每周运动 3 次，另一组既服用左洛复又参加运动，干预持续 4 个月。经过 4 个月的治疗后，所有三组患者的抑郁症状均有显著改善。治疗结束后 6 个月，结果完全不同。仅参加锻炼的患者中只有 8% 的人出现抑郁复发。与这种持久的益处相比，单独使用左洛复治疗的患者中有 38% 复发，既服用左洛复又参加运动的患者中有 31% 复发。

这种模式与社交焦虑的研究相呼应：用抗抑郁药物进行短期治疗可缓解症状，但似乎降低了患者为防止症状复发而做出积极的生活改变的可能性。这些随机对照研究表明，至少有一些抑郁症可以被称为"运动缺乏症"，一些社交焦虑症可以被认为不是一种医学疾病，而是不正常的社会交往模式表现出来的结果，与家庭医生进行 8 次 15 分钟的咨询可以显著改善这种情况。

通过这种以证据为基础的视角来看待这些"疾病"，将会使美国的医学彻底改变。说服医生和公众，将他们对社交焦虑症和

234

抑郁的认识限制在疾病的生物医学模式下，这对制药公司来说有很大的利害关系。他们为精神健康症状提供有说服力的"科学"解释，同时转移对另一种证据的考虑，即在许多情况下，生活方式的改变和短期咨询能带来更长久的益处。他们的方法也是销售更多药物的最佳方法。这些生物医学干预虽然在短期内取得了成功，但却破坏了症状为患者带来的自然动力，这些动力能使患者做出真正且持久的改变，并持续改善患者的生活质量。

癌症

医学研究致力于寻找癌症的治疗方法，虽然偶尔成功，但发现都非常有限；但我们已经知道了很多关于癌症预防的知识。例如，我们知道从 1965 年到 1998 年，女性患肺癌的概率增加了 3 倍，并在 1986 年超过乳腺癌成为女性癌症的头号杀手。不仅有 87% 的肺癌是由吸烟导致的，吸烟还会增加口腔、咽喉、食道和膀胱这些器官患癌症的风险。

回顾所有探索癌症与运动之间关系的研究，可以发现，运动能显著降低某些最常见癌症的发生风险。例如，日常运动使结肠癌的发生风险降低 40% ～ 50%，使乳腺癌的风险降低 30% ～ 40%。运动也有可能降低前列腺癌的风险。

根据《柳叶刀》杂志 2002 年发表的国际癌症评估报告，在发达国家，约 30% 的癌症与饮食有关。年龄调整后，四种最常见癌症（肺癌、乳腺癌、前列腺癌和结肠癌）的发病率在发达国家要高得多，而且随着饮食变化或从较不发达国家迁居到较发达国家时也会增加。

另一项研究比较了 2 000 名结肠癌患者和相同人数的对照组的饮食。研究发现，被诊断患有结肠癌的人群，"西方饮食"结构（身体质量指数更大、摄入的卡路里和膳食胆固醇更多）的概率是对照组的两倍，而且，在年轻时就被诊断有结肠癌的群体中，这种关联最强。

与这些发现相一致的是，里昂心脏病膳食研究中，采用地中海饮食（蔬菜水果、全谷物和植物油摄入量高，红肉摄入量较低）而心脏病较少的患者群，其新发癌症的数量也比采用"谨慎的西式心脏病饮食"（意味着总脂肪和饱和脂肪低于正常饮食）的患者少 61%。

在加拿大进行的一项研究发现，（与正常体重相比）肥胖使患癌症的总体风险增加了 34%，某些癌症的风险增加尤为醒目：卵巢癌风险增加 95%，结肠癌风险增加 93%，绝经后女性的乳腺癌风险增加 66%，白血病风险增加 61%。研究人员计算出，加拿大所有癌症中，有 7.7% 是由肥胖引起的。考虑到美国人肥胖的比例是加拿大的 2 倍（2003 年分别是 31% 和 15%），肥胖可能导致了约 15% 的美国癌症。

为这种可怕的疾病找到治疗方法是非常重要的事，但我们不能忘记，最好的治疗是预防。（美国预防服务工作组对癌症筛查的建议被普遍认为是最佳的可用资源，具体建议可通过医疗保健研究和质量机构获得。）

肥胖：一种社会疾病

生物医学商业化的医疗方法将医疗服务分解成了看似独立且互不相关的各种疾病，每种疾病都有自己的病因和治疗方法。这使人们（包括卫生专业人员）忽略了这一事实：许多疾病具有相同的原因，而这种原因常常归结于不良的饮食、吸烟和缺乏运动等生活方式的选择，以及环境因素或经济状况。生物医学—商业医疗方式的一个显著特征是，无论疾病的主要来源如何，生物医学—商业方法会提出（用"推动"或许更合适）商业上有利的解决方案。　236

美国肥胖症流行是一个很好的例子。随着对这一严重问题的认识增加，人们的注意力不再集中在其原因上，而是集中在用医学治疗手段减轻其后果。这些干预措施包括预防心脏病（使用他汀类药物）、减轻糖尿病并发症（用药物控制血糖，用他汀类药物保护心脏，用 ACE 抑制剂保护肾脏）、在发生卒中后治疗卒中（使用昂贵的新疗法，这种治疗实际上仅能对不足 25% 的卒中患者带来帮助），以及缓解骨关节炎疼痛（用昂贵的新关节炎药物）。还有针对肥胖本身的治疗方法——手术（现在甚至对儿童使用）以及还在审批中的新药物，一旦上市，这些药物肯定会瞬时成为"重磅炸弹"。

　　肥胖的真正原因简单得令人尴尬：美国人摄入的卡路里多于维持健康的体重所需要的卡路里。据美国农业部统计，美国人在 2000 年平均每天摄入的卡路里比 1970 年多 500 卡。其中大部分原因是，从 20 世纪 70 年代中期到 20 世纪 90 年代中期，外出就餐的次数增加了一倍，餐厅和外卖食品占总能量摄入的 1/3。餐馆提供高热量食物，并且为了吸引顾客而增加食物分量。向儿童销售的快餐和高热量零食变得越来越精致，孩子们深深地被这些高卡路里的食物吸引了，然而这些食物是不健康的。

　　美国人糖消费量的增长告诉了我们一个有趣的故事。美国农业部建议平均每天的饮食中不超过 10 茶匙的糖。在 20 世纪 50 年代，美国人平均每天摄入的糖和其他甜味剂是 23 茶匙。到 2000 年增加到平均每天 32 茶匙甜味剂，提供 135 卡路里的额外能量。（例如，一瓶仅有 20 盎司的苏打水就含有约 16 茶匙的糖。）如果饮食或运动没有其他变化，一个人每天额外摄入 135 卡路里，每个月就会增加超过 1 磅（额外摄入 3 500 卡路里导致体重增加 237 1 磅）。结果是完全可预测的：从 20 世纪 70 年代初到 2000 年，肥胖成年人的比例增加了 1 倍；同一时期，肥胖儿童和青少年的比例增加了近 4 倍。

疾病防控中心主任朱莉·L. 葛柏汀博士（Dr. Julie L. Gerberding）在 2004 年 3 月对《华盛顿邮报》表示，到 2005 年，美国因肥胖和缺乏身体运动而造成的死亡人数预计将达到 50 万人——超过吸烟引起的死亡，与癌症造成的死亡人数几乎相同。遗传易感性和纯属运气不佳在大多数疾病中起作用，包括肥胖导致的疾病，但健康的最大决定因素是日常生活的习惯、选择、需求和环境。肥胖症主要是一种社会疾病，是高热量食物的猛烈营销和我们运动不足的文化风气的结果；就像结核病很大程度上是 19 世纪的一种社会疾病，是过度拥挤以及工业革命不加控制的蹂躏导致的结果。很明显，当大多数慢性病共有的主要风险因素之一以流行病的速度增长，而几乎没有采取措施解决最核心的问题，美国人的健康前景并不乐观。

证据汇总：找到健康的基本坐标

根据研究发现，我们可以做些什么来维持身体健康、预防疾病？基于个人来说，答案非常简单。2002 年，美国心脏协会①的医学杂志《循环》发表了一篇文章，回顾了通过饮食和生活方式干预进行冠心病预防的重要研究。文章的结论是，遵循科学证据给出的建议，在 70 岁以下的人群中，"冠心病可以在很大程度上消除"。从本章提供的研究中，我们看到同样的建议也适用于预防 2 型糖尿病、骨质疏松和卒中，并有助于预防癌症和抑郁症。将这些建议稍作修改，并加上安全事项，以下是详细清单：

（1）不吸烟。

（2）大多数日子里至少适度运动 30 分钟，如快走、骑自行车或园艺活动等。

（3）适量饮酒（如果一定要喝的话）。

（4）健康饮食：

- 减少红肉的摄入，改成鸡肉、鱼类（每周至少食用一次多脂鱼）②和植物性蛋白质。

- 每天至少吃一磅蔬菜和水果。

- 每天的盐摄入量限制在一茶匙以内。

---

① 虽然我一直批评 AHA 及其他许多组织与医疗行业存在联系，但他们仍然可以提供重要的信息和建议（无偏的）。

② 由于不幸的时代特色，孕妇和儿童必须谨慎脂性鱼中汞和多氯联苯（PCB）的含量。

- 减少糖分。

- 烹饪时，使用菜籽油和橄榄油等植物油。

- 尽量减少饱和脂肪和胆固醇的摄入量。

- 从反式脂肪中摄入的热量不超过 2%（反式脂肪即在许多人造奶油和许多烘焙食品、饼干薄脆饼干、糖果棒和早餐谷物中发现的"部分氢化油"；记得检查食品成分标签）。反式脂肪的最佳每日摄入量：0。

（5）身体质量指数（BMI）保持在 25 以下（也就是说不要超重）。好消息是，如果你做到了这份清单上的其他事，保持体重会容易得多。

（6）使用安全带和自行车头盔。最重要的是，不要酒后驾车；并在社区内开展工作，帮助营造社会氛围，使那 239 些最容易酒驾的人——年龄在 16 岁至 25 岁之间年轻人——不要进行这种危险的活动。

（7）不要进行不安全的性行为。

乍一看，这份清单上的任务可能有些艰巨，但两项研究表明，健康的习惯是多么简单而有效。《新英格兰医学杂志》发表的一项研究追踪了檀香山退休男性的活动水平和健康状况，这些男性都不吸烟，年龄在 61 岁至 81 岁之间。在这项研究的 12 年中，每天走路不足 1 英里的男性死亡率（41%）几乎是每天走路超过

2 英里男性死亡率（24%）的两倍。

2003 年在 JAMA 上发表的另一项研究观察了 9 700 名年满 65 周岁且有独立生活能力的女性，研究长达 12 年。（这项研究最初是为了确定老年女性骨折的危险因素而设计的）。在研究开始时每周行走不足 2 英里的女性中，将运动量增加至每天至少步行 1 英里的人，比那些仍然久坐的人死亡率降低了一半。（这两项研究都是观察性的，可能存在潜在的差异，导致更健康的人行走得更多，尽管研究人员采取了一切可能的措施来排除这种影响）。

然而，仅仅了解这些建议还远远不够：由于个人的惰性，以及超出个人控制甚至整个社群范围的社会、经济和环境因素，做出积极的改变通常会变得复杂。在这种情况下，与初级保健医生和其他医疗专业人员持续保持联系，可以帮助弥合科学与个人阻力之间的差距——前者提供预防性医疗保健的建议，后者使改变生活习惯不那么容易。不过，肥胖和糖尿病的流行表明，医学的重点不能局限于个人的健康。我们生活中所处的文化环境也对决定我们的健康起着很重要的作用。例如，当快餐和零食广告以及填满了高热量零食的自动售货机充斥在儿童的生活环境中，不停地传达着更为醒目的信息，这种情况下，儿科医生和家庭医生很240 难凭一己之力扼制住儿童肥胖的趋势。

　　希望在未来的几年里，我们会回顾过去，看我们曾经多么荒谬地相信仅凭生物医学——而不考虑生活方式的健康后果——就能提供最佳健康。衡量美国医疗从这个被商业扭曲的医学时代恢复了多少，就看真正、有效地鼓励采用健康生活方式的干预方法，在多大程度上重新融入到当下的最佳医疗保健中——不是取代，而是与适当的生物医学临床应用共同发挥作用。

第十四章　拯救我们的医疗系统：如何能在每年节省5 000亿美元的情况下改善美国人的健康状况

不久前曾有一段时期，医学科学取得突破更多是由于有健康 241
需求，而不是寻求企业利润。或许最好的例子就是脊髓灰质炎疫苗的研究，这是现代医学真正的重大突破之一。1955年，疫苗最初发布时引起了巨大的轰动，乔纳斯·索尔克博士（Dr. Jonas Salk）被问及谁拥有这项专利，他回答说："好吧，我会说是全人类。你会为太阳申请专利吗？"

自那之后，美国的医学发生了很大的变化，特别是在过去的10年或15年里。这些变化中有许多不是来自医学本身，而是因为创造和传播医学知识的目的改变了。我们大多数人理所当然地认为，不论研究的目的和实施的背景如何，已确立起来的科学规则能确保医学研究的有效性。但事实相去甚远。

大多数临床研究私人化，大学作为医学知识公正监督者的作用日益减弱，制药和医疗器械行业对政府的影响日益增加，这些都促使医学知识在我们社会中的角色发生了转变。进行严格的医学研究的目标常常被取代，取而代之的目标是要创造这样一种观 242

327

念：严格的医学研究在呼吁增加赞助商产品的使用。

在这种环境中，权威医学期刊的编辑们警告说，期刊发表的许多科学文章中渗入了偏向医疗行业的偏倚，他们无法保护读者免受这些影响。尽管如此，在权威医学期刊上发表的研究发现依然被当作科学证据，优秀的医生十分自信地将这些"证据"作为临床决策的基础。这不仅仅是因为"几率游戏"——有商业赞助的研究支持新产品的概率是无商业赞助研究的 5 倍。即使是最谨慎的读者也很难、甚至不可能发现偏倚，更不必说揭开真相。要保护读者不被有偏信息误导，仅仅知道它们的存在是不够的。

如果要开始解决美国医学的危机，我们首先需要停止假装当下生产和传播医学知识的组织是为了公众利益。哲学家菲利普·基切尔（Philip Kitcher）在其著作《科学、真理与民主》（*Science, Truth, and Democracy*）一书中创造的"井然有序的科学"（well-ordered science）的理想，在商业化的医学研究中常常被利润最大化的科学理想所取代。百时美施贵宝的高级副总裁安德鲁·博德纳博士（Dr. Andrew Bodnar）总结了这个问题，他对《纽约时报》说："在一个以科学为驱动的组织中，营销与科学的概念实际上是错误的二分法。"严谨的科学由公正的研究人员执行，并公开与专业同事和公众分享；但这样的科学经常被猫鼠游戏取代，企业赞助者尽最大努力掩饰他们对科学结果的扭曲，以

及隐藏那些无法被扭曲的结果。但是，正如基切尔指出的那样，
医学研究不是游戏，后果越重要，科学标准应该越高。

　　所有这些手段的源头都是医学的转变：从一种旨在改善健康
的公共产品转变成一种让财务收益最大化的商品。这种转变造成
的结果是，公正的专家们①一致赞同的科学证据，与实际上推动
美国医学的各种观点，两者之间的差距越来越大。这种不断扩 243
大的差距是美国医学危机的核心。这没什么可惊讶的。制药公
司对公众健康的监督责任，并不多于快餐行业对公众饮食的监督
责任。

　　医学进步的目的被狭隘的公司利益取代了，造成了一些严重
的过度使用行为。当帕罗西汀的制造商针对青少年抑郁症的治疗
进行了 9 项临床研究，发现帕罗西汀并不比安慰剂更有效，并且
实际上显著提高了"情绪不稳"（包括自杀念头和自杀企图）的
出现频率时，这对他们来说并不是问题。该公司发表了一项显示
药物有益的研究，而没有公布其余 8 项研究，药物继续投入市场
销售。英国药品管理局揭露这一问题之后呢？依然没有问题。美
国神经精神药物学会召集了一个工作小组，所得结论是新型抗抑
郁药对青少年来说是安全的。工作小组没能获得英国药品管理局

---

① "公正的专家"指的是未收到医疗企业的报酬或威胁，不因其他个人问题
　　而产生偏见，以及可不受限制地获取所有证据的专家。

可以看到的一些信息，这点很糟糕。但或许这不算是一个问题，因为根据《纽约时报》的报道，"药物的批评者指出，工作组的 10 名成员中，有 9 名与制药公司有重大的财务联系……"（但是，工作组坚持说他们的报告没有得到企业的资金支持。）FDA 的一位流行病专家分析了所有涉及儿童的抗抑郁研究（与英国药品管理局一样），发现用新药（不包括百忧解，这是一种便宜的仿制药）治疗的儿童自杀概率是不用药物的两倍，提出 FDA 应该据此阻止医生用这些药治疗儿童，这时怎么办呢？只需要禁止这位专家在 FDA 的公开听证会上作证。然后阻止他接受《纽约时报》的采访就行了（《纽约时报》在 2004 年 4 月 16 日报道了这个事件）。

在研究昂贵的降血压药时，出现了你不喜欢的研究结果走势？没有问题——刚好在结果出现统计学意义之前停止研究就好。

Endovascular Technologies 公司（公司名字的中文意思是"血管内技术"，制造植入式除颤器的公司，是盖丹特的全资子公司）制造了一种售价 1 万美元的设备，用于修复主动脉瘤。在使用过这种设备的 7 600 名患者中，1/3 的装置发生了危险性故障。这种故障频率是否会阻止 Endovascular Technologies 销售这个设备？不。该公司向 FDA 报告了这些事件的 7% 并继续销售。根据 2003 年与美国政府达成的认罪协议，该公司延迟披露了 2 628 起严重故障和 12 例死亡。没有问题。它同意支付 9 200 万美元用于刑事和民事处罚，然后照常进行其他产品的营销。

你的制药公司刚刚收到 FDA 发出的正式警告信，说西乐葆、万络、普伐他汀或奥施康定存在"虚假和误导性的"营销？没有问题。FDA 的纠正措施不太可能取代已经牢牢印在公众脑海中的虚假信息。

这样的例子不胜枚举。在这种近乎完全自由开放的商业攫取中，控制医疗成本不仅是不可能的，确切来说这两者是矛盾的。打个比方，讨论减少在汽车、衣服或啤酒上的国家支出有意义吗？医疗服务也不例外——到目前为止，这是美国最大的消费品。

医疗可及性的错觉：医疗保险照顾计划（Medicare）的处方药法案

如同任何运作良好的消费市场一样，医疗行业也会尽力刺激更大的需求。在这种环境下，确保持续获得"最好的"医疗服务与控制医疗费用是互相矛盾的。医疗保险照顾计划（Medicare）的处方药法案（后简称医保处方药法案）是一个很好的例子。[1]

---

[1] 这项立法于 2003 年 12 月 8 日由时任美国总统乔治·W. 布什签署，法案全名为《2003 年医疗保险处方药改良和现代化法案》（Medicare Prescription Drug Improvement and Modernization Act of 2003）。

该法案旨在改善老年人对所需处方药的获取情况。对于那些收入最低的人来说，这一法案将使处方药更容易获得——对于那些原本负担不起药物的人，药品公司也能按全价收取药物费用。不过，根据消费者联盟和 19 个工会及公益组织的统计，在新的处方药"效益"生效后，Medicare 患者在处方药方面的自付费用在2003 年是平均每人 2 318 美元，2007 年将变成 2 911 美元。这项245 立法表面上是为了减轻处方药对老年人的经济负担，但现实却恰恰相反。

　　怎么会这样？处方药支出的增长速度比通货膨胀率快 7 倍，但 2003 年的立法**明确禁止**联邦政府利用其购买力与药品制造商进行价格谈判，退伍军人健康管理局和国防部曾经以这种方式成功谈判（还有加拿大和欧洲国家，这就是他们的药价比美国低得多的原因）。美国政府将按照制药公司的全价付款，而药物需求却主要由企业资助的研究、企业赞助的指南、企业资助的继续教育和医生营销以及企业资助的广告和公关活动决定。与此同时，从价格较低的国家进口药物也已被有效阻止。

　　但即使这样也还没有抓住最深层次的问题。PhRMA（美国药物研究与制造商基金会）协助成功击败了医保处方药法案的修正案，该修正案本将资助一些研究，以确定老年人难以承受的那些昂贵药物与其他同类药物的比较效果和价值如何。快速查看 2003

年老年人最常用的 15 种药物，可以发现，在制定一项提供这些
药物的昂贵计划时，明智之举是明确哪些药物确实为老年人提供
了有效且高效的治疗。

200 毫克的西乐葆是 2003 年美国老年人使用频率第 6 高的药
物。正如我们在第三章中看到的那样，如果把制造商赞助的研究
后半部分的结果（未包含在 JAMA 发表的文章中）考虑在内，结
果与 FDA 评审员的观点一致：与更便宜的抗炎药相比，西乐葆
没有明显优势，并且服用时间超过 6 个月的话，可能会导致更多
的胃肠道疾病。

老年人最常用的第 1 种和第 10 种药物是 5 mg 和 10 mg 的络
活喜，这种药用于控制血压，每年的费用分别为 549 美元和 749
美元。然而，证据表明，对于大多数人来说，在预防高血压并发
症方面，络活喜还没有利尿剂氢氯噻嗪效果好，后者每年只需花
费 29 美元，是排名 42 的常用处方药。

老年人最常用的前 15 种药物中，有 3 种是降胆固醇他汀药。[246]
我们不知道使用他汀来预防心脏病再次发作的患者中，有多少人
符合他汀会发挥最大作用的情况。但是，我们从 PROSPER 研究
（普伐他汀在高危老龄患者中应用的前瞻性研究）中知道，没有
既往心脏病史的高风险老年患者接受他汀类药物治疗 3 年后心脏
病发作不会减少；但他们确实出现了更多的癌症。此外，最早进

入市场的他汀类药物美降脂现在可以作为新命名为洛伐他汀的仿制药获得，其价格不及品牌药的一半，且对于在 65 岁以上的人群中预防心脏病发作从未显示其效果不及品牌药。（在 Prove It 项目［急性冠状动脉综合征早期强化降脂治疗研究］中，65 岁以上的人从立普妥中的获益并不优于更早出现的他汀药普拉固［英文名 Pravachol］）。然而，洛伐他汀没有进入常用药的前 50 名。

万络也在前 15 名中，尽管制造商自己的研究数据中隐藏了一个鲜为人知的事实：用万络而不是萘普生治疗 100 名 65 岁以上患者，每年将导致 2.5 次额外的严重心血管并发症。为了更直观地说明万络的风险，使用万络而不是萘普生治疗 65 岁以上的患者，其导致心血管并发症的可能性是使用他汀类药物预防心血管疾病的可能性的 4 倍，即使在已有过一次心脏病发作患者中也是这样。

前 15 种药物中，有两种是胃酸阻断药物，每天约花费 4.60 美元。其中一种，奥美拉唑（Prilosec），现在可以作为非处方药购买，费用仅约 0.62 美元一天——即使是这样低的价格，很快还会因仿制药的竞争而继续降低。我发现大多数有胃灼热症状的患者可以在开始时服用强效的胃酸阻断药物，一旦症状得到控制，就可以改用不那么强烈的药，如雷尼替丁（品牌名为 Zantac）。如果症状复发，患者可以很容易地换回更强效的药物。

老年人最常用的第 3 种药是用于骨质疏松症的福善美。正如我们在前面看到的，当用这种药预防骨质疏松症时，并没有减少骨折的发生。对于 70 岁以上的女性，甚至是那些患有严重骨质疏松症的女性，福善美的兄弟药物安妥良只有在已发生过脊柱骨折的女性身上才能显著降低髋部骨折的风险。而服用这些药物的女性中，有多少人知道运动对预防骨折，以及改善整体健康和寿命的效益要显著得多呢？

　　上面提到的是 15 种最畅销的老年人药物中的 10 种。如果政府的真正目标是要让老年人获得最有效的药物，那么第一步就是根据现有最好的科学证据确定最佳医疗，以帮助患者和医生做出明智的决定。相反，医保处方药法案只是用公共财政全价支付昂贵的品牌药。有人可能会得出这样的结论：这个药物法案的目的是将财富从纳税人手里转移到制药公司，而不是确保老年人和联邦政府在尽可能低的成本下获得最有效的药物。这项立法还在讨论时，一位不愿透露姓名的药品说客对《纽约时报》说，"国会两院都由共和党控制是很棒的。就像在玩大富翁时你建造了新的酒店一样"。

　　更糟糕的是，在投票之前，国会甚至不被允许看到 Medicare 自己估算的处方药费用实际成本（这个估计值比布什政府向国会提交的预计费用高出 1 千亿到 2 千亿美元）。Medicare 的首席精算师理查德·S. 福斯特（Richard S. Foster）告诉《纽约时报》，他得到命令，不能向国会提供这些信息，并勒令他们不要直接回应国会查看数据的要求。福斯特说，他的理解是，如果这样做了，Medicare 官员"会试图解雇我"。《纽约时报》报道称，Medicare 的主任托马斯·A. 斯库利（Thomas A. Scully）否认威胁要开除福斯特，但承认曾指示福斯特"拒绝为国会提供某些信息"。

总统签署这个法案仅六周后，便公开承认这一成本比国会当初承诺的四千亿美元高出 1/3。这是怎么发生的？托马斯·斯库里于 2003 年 5 月获得了伦理豁免，从而允许他在私营企业寻找工作时继续从事药品法案的工作。在收到豁免一个月后，他改变了长期以来的做法，不再允许 Medicare 精算师直接向国会报告所要求的信息。根据新规定，精算信息必须经过斯库里先生的检查（让人联想起 FDA 要求所有因违规营销而致药品公司的信函由首席法律顾问办公室进行审查）。至少有一些 Medicare 对药物成本的估计被送到了白宫；但它们没有被送到国会。据《华尔街日报》报道，在对该法案进行最后投票后的几周内，斯库里对福斯特说："我们不能让（估计值）泄露出去。"2004 年 3 月，福斯特告诉《纽约时报》："我认为有一种隐瞒信息的模式是出于政治目的，而我认为这是不合适的。"

在医保处方药法案通过一个月后，斯库里先生宣布他已经

接受了一家律师事务所的职位，根据《纽约时报》，受到新处方
药法案影响的医疗行业的许多公司是这家律所的客户，并且这
家律所是强生公司和全国家庭护理协会的注册说客（registered
lobbyist）。

2004 年 2 月在《健康事务》上发表的一篇文章显示，一旦
Medicare 对处方药的覆盖变得有效，处方药费用的增加可能会比
预测的更多。研究发现，当老年人的保险覆盖 75% 以上的处方
药费用时，西乐葆和万络的使用增加了一倍以上。（医保处方药
法案将提供 75% 的覆盖。）作者的结论是，卫生政策制定者应该
"关注一旦这项福利得到实施，Medicare 受益人可能会过度使用
药物治疗"。老年人对昂贵药物的使用肯定会飞涨——不管它们
已被证明的价值如何——除非采取措施，使处方药的使用建立在
真正的科学证据基础上。

如果美国医学界的危机只是由于**更加有效的**医疗使成本不断
上升，那就别无选择，只能在提高的医疗成本和配给中拼凑出一
个伤害性最小的组合。但是关于美国医学的一个坏消息（矛盾的
是，这同时也是一个好消息）是，首要的问题不是成本上升，而
是医疗服务的质量低下，因为那些有医疗保险的人得到了太多错
误的医疗服务，而没有医疗保险的人没有得到所有必须的医疗服
务。唐纳德·贝里克博士（Dr. Donald Berwick）是全国领头的致

力于提高医疗质量的斗士之一，也是美国医学研究所的报告《跨
249 越质量的鸿沟》（*Crossing the Quality Chasm*）的作者，他简洁地
指出了这个问题："由于医疗服务并非与需求密切相关，上千亿美
元正被白白冲走。"

商业利益成功地把自己打造成公众利益的"代表"，以至于
医生、卫生政策专家和公众无法辨别他们所依赖的医学知识中的
商业扭曲。"护理质量"（Quality of care）目前的定义主要是为了
更好地服务于药物和其他医疗行业的经济利益，而不是美国人民
的健康需求。

在这种情况下，美国医学面临的最紧迫的挑战不是确保医疗
服务可充分获得，而是首先要确定"获得什么"。甚至也不是确保
护理的质量，因为要保证质量的前提是假定现有的科学证据足够
让我们做出医疗决策。当今美国最重要的医疗保健问题是，我们
当下创造医学知识的方法是否实现了医学科学改善健康的全部潜
力，以及这些知识是否以最佳方式应用到临床实践上，并有效地
向公众传达。按照这些标准，美国医学显然未能实现其承诺。

恢复临床研究的诚信和目的

重新调整美国医学的方向，使医疗效率提高到人们有权期待

的水平，且超过人们投入的成本——要达到这个目的，第一步
就是减少狐狸对鸡舍的看守。由于联邦政府不愿意提供充足的资
金，FDA 批准新药的部门（药物评估和研究中心，简称 CDER）
直接由药品公司支付使用费，这是多么荒谬的事。公众完全不知
道美国国立卫生研究院的官员被允许和制药公司签订报酬颇丰的
咨询合同。与制药公司有财务联系的专家领导着 FDA 的咨询委
员会和编写临床指南的小组，而临床指南定义了执业医师的治疗
标准。医疗企业甚至资助了大部分的医生继续教育。　　　　250

　　到如今，美国医学知识的生产和应用现状是，几乎在每个层
面、每个阶段都充满了利益冲突，目前最需要的是一个新的独立
国家公共机构来保护医学中的公共利益。这样一个机构必须拥有
专业知识，并独立于医学研究所（美国科学院的一部分），因为
医学研究所是非常适于评估科学证据的机构。过去的教训表明，
这个公共机构需要最大限度地隔绝政治和商业影响，就像美国联
邦储备委员会的模式一样实行交错式长期任期，与企业没有财务
联系，从国会获得资金，以防止其调查结果对某些强大的利益集
团无益时，这些结果会从内部被剔除掉。当然，美国人民的健康
以及每年近 2 万亿美元的支出足够重要，这就是需要如此严格的
监督的正当理由。

　　这个新的独立委员会将有三重使命。第一，它会确保医学研

究的设计、实施、分析和传播的主要目的是改善健康状况，并且要符合公认的科学标准。第二，关于特定医疗问题和总体健康状况的预防、诊断和治疗的临床指南，它会通过独立分析所有可用的科学证据来监督指南的制定[①]。第三，当重要的科学证据不足时，它将确定、资助并监督研究进行。例如，由于随机对照试验证据的缺乏，阻碍了对下面问题提供明智的建议：绝经后女性进行常规骨密度检查是否有临床效益；骨质疏松女性预防髋部骨折的最佳方法是药物治疗还是生活方式改变，或者两者都是。尽管251 研究这两个问题的临床试验可能对制造骨密度检测设备或骨质疏松症药物的公司没有好处（因此他们不太可能提供资金），但这样的试验肯定会对美国妇女有益。

为了完成这三重使命，新的机构需要有权威，能要求所有临床试验在开始时都进行登记，并要有明确确定的研究设计（"研究方案"），包括研究的预计持续时间，以及待测的结果和不良反应。这将结束目前"正面我赢，反面你输"（也就是不论怎样"我"都赢）的现状，即对赞助商有益的研究会迅速发表，而结

---

① 英国于 1999 年设立了一个机构来执行这一职能，即国立临床规范研究所（National Institute for Clinical Excellence, NICE）。其作用被定义为"为患者、卫生专业人员和公众提供当前'最佳实践'的权威、有力、可靠的指导"。这项职能每年的预算不到 3 000 万美元。

果不利的研究发表缓慢或根本不发表，也永远不会成为我们医学知识的一部分。虽然所有临床研究都进行注册可能看起来像是一个简单明了的方式，以提高社会从医学研究中的获益，但是药物公司通过他们的贸易组织 PhRMA 表示："（临床研究的）赞助者不承诺公布所有探索性研究的结果，也不承诺像临床试验注册中心一样，在研究开始时公开临床试验方案的设计。"

新机构也应有权力要求研究纳入对象的年龄、性别和健康条件，与结果应用的目标人群情况类似。要求在新药被当作"最佳疗法"之前，需要与已证明有效的疗法（而不仅仅是安慰剂）进行比较，包括成本较低的疗法、仿制药和生活方式干预措施。该机构还有权要求研究应持续足够长的时间，以确定各种治疗方式带来的益处和副作用，并严格禁止因"商业原因"而中断研究。

该机构应有权要求临床研究测定最重要的临床结果，如严重疾病、总体死亡率和生活质量，而不仅仅是中间终点，如骨密度、血压、胆固醇水平和动脉斑块的数量。

可能这个完全授权的监管机构能够实施的最重要的一项变革是，要求医学研究透明化——使所有研究数据可用于外部审查和公众监督。不透明性是目前商业资助的医学研究的常态，就像安然（Enron）和世界通讯（Worldcom）等公司的会计和商业活动一样，而结果也是一样，消耗的美元和健康成本具体有多少仍然

252

是保存完好的秘密。医学研究人员必须能够获得他们研究的所有结果，自己对数据进行分析，得出自己的结论，并将报告提交给同行评审的医学期刊。研究数据还必须提供给医学期刊的同行评审人员和新的监督机构进行独立评估。

为了加强这些标准，只有符合这些标准的研究才能得到新机构的认证，从而为验证临床研究建立有效的质量门槛。这种认证将成为医学期刊同行评审流程的一部分——可以限制出版物仅发表已得到认证的研究，或者文章的认证状态可以被读者清楚地识别出来。所有在营销材料和继续教育中提供给医生的科学证据也将得到认证。公众也将同样了解广告和媒体上提到的研究的认证情况。如果制药公司威胁要撤回广告，那么就由公共资金为期刊提供资助，因为相对于公共医疗服务以公正的科学证据为基础而省下的医疗开销，为医学期刊提供公共资助的成本就微不足道了。

当然，医疗行业会动用其巨大的权力，尽其所能来防止自己失去对医学知识的控制。但是，在目前这种有效且高效医疗保健的公众利益被医疗行业的商业目标取代了的形势下，他们的目的是什么呢？

这种对临床研究的公正与诚信的监督是否会使商业资助停滞？药物和医疗器械企业可能会采用这种恐吓手段来平息越来越高的公众呼声，来遏制对这些公司的过度控制。这种威胁如果不是简单的做做样子，就会暴露企业需要控制研究，以使其具有商业价值。如果这是真的，那么更加应该将创造医学知识的责任归还给政府，屏蔽商业的影响。的确，从短期来看，失去企业对医 253
学研究的巨额资助将会产生很昂贵的后果，但最终的结果会是，医疗服务将远离商业目标，转为创造最有效的最佳健康的目标，每年将为美国人节省数千亿美元。

为所有美国人提供高质量的医疗服务

2004 年 1 月，医学研究所报告说，每年有 1.8 万美国人因没有健康保险而不必要地死亡。这个死亡人数比我们 2001 年 9 月 11 日事件中的死亡人数高出 6 倍，而且每年都在发生。你有没有想过，为什么美国这个人均国内生产总值最高的国家（卢森堡除外），是工业化国家中唯一不向所有公民提供医疗保险的国家？根据美国广播公司（ABC News）/《华盛顿邮报》2003 年秋季进行的一项民调，4/5 的美国人支持全民医疗保险制度，并愿意牺牲税收减免来弥补这一制度带来的财政缺陷。

理解这个矛盾的关键在于，医疗行业通过为那些全价或几乎全价支付的人提供尽可能多的医疗服务，以实现利润最大化。只要"护理质量"的定义以及药品、设备和手术的价格主要由商业利益决定，全民医保仍会是不切实际的，且不符合一贯的"美国作风"（工业化国家里仅美国没有全民医保）。覆盖所有美国人的医疗保险，每年的额外费用估计为 340 亿至 600 亿美元；但每年在有商业偏倚的医学发现带来的医疗护理上花费额外 5 千亿美元，与此相比，前面的数字就微不足道了。

将医疗服务的范围扩大到没有保险的人群会危及医疗行业的超额利润，并且几乎可以肯定会引发对问责制的要求：所有政治派别的美国人都会要求证明他们交的税给他们（和没有保险的人）带来的服务有什么实际价值。理想情况下，我所描述的独立的联邦监督机构将根据所有科学证据（意味着不允许研究的商业赞助者隐藏数据）来确定纳入全民医保的好处。根据目前可获得的最佳证据，覆盖所有人的医疗服务，其成本将比目前的商业保险或医疗保险成本低 1/3 左右。药品、医疗器械、医疗设备、医院等行业以特权谋取的暴利将大幅缩减。

然而，在这种制度下，对这些行业来说最严重的威胁是，公众意识到全民健康计划所覆盖的人群比拥有常规医疗保险的人群得到更高质量的护理和更好的健康结果。当发生这种情况时，许多美国人会要求类似的高价值、低成本的健康保险，全民医疗会有效扩展到所有美国人，覆盖有独立联邦机构认证的医疗服务、药物、检查、手术和治疗。当前有保险和没有保险的所有美

国人将成为赢家——由于卓越的医疗的客观标准取代了我们目前
商业化的护理标准，人们的医疗质量得到了改善，且医疗成本下
降了。

市场的失灵还是成功？

正如英联邦基金会（Commonwealth Foundation）的领导人
2003 年底在《健康事务》的一篇文章中提到的，"医疗行业自身
无法充分改善医疗质量，提高美国人从医疗支出中获得的价值，
这是私人市场失灵的表现"。

市场未能满足美国人的医疗需求，这点毫无疑问。与其他工
业化国家相比，我们的健康状况不佳，医疗质量低下（根据 2003
年 12 月在 NEJM 上发表的一项由兰德公司进行的研究，勉强达
到了基本医疗标准的一半），而我们医疗护理的成本高得惊人。
但这些只是表象，更根本问题的不是市场的失灵，而是市场的成
功。从 1980 年到 2004 年，美国的医疗支出增加了 5 倍多，占 255
GDP 的百分比从 8.8 上升到了 15.5，医疗行业蓬勃发展。

市场如何使医疗行业蓬勃发展，而在满足美国人的健康需求
方面却表现不佳、如此低效呢？问题不在于市场本身，而在于目
前塑造我们医疗市场的信息不足、激励不当。当更多人使用昂贵

药物时，药物公司会赚取更高的利润，而没有使更多人变得更健康。医生和医院都是做得越多，薪酬越高，基本不考虑改善健康的结果（例如，MRI 机器的数量迅速增加，新生儿科设备过剩，侵入性心脏手术的过度使用，以及每年因不必要的手术造成约 1.2 万例死亡）；而提供高质量、高效率医疗服务者，因没有提供更多强度更大（无论是否有益）的服务而受到经济惩罚（称为"不当激励"）。

要把美国医学重新转向它最正当的使命——最有效地改善所有美国人的健康状况——就必须做出四项根本改变。

首先，准确和透明的信息对于支持各个层级上的明智决策至关重要。无论是个人为自己的健康决定最佳方案，还是患者和医生共同决定最佳疗法，还是医疗服务购买人和政府机构共同努力提高医疗质量并控制成本——每个人都需要获得比目前可用的要好得多的信息。在向所有人提供良好的信息方面，前面提到的联邦委员会还有很长的路要走。

第二，医生的分布需要重新平衡。约翰霍普金斯大学的芭芭拉·斯塔菲尔德博士（Dr. Barbara Starfield）团队的研究，以及达特茅斯大学的艾略特·费舍博士（Dr.Elliott Fisher）团队的研究表明，尽管我们对最新的高科技医疗很有信心，但同一个国家中，专科医生比例更高的地区医疗成本更高，同时医疗保健的结

果更差；拥有更多初级保健医生的地区医疗保健成本更低，健康
结果更好。然而，由于医学生和执业医生面临着强大的经济、生
活方式和知识激励，他们对初级保健事业的兴趣骤然下降。美国　256
医学院的毕业生进入全科医疗（family practice）实习的比例从
1997 年到 2004 年下降了近一半（从 17.3% 下降到 8.8%）。初级
医疗的医患关系本应成为良好医疗的基本单位，现在有可能很快
要成为"濒危物种"了。

　　第三，政策制定者和支付者应该将注意力集中在医疗保健系
统（医生、医院和其他医疗服务）上，特别是要考虑如何激励他
们提供适量的正确治疗，使患者满意，最重要的是，改善患者的
健康。

　　最后，政府不能只袖手旁观，为医疗行业（尤其是制药行
业）的烂摊子买单。运转良好的市场需要政府的积极监督，以确
保公众的利益得到满足。需要恢复医疗监督机构，将在这些机构
的资金来源中占主要部分的企业资金撤回，用充足、稳定的非商
业来源资金代替。FDA 和 NIH 应该独立于药物和医疗器械行业，
而不是与它们无缝地交织在一起。以立法的方式禁止药物公司的
游说，这种法案是明确服务于美国人民的健康利益的，比如在
Medicare 处方药法案中规定每个处方留出 2 美分，用来确定老年
人的最佳药物和治疗，或者简单地让市场发挥作用，由政府与制

药商谈判，从他们那里获得最优惠的价格，为美国的老年人争取最好效益。

拿回对自己健康的责任

不要忘记好消息。你可以掌握你自己很多重要的健康风险。关于健康生活方式的建议可能乍看起来太简单了，但许多研究表明这是维持健康的最佳方式。你面临的挑战不在于了解如何改善健康，而是将这些简单的建议融入日常习惯中。真正的改变需要257 行使真正的自主权。这意味着愿意承担维护自己健康的责任，对经济状况和环境因素有现实的看法，制定目标，坦诚面对阻碍，并在必要时获得帮助以克服这种阻碍。这也意味着愿意放弃旧习惯以腾出可改善的空间。

虽然在高科技医学的时代，这样的想法看起来可能过时了，但良好医疗保健的基础是与您的初级保健医生保持良好的关系（有时与护士或医生助手一起），和他们在一起时自己感到舒适。这种关系的两个基本组成部分是，患者相信医生并对他／她的能力有信心，以及医生能够了解患者是谁，以及愿意并能够理解患者的顾虑。或许第三个重要组成部分是患者能够分担自己对医疗保健中商业影响的担忧，并和医生共同决定如何在这种不确定性的背景下进行诊疗。

　　如何能成为一名更好的医疗消费者呢？下一次听到某项医学
"突破"时，试着确定是谁赞助了这项研究，以及受访专家是否
透露了与正在讨论的产品有任何财务联系。更进一步，看结果显
示的是相对危险度降低（服用新药的人比没有服用新药的人患病
的可能性低百分之几）还是绝对危险度降低（每 100 名服用新药
的人，可以减少几例疾病的发生）。后者是关于药物或疗法真正
有益的信息。再注意一下，除了昂贵的药物之外，是否讨论了生
活方式和其他干预措施，并将其作为治疗方法的一部分。最重要
的是，要对制药公司的广告具有免疫能力，这些广告都是为了说
服您认为自己非常需要他们的产品。如果您真的需要这种产品，
那么制药公司不太可能在广告上花钱。请记住，电视上并没有多
少胰岛素的广告。

　　为了研究这些问题并把它们写下来，我停止了行医执业，并
因此发现了比我之前的怀疑更为深远的问题，同时我发现美国人
也有更多机会可以改善他们的健康。我仍然是一名医生，我希望 258
尽我所能帮助人们获得更好的健康和幸福。我们能做些什么？

　　根本上来说，问题并不在于我们医学科学的质量，而是美
国医学开展的政治背景。药物和其他医疗行业现在对美国的政

治、科学和医疗保健具有压倒性的力量，这造成了企业目标与公共利益之间的不平衡，而这种失衡已无法自我纠正。事实上，它已经对纠正产生抵抗性了。如果民主不仅仅是这个后工业化的"信息时代"中由有权势的企业编排的一段仪式之舞，那么政府必须积极保护信息的完整性——我们赖以指导个人和政治选择的信息。作为个人，我们有机会通过明智的生活方式决策和合理使用医疗服务来收回大部分健康责任。作为公民，我们必须要求我们的政府恢复公共健康和企业利润之间的平衡，使得药物、医疗设备和其他医疗企业只能通过有效、高效、使美国人健康最大化的服务来实现其企业目标。毋庸置疑，在高效率的医疗保健系统中，将不再需要如此多的企业以及提供昂贵专科服务的医生，因此他们将会尽一切可能来阻止改革，就像他们过去曾成功实现的那样。

迫切需要勇敢的领导者来重新引导美国的医疗保健，这不同于一个世纪前泰迪·罗斯福总统（President Teddy Roosevelt，即西奥多·罗斯福）的领导，那时铁路、钢铁和石油"联合"的巨大力量同样威胁到公众的利益。政府需要重新赋权，在此过程中，调查医疗知识中商业影响的公开听证会可能是个好起点。第一个"案例"可能是调查西乐葆和万络，这两种临床价值非常有限的药物，在美国轰动一时，但在世界其他地区却并非如此（近

80% 的销售出现在美国）。此类听证会可以公开审查制造商自己
的研究中未经处理的数据，这些数据已提交给 FDA；揭露这些
数据与"科学证据"之间的差异，"科学证据"来自两本权威医
学期刊上发表的关于这两种药物的文章；让公众知道美国风湿病　259
学会在 2000 年发布的临床实践指南的四位作者，分别与西乐葆
和万络的制造商之间的财务联系——该指南推荐使用这两种药
物；说明在 2001 年（当这些药物成为治疗标准时），这两种药
物是向公众宣传最多，以及向医生营销最多的两种药物；揭露公
司资助的继续教育如何说服医生开这些药的处方；公布 FDA 自
2001 年 2 月以来对整体情况的了解，以及尽管已向西乐葆和万络
的制造商发出了关于虚假和误导性营销的警告信，但并未有效纠
正医生和公众对这些药的真正临床价值的错误看法；最后，展示
所有这些策略如何巧妙策划，最终在 2003 年在美国创造了 53 亿
美元的 COX-2 抑制剂销售额。

　　在公众听证会上，对 2001 年胆固醇指南更新中商业影响的
调查也同样应该得到披露。公众有权知道，指导医疗服务的建议
并非如它们自称是"基于证据"的；为支持重要建议而引用的许
多参考文献的结果都与建议不符；指南中提出的估计和推断倾向
于证明使用更多他汀类药物是正确的；而且这些指南正在推动降
胆固醇他汀药的销售，同时将医生和公众的注意力从更有效和更

便宜的心脏病预防方法上转移开。

我的故事也快结束了。我希望我已经回答了弗朗西斯太太的问题——为什么我选择停止行医来写这本书；我希望这个选择比继续行医能帮助更多人改善健康。我也希望通过与辛勤工作的同事分享我所了解的医学知识中的扭曲，会激励一些人用更为批判性的眼光看待科学证据以及拿着药品和其他医疗企业酬劳的"思想领袖"们的建议。

260　　如果我促使一些读者更勤于锻炼、采取更健康的饮食习惯、戒烟，并且更具批判性地思考他们自己的需求和目标与市场推动的外部强加目标之间的关系，那么我的任务就成功完成了。我最大的希望是，这本书能激励读者在这个充斥着过度医疗暴利和企业影响的时代考虑公民责任，并承担我们这个时代最重要的挑战之一：高质量的医疗服务，而这一目标全部以秩序井然的科学转化成的准确无误的医学信息为基础。

我们正处在紧要关头，我们的未来取决于我们是否愿意为国家的最高理想而行动。从这个意义上说，我们为自己、为我们的家人和所有美国人寻找的健康，意味着比身体健康更重要的东西，即超越生物医学—商业范式束缚的整体性和连通性。

注释[*]

平装本序言

xiii **英国药品管理局已经发布了类似的广告**: Alan Cowell, Second Thoughts on Restricting Drugs To Treat Depression in Adolescents, *New York Times*, September 21, 2004.

xiii **九项结果相反的研究**: Gardiner Harris, Expert Kept From Speaking At Antidepressant Hearing, New Warnings Sought on Antidepressants, *New York Times*, April 16, 2004.[①]

xiii **外部专家对 FDA 自己的研究结果表示同意**: Gardiner Harris, Antidepressant Study Seen to Back Expert, *New York Times*, August 20, 2004.

xiii **FDA 才迟迟发布了最高级别警告**: Gardiner Harris, FDA Toughens Warning on Antidepressant Drugs, *New York Times*, October 16, 2004.

引言

xvii **证券分析师收钱**: 美国证监会合规审查办公室主任洛瑞·理查德（Lori Richard）2002 年 5 月 8 日向金融女性协会（Financial Women's Association）发表的演说。见 http://www.sec.gov/news/speech/spch559.htm，引自 2004 年 1 月 30 日。

---

* 左侧数字系原版书页码，在本书中为边码。

xvii **制药行业的利润率仍高于其他财富 500 强企业的 3 倍**: Henry J. Kaiser Family Foundation, Prescription Drug Trends: A Chartbook Update, November 2001. 见 http:// www.kff.org/rxdrugs/loader.cfm?url=/commonspot/security/getfile.cfm&Pa geID=14267, 引自 2004 年 1 月 31 日。

xvii **自付医疗费用增加了 1 000 多美元**: Milt Freudenheim, Workers Feel Pinch of Rising Health Costs, *New York Times*, October 22, 2003.

xvii **平均每个美国家庭减税 469 美元**: Paul Krugman, The Tax-Cut Con, *New York Times*, September 14, 2003.

xvii **每年增加的费用也是 469 美元**: Freudenheim, 同上。

xvii **个人破产中有一半**: Harper's Index, *Harper's Magazine*, August 2002.

第一章 转变中的医学：处在"十字路口"的医疗

4 **西乐葆**: L. S. Simon, A. L. Weaver, D. Y. Graham, et al., Anti-Inflammatory and Upper Gastrointestinal Effects of Celecoxib in Rheumatoid Arthritis: A Randomized Controlled Trial. *Journal of the American Medical Association* 282: 1921–1928, 1999.

4 **万络**: M. J. Langman, D. M. Jensen, D. J. Watson, et al., Adverse Upper Gastrointestinal Effects of Rofecoxib Compared with NSAIDs, *Journal of the American Medical Association* 282: 1929–1933, 1999.

5 **与文章相伴的编辑部评论**: W. L. Peterson and B. Cryer B., COX-1-Sparing NSAIDS: Is the Enthusiasm Justified? *Journal of the American Medical Association* 282: 1961–1963, 1999.

5 **销售额增长最快的四种药品之二**: 美国国家卫生保健管理研究所研究和教育基金会 2001 年 5 月发布的报告《2000 年的处方药支出：上升趋势继续》(Prescription Drug Expenditures in 2000: The Upward Trend Continues)。见 http://nihcm.org/spending2000.pdf, 引自 2003 年 4 月 3 日。

7 **医患为同一目标而合作**: H. Benson, M.D., and M. Stark, *Timeless Healing:*

The Power and Biology of Belief, New York: Scribner, 1996, p. 32.

10　**四种药物**：我开始让玛格丽特修女服用血管紧张素转化酶（ACE）抑制剂，以降低她再次出现充血性心力衰竭的风险，但因为她的血压很低，即使是低剂量的药物她也无法承受。

第二章　被操纵的证据：即使最负盛名的医学期刊也不能幸免

13　**《普伐他汀治疗与卒中风险》**：H. D. White, R. J. Simes, N. E., et al., Pravastatin Therapy and the Risk of Stroke, *New England Journal of Medicine* 343: 317–326, 2000.

15　**大约可以使这个患者群体的卒中发作减少 1 例**：在接受普伐他汀治疗的患者中，也出现了降低心脏病复发风险的益处，但这些结果在两年前就已发表，并不是新发现。这篇论文的目的是告诉医生普伐他汀有减少中风的额外好处。

16　**卒中最易发的年龄**：R. D. Brown Jr., J. P. Whisnant, J. D. Sicks, et al., Stroke Incidence, Prevalence, and Survival: Secular Trends in Rochester, Minnesota, Through 1989, *Stroke* 27 (3): 373–380, 1996.

16　**3/5 的卒中患者为女性**：同上。

16　**平时不会会服用阿司匹林**：Lawrence Goldkind, M. D., Medical Officer's Gastroenterology Advisory Committee Briefing Document. Celebrex (celecoxib), February 7, 2001. p. 51. 见 http://www.fda.gov/ohrms/dock-ets/ac/01/briefing/3677b1_05_gi.doc，第 10 页。引自 2001 年 9 月 26 日。

16　**她患卒中的风险会提高而不是降低**：公平地说，在服用普伐他汀的人群中，没有一个与普伐他汀增加相关的个体因素达到统计学显著，但如果把这些特征组合到典型的卒中患者身上，那么与服用普伐他汀相关的风险增加很可能达到统计学显著。我们也不能确定，与这些人群中卒中风险增加相同的模式是否会发生在无心脏病发作的人群中。

17　**每周吃一次鱼**：H. Iso, K. M. Rexrode, M. J. Stampfer, et al., Intake of Fish and Omega-3 Fatty Acids and Risk of Stroke in Women, *Journal of the American Medical Association* 285: 304–312, 2001.

17 控制高血压：S. E. Straus, S. R. Majumdar, F. A. McAlister, New Evidence for Stroke Prevention: Scientific Review, *Journal of the American Medical Association* 288: 1388–1395, 2002.

17 两小时以下的适度锻炼：R. L. Sacco, R. Gan, B. Boden-Albala, et al., Leisure-Time Physician Activity and Ischemic Stroke Risk: The Northern Manhattan Stroke Study, *Stroke* 29 (2): 380–387, 1998.

18 关于预防卒中的论文：L. Sacco, R. Benson, D. Kargman, et al., High-Density Lipoprotein Cholesterol and Ischemic Stroke in the Elderly, *Journal of the American Medical Association* 285: 2729–2735, 2001.

19 后续给编辑的来信：K. Sheikh, High-Density Lipoprotein Cholesterol and Risk of Stroke [Letters], *Journal of the American Medical Association* 286: 1573–1574, 2001.

20 他汀使 HDL 胆固醇增加：P. R. Hebert, J. M. Gaziano, K. S. Chan, and C. H. Hennekens, Cholesterol Lowering with Statin Drugs, Risk of Stroke, and Total Mortality: An Overview of Randomized Trials, *Journal of the American Medical Association* 278: 313–321, 1997.

20 远不足显著增加卒中的风险：他汀可使 HDL 胆固醇平均升高 7%，或 2.8mg/dL，使总胆固醇降低 22%，或 42mg/dL。

20 使用同一篇病例对照研究的数据：R. L. Sacco, R. Gan, B. BodenAlbala, et al., 同前文。

20 早期 NEJM 关于普伐他汀的文章：H. D. White, R. J. Simes, N. E. Anderson, et al., Pravastatin Therapy and the Risk of Stroke, *New England Journal of Medicine* 343: 317–326, 2000.

21 哈莱姆区的黑人男性预期寿命：Michael Marmot, Inequalities in Health [Editorial], *New England Journal of Medicine* 345: 134–136, 2001.

21 辉瑞有一种新型"升 HDL"药：Jami Rubin and Andrew Baum. Our Survey

of the Statin Market Projects Strong Growth: Morgan Stanley Dean Witter, *U.S. Investment Perspectives,* March 16, 2001, pp. 65－66.

第三章　错误与误导：对西乐葆和万络的失实报道

23　关于西乐葆和万络的评论文章：W. L. Peterson and B. Cryer, COX-1-Sparing NSAIDS: Is the Enthusiasm Justified? *Journal of the American Medical Association* 282: 1961–1963, 1999.

24　**销售额超过了 30 亿美元**：美国国家卫生保健管理研究所研究和教育基金会的报告《2000 年的处方药支出：上升趋势继续》。同前文。

24　**关节炎药物销售额的 1/3**：美国国家卫生保健管理研究所研究和教育基金会的报告《2001 年的处方药支出：继续增加》。2002 年 5 月 6 日修订。见 http: //nihcm.org/spending2001.pdf，第 15 页。引自 2004 年 2 月 20 日。

25　**《昔布类，环氧合酶 -2 的选择性抑制剂》**：G. A. FitzGerald and C. Patrono, The Coxibs, Selective Inhibitors of Cyclooxygenase-2, *New England Journal of Medicine* 345: 433–442, 2001.

26　**《新英格兰医学杂志》禁止**：M. Angel, R. D. Utiger, A. J. J. Wood, Disclosure of Authors' Conflicts of Interest: A Follow-Up, *New England Journal of Medicine* 342: 586–587, 2000.

26　**NEJM 放宽了编辑政策**：J. M. Drazen and G. D. Curfman, Financial Associations of Authors, *New England Journal of Medicine* 346: 1901–1902, 2002.

27　**2000 年秋天报告了 VIGOR 研究结果的文章**：C. Bombardier, L. Laine, A. Reicin, et al., 同前文。

27　**将研究结果保密**：T. Bodenheimer, Uneasy Alliance: Clinical Investigators and the Pharmaceutical Industry, *New England Journal of Medicine* 342: 1539–1544, 2000.

28　**关节炎咨询委员会 2001 年 2 月 7 号和 8 号召开的会议**：FDA 关节炎咨询委员会，"简要信息。西乐葆（塞莱昔布）。" 2001 年 2 月 7 日。见 http://

www.fda.gov/ohrms/dockets/ac/01/briefing/3677b1.htm，引自 2001 年 9 月 16 日。FDA 关节炎咨询委员会，"简要信息。万络（罗非昔布）。"2001 年 2 月 8 日。见 http://www.fda.gov/ohrms/dockets/ac/01/briefing/3677b2.htm，引自 2001 年 9 月 16 日。

28　**考虑制造商的请求**：Carol Eustice, FDA Advised on Celebrex and Vioxx, *What You Need to Know About Arthritis.* 见 http://arthritis.about.com/cs/cox/a/celebvioxxlabel.htm.

29　**CLASS 研究的结果**：Silverstein, Faich, Goldstein, et al.，同前文。

29　**同时发表的评论文章**：D. R. Lichenstein and M. M. Wolfe, COX-2-Selective NSAIDs: New and Improved? *Journal of the American Medical Association* 284 (10): 1297–1299, 2000.

29　**制造商的原始研究计划**：Goldkind，同前文。

30　**"（研究的）赞助商展示的 6 个月的数据……并非在统计学上有效或言之有据"**：同上。

30　**FDA 胃肠病学方面的评审员的总结**：FDA 胃肠病学方面的评审员评论："与布洛芬和双氯芬酸相比，C（塞莱昔布）的晚期 CSUGIEs（具有临床意义的上消化道事件）风险似乎更高。"同上，第 52 页。

30　**《华盛顿邮报》发表的故事**：S. Okie, Missing Data on Celebrex Full Study Altered Picture of Drug, *Washington Post,* August 5, 2001, p. A11. Viewed at http://www.washingtonpost.com. Accessed October 24, 2001.

31　**"研究的主要目标"**：Goldkind, 同前文，第 70 页。

31　**"单独分类与分析"**：同上，第 80 页。

31　**"这个研究的主要优点"**：同上，第 8 页。

32　**严重并发症要多出 11%**：同上，第 63 页。

32　**信里引用了多种无事实依据的营销说法**：FDA 的警告信，2001 年 2 月 1 日。见 http://www.fda.gov/cder/warn/2001/ DD8432.pdf，引自 2004 年 2 月 25 日。

34　**"心血管血栓或栓塞"**：Lawrence Goldkind, M.D., Medical Officer's Advisory Committee GI Briefing Document. Review of Vioxx Gas trointestinal Outcomes,

February 8, 2001. 见 http://www.fda.gov/ohrms/dockets/ac/01/briefing/3677b2_05_gi.doc，第 54 页。引自 2001 年 10 月 17 日。

34 **严重心血管并发症增加了 27%:** Shari L. Targum, M.D., Review of Cardio-vascular Safety Data Base: Rofecoxib (Vioxx), February 1, 2001, p. 17. 见 http://www.fda.gov/ohrms/dockets/ac/01/briefing/3677b2_06_cardio.pdf，引自 2001 年 10 月 17 日。

34 **心脏病发作、卒中和猝死的风险提高:**《新英格兰医学杂志》发表的评论文章没有包含制造商提交给 FDA 的关于不稳定心绞痛、严重血栓或短暂性脑缺血发作的心血管并发症。见 Targum，同前文，第 18 页。

35 **这个发现的统计学显著性（p = .0016）:** Qian, Li, Statistical Reviewer Briefing Document for the Advisory Committee, February 8, 2001. 见 http://www.fda.gov/ohrms/dockets/ac/01/briefing/3677b2_04_stats.doc，第 12 页。引自 2001 年 10 月 17 日。

35 **会有 1 例额外的严重心血管并发症发生:** Targum，同前文，第 15 页。

35 **风险为 1.9 倍，p = .041:** Qian，同前文，第 13 页。

35 **会是首选的药物:** Targum，同前文，第 13 页。

35 **严重心血管并发症会增加 7 到 11 例每年:** 同上，第 21 页。VIGOR 研究包含那些如果服用低剂量阿司匹林那么心血管并发症可能会减少的人群，这并非是研究设计所允许的。对于有心血管疾病病史的人来说，尚不清楚服用万络的同时服用低剂量阿司匹林，是否会抵消掉服用万络而非萘普生所导致的心血管风险增加。尽管如此，虽然在 NEJM 发表的文章中并没有提到服用万络而非萘普生所带来的风险大小，但它确实建议此类人群在服用万络时同时服用低剂量的阿司匹林。

36 **"严重不良事件"……要多出 21%:** Qian，同前文，第 11 页。

36 **Vioxx costs $100 ～ 130 a month 万络每月花费 100 ～ 130 美元:** 见 http://www.cvs.com，引自 2004 年 2 月 25 日。

36 **给默克公司的警告信:** 见 http://www.fda.gov/cder/warn/2001/9456.pdf，

引自 2004 年 2 月 20 日。

38 在关节炎处方药的花费中，有 57%（花在了西乐葆和万络上）：《2001 年的处方药支出》，同前文。

第四章 卓越的"神话"

42 约每100个人就有1人：M. Beddow Bayly, The Story of the Salk Anti- Poliomyelitis Vaccine, 1956. 2000 年 11 月发表于 *WHALE*。见 http://www.whale.to/vaccine/bayly.html，引自 2003 年 10 月 1 日。

43 第一例成功使用心肺转流术（体外循环）的外科手术是 1953 年在瑞典完成的："Internal" Workings of the Cardiopulmonary Bypass Machine, The Chemical Engineers Resource Page. 见 http: //www.cheresources.com/cardiopul.shtml，引自 2004 年 2 月 24 日。

43 过滤血液的透析：William B. Schwartz, *Life Without Disease,* Berkeley, Calif.: University of California Press, 1998, pp. 9－13.

43 格列卫堪称现代医学的奇迹：Arnold S. Relman and Marcia Angell, America's Other Drug Problem: How the Drug industry Distorts Medicine and Politics, *The New Republic,* December 16, 2002, pp. 27－41.

44 被认为是……最重要的发展：V. R. Fuchs and H. C. Sox, Physicians' Views of the Relative Importance of Thirty Medical Innovations, *Health Affairs* 20: 30－34, 2001.

45 "美国人口的健康状况没有任何一项是世界最佳"：B. Starfield, Is U. S. Health Care Really the Best in the World? *Journal of the American Medical Association* 284 (4): 483－485, 2000.

45 针对 13 个工业化国家的健康比较：全球工业化国家的健康结果排名由好到坏依次为：日本、瑞典、加拿大、法国、澳大利亚、西班牙、芬兰、荷兰、英国、丹麦、比利时、美国和德国。

45 美国排名同样很靠后：Health at a Glance. Organization for Economic Co-

Operation and Development, 2001, pp. 13.

45 **在婴儿死亡率方面，美国在所有OECD国家中排名第24**：同上，第17页。

45 **美国的排名也仅从24提高到了20**：International Health Statistics, Chapter 4: Infant Mortality. Woodrow Wilson School of Public and International Affairs, pp. 46. 见 http: //www.wws.princeton.edu/cgi-in/byteserv.prl/~ota/disk1/1994/ 9418/941806.PDF，引自 2004 年 2 月 24 日。

45 **"健康期望寿命"**：World Health Report 2003—Shaping the Future. World Health Organization, 2003, pp. 156-159. 见 http: //www.who.int/whr/2003/ annex_4_en.xls，引自 2004 年 5 月 11 日。

46 **评估卫生系统绩效**：World Health Report 2000: Statistics. 见 http: //www. who.int/whr2001/2001/archives/2000/en/statistics.htm，引自 2004 年 2 月 24 日。到 1998 年，美国人损失的寿命年更多；见 G. Anderson and P. S. Hussey, Comparing Health System Performance in OECD Countries, *Health Affairs* 20: 219-232, 2001.

46 **美国公民的平均医疗保健支出预计超过6100美元**：S. Heffler, S. Smith, S. Keehan, et al., Health Spending Projections Through 2013, *Health Affairs*. 见 http://content.healthaffairs.org/cgi/reprint/ hlthaff.w4.79v1.pdf，引自 2004 年 2 月 26 日。

46 **美国的人均医疗支出仍比预期高出42%**：U. E. Reinhardt, P. S. Hussey, and G. F. Anderson, U. S. Health Care Spending in an International Context: Why Is U.S. Spending So High, and Can We Afford It? *Health Affairs* 23: 10-25, 2004.

47 **图表4-1的数据来源**：The World Health Report 2003—Shaping the Future, the World Health Organization, www.who.int/whr/2003/annex_4_en.xls (Access 3/21/04). Health at a Glance, OECD Indicators 2003, Organisation for Economic Co-Operation and Development. 2003, Paris, France.

47 **美国的相对表现……一直在下降**：World Health Report 2000: Statistics, 同前文。

47　公民健康状况的提高仍不如其他 OECD 国家快：Health at a Glance, 同前
　　文，第 94 ～ 95 页。

48　在美国购买品牌处方药……要多花费大约 70%: Patented Medicine Price
　　Review Board of Canada, *Annual Report,* 2001, pp. 21. 见 http://www.pmprb-
　　cepmb.gc.ca/english/pdf/ar2001/ar2001-e.pdf, 引自 2003 年 2 月 26 日。

48　美国的制药公司：Why the Pharmaceutical Industry's 'R&D Scare Card'
　　Does Not Justify High and Rapidly Increasing U. S. Drug Prices, *Public
　　Citizen,* January 26, 2000. pp. 19.

48　批准的 569 种新药：National Institute for Health Care Management Research
　　and Educational Foundation, Changing Patterns of Pharmaceutical Innovation,
　　May 2002. pp. 9. 见 www.nichm.org/innovations.pdf. 2003，引自 2003 年 2
　　月 27 日。

48　美国的患者：World Health Report 2000: Statistics, 同前文。

48　"从 1999 年起，美国人口的平均寿命"：Ten Great Public Health Achieve-
　　ments—United States, 1900-1999, *CDC MMWR Weekly* 48: 241-243, 1999.

49　推荐的预防保健：J. P. Bunker, H. S. Frazier, and F. Mosteller, Improving
　　Health: Measuring Effects of Medical Care, *Milbank Quarterly* 72: 225-258,
　　1994.

49　主要致死因是肺结核：National Center for Health Statistics, Age-Adjusted
　　Death Rates for Selected Causes, Death Registration States, 1900-1932, and
　　United States, 1933-1998. 见 http://www.cdc.gov/nchs/datawh/statab/unpubd/
　　mortabs/hist293.htm, 引自 2003 年 2 月 8 日。

49　治疗肺结核的第一种有效药物：J. B. McKinlay and S. M. McKinley, The
　　Questionable Contribution of Medical Measures to the Decline of Mortality
　　in the United States in the Twentieth Century, *Millbank Memorial Fund,*
　　Summer 405-428, 1977.

50　便宜而易清洗的棉质内衣：René Dubos, *Mirage of Health: Utopias, Progress,
　　and Biological Change,* New York: Harper & Row, 1959, pp. 268.

50　美国的癌症年龄调整死亡率：National Center for Health Statistics, Age-Adjusted Death Rates, 同前文。

50　成为了……"第一杀手"：National Center for Health Statistics, U.S. Centers for Disease Control and Prevention. 见 http://www.cdc.gov/nchs/data/hus/tables/2003, 2003hus030.pdf, 引自 2004 年 1 月 14 日。

50　尼克松总统自诩道：Jerome Groopman, The Thirty Years' War, *The New Yorker,* June 4, 2001, pp. 32.

50　癌症的死亡率在上升：同上。

50　在这场战争中取得了一些巨大成功：J. C. Bailar and H. L. Gornik, Cancer Undefeated, *New England Journal of Medicine* 336: 1569–1574, 1997.

50　癌症总体死亡率……完全相同：National Center for Health Statistics, U.S. Centers for Disease Control and Prevention. 见 http://www.cdc.gov/nchs/datawh/statab/unpubd/mortabs/hist293.htm，引自 2003 年 1 月 30 日。以及 H. K. Weir, M. J. Thun, B. F. Hankey, et al., Annual Report to the Nation on the Status of Cancer, 1975–2000, Featuring the Uses of Surveillance Data for Cancer Prevention and Control, *Journal of the National Cancer Institute* 95: 1276–1299, 2003.

50　国家医疗体系的正确目标：D. M. Berwick, A User's Manual for the IOM's 'Quality Chasm' Report, *Health Affairs* 21 (3): 80–90, 2002.

51　每个手术的费用为 8 万到 20 万美元：Gina Kolata and Kurt Eichenwald, Hope for Sale: A Special Report: Business Thrives on Unproven Care, Leaving Science Behind. *New York Times,* October 3, 1999.

52　发现他的数据存在欺诈：Denise Grady, More Deception Is Suspected in Cancer Study, *New York Times,* March 10, 2000.

52　撤回了这位研究员的文章：Eric Nagourney, National briefing: Cancer Study Retracted, *New York Times,* April 27, 2001.

52　未能证明……有任何益处：Stadtmauer E. A., O'Neill A., Goldstein L. J., et al., "Conventional-Dose Chemotherapy Compared with High-Dose Chemotherapy

363

Plus Autologous Hematopoietic Stem-Cell Transplantation for Metastatic Breast Cancer, *New England Journal of* Medicine, 342(15): 1069−1076, 2000.

52　"针对……女性的这种治疗方式": Lippman M. E., High-Dose Chemotherapy Plus Autologous Bone Marrow Transplantation for Metastatic Breast Cancer, *New England Journal of Medicine,* 342: 1119−1120, 2000.

53　"有一点是肯定的": George W. Bush, President Bush's Vision for More Health Care Choices, speech before the Illinois State Medical Society, June 11, 2003. 见 http://www.georgewbush.com/HealthCare/Read.aspx?ID=1874，引自 2004 年 2 月 26 日。

第五章　恰当的例子：激素替代疗法的传说

57　患乳腺癌的风险每年会增加 8%: C. Schairer, J. Lubin, R. Troisi, et al., Menopausal Estrogen and Estrogen-Progestin Replacement Therapy and Breast Cancer Risk, *Journal of the American Medical Association* 283 (4): 485−491, 2000.

58　"激素之舞并未停止": Susan M. Love, M.D., with Karen Lindsey, *Dr. Susan Love's Hormone Book: Making Informed Choices About Menopause,* New York: Three Rivers Press, 1997, pp. 7.

59　克里斯蒂娜·诺斯鲁普博士: Christiane Northrup, M. D. *The Wisdom of Menopause: Creating Physical and Emotional Health and Healing During the Change,* New York: Bantam Books, 2001.

59　1942 年，FDA 批准普雷马林（雌激素的商品名）: 见 Amanda Spake with Susan Headden, Katy Kelly, the U. S. News library staff, and Nancy Cohen, Making Sense of Menopause, *U. S. News and World Report,* 2003.

59　每只母马产生的雌激素足够: National Women's Health Network, *The Truth About Hormone Replacement Therapy: How to Break Free from the Medical Myths of Menopause,* Roseville, Calif.: Prima Publishing, 2002, pp. 24.

60 在 1962 年 JAMA 发表的一篇文章中：Cited by Amanda Spake, in "Making Sense of Menopause," 同前文。

60 激素药物"是……预防药"：同上。

60 畅销书《青春永驻》：Robert Wilson, M. D., *Feminine Forever,* New York: M. Evans & Co., 1968, p. 97. Love, *Dr. Susan Love's Hormone Book*, 同前文, 第 26 页。

60 来自药企的……捐赠：同上。

60 威尔逊的基金会：同上。

61 威尔逊夫妇将女性的衰老描述为一种疾病：R. A. Wilson and T. A. Wilson, The Basic Philosophy of Estrogen Maintenance, *Journal of the American Geriatrics Society* 20 (11): 521–523, 1972.

61 将自己的个人创伤转化：2002 年 Judy Carmen 对 Ron Wilson 的采访。版权归 Judy Carmen 和 Ron Wilson 所有。2003 年 Ron Wilson 通过电子邮件发送给作者。

62 最常处方的品牌药：The Hormone Foundation, The Evolution of Estrogen Timeline. 见 http://www.hormone.org/publications/estrogen_timeline/et3.html，20 世纪 20 年代到 2002 年间，由惠氏制药公司提供的一笔无上限的教育基金支持。

62 五种最常处方的药物之一：National Women's Health Network, 同前文, 第 24 页。

62 雌激素疗法提高了子宫内膜癌的风险：D. C. Smith, R. Prentice, D. J. Thompson, and W. L. Herrmann, Association of Exogenous Estrogen and Endometrial Carcinoma. Abstract, *New England Journal of Medicine* 293 (23): 1164–1167, 1975.

62 （子宫内膜癌）患病风险增至原来的 14 倍：H. K. Ziel and W. D. Finkle, Increased Risk of Endometrial Carcinoma Among Users of Conjugated Estrogens. Abstract, *New England Journal of Medicine* 293 (23): 1167–1170, 1975.

62 加上另一种激素，孕酮：M. H. Thom, P. J. White, R. M. Williams, et al.,

Prevention and Treatment of Endometrial Disease in Climacteric Women Receiving Estrogen Therapy, *The Lancet* 2 (8140): 455−457, 1979.

62　**不久，……研究证实，孕酮可以保护……女性**：见 Spake，同前文。

62　**HRT 早已与癌症联系在一起**：1997 年，美国妇产科医师学会参与了一项针对 FDA 的诉讼，该场诉讼试图组织在雌激素产品的包装说明中加入关于子宫癌风险增加的警告，但未成功。见 National Women's Health Network，同前文，第 25 页。

62　**"销售疾病"**：Love, *Dr. Susan Love's Hormone Book*，同前文，第 28 页。

62　**为了教育医生**：同上。

63　**公关公司**：见 Spake，同前文。

63　**这场公关活动成功地**：同上。

63　**国家骨质疏松基金会**：国家骨质疏松基金会 2001 年的《年度报告》中列出了主要捐助方中的一些制药公司，包括安万特制药、礼来公司、葛兰素史克、默克、诺华制药、辉瑞、宝洁制药、苏威制药、惠氏制药以及惠氏（原美国家具用品公司）。

63　**1985 年 NEJM 的一篇……报告**：M. J. Stampfer, W. C. Willett, G. A. Colditz, et al., A Prospective Study of Postmenopausal Estrogen Therapy and Coronary Heart Disease, *New England Journal of* Medicine 313 (17): 1044−1049, 1985.

63　**弗雷明汉心脏研究**：P. W. Wilson, R. J. Garrison, and W. P. Castelli, Post-menopausal Estrogen Use, Cigarette Smoking, and Cardiovascular Morbidity in Women over 50, *New England Journal of Medicine* 313 (17): 1038−1043, 1985.

63　**普雷马林的销售额**：Spake，同前文。

63　**美国医师协会……发布了指南**：American College of Physicians, Guidelines for Counseling Postmenopausal Women About Preventive Hormone Therapy, *Annals of Internal Medicine* 117: 1038−1041, 1992.

63　**美国妇产科医师学会**：Dr. Susan S. Love, Sometimes Mother Nature Knows Best, *New York Times,* op-ed, March 27, 1997.

63　**普雷马林的使用增加了 40%**：Spake，同前文。

64　最多处方的品牌药：Love，同前文。

64　1997年……发表的文章：F. Grodstein, M. J. Stampfer, G. A. Colditz, et al., Post-menopausal Hormone Therapy and Mortality, *New England Journal of Medicine* 336 (25): 1769–1775, 1997.

66　HRT 使用 HRT 的女性死亡率较低：Grodstein，同前文。

67　更富有，受教育程度更高，白人的数量是黑人的两倍：D. Friedman-Koss, C. J. Crespo, M. F. Bellantoni, and R. E. Anderson, The Relationship of Race/Ethnicity and Social Class to Hormone Replacement Therapy: Results from the Third National Health and Nutrition Examination Survey 1988–1994, *Menopause* 9 (4): 264–272, 2002.

67　接受更多的预防性保健：E. Barrett-Connor, Postmenopausal Estrogen and Prevention Bias, *Ann Intern Med* 115: 455–456, 1991.

67　伊丽莎白·巴雷特–康纳博士：Spake in Making Sense of Menopause, 同前文。

67　HRT 首个关于 HRT 的随机对照试验：S. Hulley, D. Grady, T. Bush, et al., Randomization Trial of Estrogen plus Progestin for Secondary Prevention of Coronary Heart Disease in Postmenopausal Women, *Journal of the American Medical Association* 280: 605–613, 1998.

68　惠氏公司要求 FDA 批准：National Women's Health Network, The Truth About Hormone Replacement Therapy, Roseville, CA: Prima publishing, 2002, pp.180.

68　即使是阿司匹林：Gina Kolata and Melody Petersen, Hormone Replacement Study a Shock to the Medical System, *New York Times,* July 10, 2002, pp. 1.

68　FDA 判定需要进行随机对照试验：同上。

68　不能预防心脏病：Hulley, Grady, Bush, et al.，同前文。

68　采用结合激素治疗的女性，乳腺癌风险每年增加 8%。

68　仍在美国最常处方的药物中排名第三：*Family Practice News,* June 1, 2002.

69　政府资助的女性健康倡议（Women's Health Initiative）研究：Writing Group

for the Women's Health Initiative，同前文。

69　**HRT 不仅不能预防阿尔茨海默病**：K. Yaffe, Hormone Therapy and the Brain:
Déjà Vu All Over Again? *Journal of the American Medical Association* 289
(20): 2717–2719, 2003.

69　**百万女性研究**：Million Women Study Collaborators，同前文。

70　**美国女性（采用 HRT）的比例是（英国女性的）4 倍**：Love, *Dr. Susan
Love's Hormone Book*，同前文，第 23 页。

70　**服用雌激素的女性**：The Women's Health Initiative Steering Committee,
Effects of Conjugated Equine Estrogen in Postmenopausal Women with
Hysterectomy: The Women's Health Initiative Randomized Controlled Trial,
Journal of the American Medical Association 291: 1701–1712, 2004.

第六章　美国医疗的完美风暴：发展简史

76　**人均医疗费用**：K. Levit, C. Smith, C. Cowan, et al.,Trends in U.S. Health
Care Spending, 2001, *Health Affairs* 22 (1): 154–164, 2002.

76　**保险费就迅速增加了 43%**：Kaiser Family Foundation and Health Research
and Educational Trust, Employer Health Benefits: 2003 Summary of Findings.

76　**目前的医疗费用占据**：Heffler, Smith, Keehan, et al.，同前文。

77　**但 HMO 提出**：最初,HMO 雇佣医疗保健提供者，向他们提前支付费用。
这些医生会集中在一个或多个医疗中心点工作。这种模式被称作"员工
式"或"封闭式"HMO。另一种"开放式"HMO 是签约社区医生在自
己的诊所内工作，加入 HMO 的患者可以去这些诊所就医。这种模式同
样也是通过预付费来控制成本。开放式计划对于那些希望 HMO 覆盖面
更广、成本更低，但同时又不想更换当前的医生的患者很有吸引力。开
放式 HMO 的另一个优势是免去了建立医疗中心的成本，因此在人口不
太稠密的地区更实用。

77　**管理式医疗计划与 HMO 有所不同**：在这些 HMO 和管理式医疗计划的

大类上，存在着无数多的变化：医疗计划可以是盈利的，也可以是非盈利的；可以根据接诊患者的数量每月向医生支付一定的费用，也可以从集体账户中按具体服务向医生支付报酬；服务费可以是费用表的100%，也可以"扣留"部分，之后根据个人及／或集体的财务情况返还，有时还会为更高质量的医疗服务支付额外的费用；患者可以被限制只能找计划内的医生就诊，也可以有更多的选择（但需要支付更多费用）；仿制药和品牌药的药品共付额不同，必要药物和可选药物（比如毛发再生药，或有更便宜替代药的药物）之间的共付额也不同。见 R. A. Dudley and H. S. Luft, Managed Care in Transition, *New England Journal of Medicine* 344: 1087−1092, 2001。

77　**平均每年增长 10% 到 18%:** Kaiser Family Foundation and Health Research and Educational Trust，同前文。

78　**在 20 世纪 70 年代末，几乎所有:** J. Oberlander, The U.S. Health Care System: On a Road to Nowhere? *Canadian Medical Association Journal* 167: 163−168, 2002.

78　**到了 90 年代末:** Dudley and Luft，同前文。

78　**1990 年，关于新类型医保的……报道:** M. Brodie, L. E. Brady, and Altman, Media Coverage of Managed Care: Is There a Negative Bias? *Health Affairs* 17 (1): 9−25, 1998.

78　**1996 年的不足 2%:** Kaiser Family Foundation and Health Research and Educational Trust，同前文。

79　**93% 的处方药费用:** E. R. Berndt, The U.S. Pharmaceutical Industry: Why Major Growth in Times of Cost Containment, *Health Affairs* 20 (2): 100−114, 2001.

79　**1990—1997 年:** J. R. Gabel, P. B. Ginsburg, Pickreign, J. D. Reschovsky, Trends in Out-of-Pocket Spending by Insured American Workers, 1990−1997, *Health Affairs* 20 (2): 47−57, 2001.

79　**美国人接近欧洲人的 2 倍:** K. Minah, R. J. Blendon, and J.M. Benson, How

Interested Are Americans in New Medical Technologies? A Multicountry Comparison, *Health Affairs* 20(5): 194−201, 2001.

79　**投入更多钱**：Blendon and Benson，同前文。

79　**80% 关于背部疼痛的网站**：L. Li, E. Irvin, J. Guzman, and C. Bombardier, Surfing for Back Pain Patients: The Nature and Quality of Back Pain Information on the Internet. Abstract, *Spine* 26: 545−557, 2001.

80　**1991 年，药企……投入**：Direct-to-Consumer Ads—The Numbers, *American Medical News,* February 10, 1997. 见 http: //www.amaassn.org/sci-pibs/amnews/ pick_97?add0210.htm，引自 2001 年 3 月 2 日。

80　**2003 年超过了 30 亿美元**：Scott Hensley, As Drug Ad Spending Rises: A Look at Four Campaigns, *Wall Street Journal,* February 9, 2004.

80　**市场贩售梦想和希望**：Daniel Callahan, *False Hopes,* New York: Simon & Schuster, 1998, pp. 40−41.

80　**关于 HMO 不合理地拒绝提供治疗的报道**：M. Brodie, et. al.，同前文。

80　**人们对管理式医疗公司的评价**：R. J. Blendon and J. M. Benson, Americans' Views on Health Policy: A Fifty-Year Historical Perspective, *Health Affairs* 20 (2): 33−46, 2001.

81　**医疗质量既没有改善，也没有恶化**：Dudley and Luft, op. cit. See also J. Oberlander, The U.S. Health Care System: On a Road to Nowhere? *Canadian Medical Association Journal* 167(2)163−168, 2002.

81　**人们看医生的频率**：D. Mechanic, D. D. McAlpine, and M. Rosenthal, Are Patient Visits with Physicians Getting Shorter? *New England Journal of Medicine* 344: 198−204, 2001.

81　**在 100 次转诊请求中，被拒绝的次数少于 1 次**：Dudley and Luft，同前文。

81　**"不论证据如何"**：Oberlander，同前文。

82　**59% 的被调查者**：Doctors, Media Seen Fueling Hostility to Managed Care, *Physicians' Financial News,* April 30, 2001, pp. S2.

82　**医疗保险费的年增长率**：Kaiser Family Foundation and Health Research and Educational Trust，同前文。

82　**获得全面的、以家庭为基础的初级保健服务**：B. Starfield and L. Shi, Policy Relevant Determinants of Health: An International Perspective, *Health Policy* 60: 201–218, 2002. See also L. Shi, Primary Care, Specialty Care, and Life Chances, *International Journal of Health Services* 24 (3): 431–458, 1994.

83　**1965 年，……数 量 相 当**：K. Grumbach, "Fighting Hand to Hand over Physician Workforce Policy," *Health Affairs* 21 (5): 13–27, 2002.

83　**卫生政策专家建议，……占比应该为 42—50%**: Summary of Eighth Report, Patient Care Physician Supply and Requirements: Testing COGME Recommendations, November 1996. 见 http://www.cogme.gov/rpt8.htm，引自 2003 年 4 月 7 日。

83　**仅有 36% 的美国医学生**：D. A. Newton and M. S. Grayson, Trends in Career Choice by U.S. Medical School Graduates, *Journal of the American Medical Association* 290: 1179–1182, 2003.

83　**仅有 0.3%……认为优秀的医学生**：S. D. Block, N. Clark-Chiarelli, A. S. Peters, and J. D. Singer, Academia's Chilly Climate for Primary Care, *Journal of the American Medical Association* 276: 677–682, 1996.

83　**人均 10 万美元的学业贷款**：Braden J. Hexom (legislative affairs director, American Medical Student Association), Letter to House Education and Workforce Committee, August 12, 2003. 见 http://www.amsa.org/meded/ studentdebtltr.cfm，引自 2003 年 9 月 29 日。

83　**专业责任与私人时间之间的界线**：E. R. Dorsey, D. Jarjoura, and G. W. Retecki, Influence of Controllable Lifestyle on Recent Trends in Specialty Choice by U.S. Medical Students, *Journal of the American Medical Association* 290: 1173–1178, 2003.

84　**真正有医疗不当的医生没有被起诉**：Philip K. Howard., The Best Course of Treatment, *New York Times,* July 21, 2003.

84　**3/5 的美国医生承认**：R. J. Blendon, K. Donelan. R. Leitman, et al., Health Reform Lessons Learned from Physicians in Three Nations, *Health Affairs*

12 (4): 193−204, 1993.

84　引起级联效应：R. A. Deyo, Cascade Effects of Medical Technology, *Annual Review of Public Health* 23: 23−44, 2002.

85　"企业奴仆"：R. Horton, Lotronex and the FDA: A Fatal Erosion of Integrity, *The Lancet* 357: 1544−1545, 2001.

85　艾滋病活动家⋯⋯意识到：David Willman, How a New Policy Led to Seven Deadly Drugs, *Los Angeles Times,* December 20, 2000.

85　2002 年 GAO 的报告：United States General Accounting Office, Food and Drug Administration: Effect of User Fees on Drug Approval Times, Withdrawals, and Other Agency Activities, September 2002.

85　FDA 将药物评价与研究中心（CDER）的工作人员从 1 300 人增加到了 2 300 人：U. S. General Accounting Office, Food and Drug Administration: Effect of User Fees on Drug Approval Times, Withdrawals, and Other Agency Activities, September 2002, pp. 8, 10.

86　公共市民组织 1998 年：Peter Lurie and Sidney M. Wolfe, FDA Medical Officers Report Lower Standards Permit Dangerous Drug Approvals, Public Citizen Health Research Group. 见 http: //www.citizen.org/publications/ release.cfm? ID=7104，引自 2002 年 9 月 22 日。

86　美国健康与公共服务部门的检查人员：Department of Health and Human Services, Office of Inspector General, FDA's Review Process for New Drug Applications, March 2003.

86　"剥削工人的血汗工厂"：Larry Thompson, User Fees for Faster Drug Reviews: Are They Helping or Hurting Public Health, *FDA Consumer Magazine,* September–October 2000. 见 http: //www.fda.gov/fdac/features/2000/500_pdufa.html，引自 2003 年 4 月 1 日。

86　FDA 批准的药物中⋯⋯被撤回：U. S. General Accounting Office，同前文，第 3 ～ 4 页。

86　造成超 1 000 例死亡：Willman，同前文。

86 **曲格列酮就是……的药物**：David Willman, Diabetes Drug Rezulin Pulled Off the Market, *Los Angeles Times,* March 22, 2000.

86 **这一系列报道获得了普利策奖**：如果您想了解 FDA 和 NIH 这些致命性失误的内幕，这系列报道是很好的阅读材料，您可以在普利策奖的网站上阅读。见 http://www.pulitzer.org/year/2001/investigative-reporting/，引自 2003 年 9 月 25 日。

87 **理查德·伊士曼博士是国立卫生研究院糖尿病研究部门的主任**：David Willman, FDA's Approval and Delay in Withdrawing Rezulin Probed, *Los Angeles Times,* August 16, 2000. 见 http://www.pulitzer.org/year/2001/investigative-reporting/works/willman6.html，引自 2003 年 9 月 25 日。

87 **伊士曼博士宣布曲格列酮**：David Willman, Waxman Queries NIH on Researcher's Ties, *Los Angeles Times,* December 9, 1998. 见 http://www.house.gov/waxman/news_files/news_letters_rezulin_press_NIH_sci_ties_12_9_98.htm，引自 2003 年 9 月 27 日。

87 **华纳-兰伯特向 FDA 提请曲格列酮的批准**：David Willman, "Fast Track" Drug to Treat Diabetes Tied to 33 Deaths, *Los Angeles Times,* December 6, 1998. 见 http://www.house.gov/waxman/news_files/news_letters_rezulin_press_FDA_fast_track_12_6_98.htm，引自 2004 年 2 月 26 日。

87 **"抱怨格瑞圭安"**：Philip J. Hilts, *Protecting America's Health: The FDA, Business, and One Hundred Years of Regulation,* New York: Knopf, 2003, pp. 133.

87 **关于曲格列酮致命肝脏毒性的报道**：David Willman, FDA's Approval..., 同前文。

87 **奥德丽·拉里·琼斯**：David Willman, Fears Grow Over Delay in Removing Rezulin, *Los Angeles Times,* March 10, 2000.

87 **价值 18 亿美元的药物**：David Willman, Diabetes Drug Rezulin Pulled Off the Market, *Los Angeles Times,* March 22, 2000. 见 http://www.pulitzer.org/year/2001/investigative-reporting/works/willman5b.html，引自 2003 年 9 月 29 日。

87 **格瑞圭安博士对《洛杉矶时报》说**: David Willman, How a New Policy
Led to Seven Deadly Drugs, *Los Angeles Times,* December 20, 2000. 见 http://
www.pulitzer.org/year/2001/investigative-reporting/works/willman1.html,
引自 2003 年 9 月 28 日。

88 **曲格列酮曾经的支持者**: David Willman, Physician Who Opposes Rezulin
Is Threatened by FDA with Dismissal, *Los Angeles Times,* March 17, 2000.

88 **珍妮特·B. 麦吉尔博士（Dr. Janet B. McGill）是一名内分泌学家**: David
Willman, Fears Grow Over Delay in Removing Rezulin, *Los Angeles Times,*
March 10, 2000. 见 http://www.pulitzer.org/year/2001/investigative-reporting/
works/willman4.html，引自 2003 年 9 月 25 日。

88 **伊士曼博士负责 NIH 的糖尿病研究**: David Willman, Researcher's Fees
Point to Other Potential Conflicts at NIH, *Los Angeles Times,* January 28,
1999. 见 http://www.house.gov/waxman/news_ files/news_letters_rezulin_
press_NIH_conflict_1_28_99.htm，引自 2003 年 9 月 30 日。

88 **22 名研究人员中，至少有 12 名**: David Willman, Scientist Who Judged Pill
Safety Received Fees; Grants: Records Show Varied Financial Ties Between
Researchers and Maker of Diabetes Drug Linked to Deaths, *Los Angeles
Times,* October 29, 1999.

88 **多名从药企收取……的 NIH 官员**: David Willman, Stealth Merger: Drug
Companies and Government Medical Research, *Los Angeles Times,* December
7, 2003.

89 **占总数的 54%**: Dennis Cauchon, FDA Advisers Tied to Industry, *U. S. A.
Today,* September 25, 2000.

90 **1999 年和 2000 年，药企在游说政客上花费了 1.77 亿美元**: Leslie Wayne
and Melody Petersen, A Muscular Lobby Rolls Up Its Sleeves, *New York
Times,* November 11, 2001.

90 **投放所谓的"议题广告"所花费的 6 500 万美元**: The Other Drug War:
Big Pharm's 625 Washington Lobbyists, Public Citizen Congress Watch,

July 2001.

90 **天平逐渐向共和党倾斜**：同上。

90 **被公开了**：时任共和党全国委员会主席吉姆·尼克尔森（Jim Nicholson）给百时美施贵宝（Bristol-Myers Squibb）的董事长兼首席执行官查尔斯·亨博尔德（Charles Heimbold）的信，写于 1999 年 4 月 9 日。见 http: //www.publici.org/dtaweb/downloads/story_01_062403_BCRA7.pdf，引自 2003 年 9 月 15 日。

第七章　医学知识被商业接管

94 **1970 年以前，医学研究人员**：T. E. Andreoli, The Undermining of Academic Medicine, *Academe* 6: 32–37, 1999. 见 http: //www.aaup.org/ publications/ Academe/1999/99nd/ND99Andr.htm，引自 2004 年 1 月 15 日。

94 **"嗤之以鼻"**：Quoted from Sheldon Krimsky, *Science in the Private Interest,* Lanham Md.: Rowman & Littlefield, 2003, pp. 79.

94 **医疗企业非常乐意**：Derek Bok, *Universities in the Marketplace,* Princeton, N.J.: Princeton University Press, 2003, pp. 174.

94 **到 1990 年，……约有 2/3**：Andreoli，同前文。

94 **药企在研发上的支出**：Chapter 2: Dramatic Growth of Research and Development, Pharmaceutical Research and Manufacturers of America (PhRMA), *Pharmaceutical Industry Profile 2003.* Washington, D. C.: PhRMA, 2003. 见 http: //www.phrma.org/publications/publications/profile02/2003%20CHAPTER%202. pdf，引自 2003 年 2 月 14 日。

94 **1991 年，4/5 的……临床研究**：T. Bodenheimer, Uneasy Alliance: Clinical Investigators and the Pharmaceutical Industry, *New England Journal of Medicine* 342: 1539–1544, 2000.

95 **达到 80%**：Clinical Trial Spending in the U. S. Forecast to Cross $26.5 Billion by 2007, *Business Communications Company, Inc.,* April 17, 2003. 见 http://

www.bccresearch.com/editors/ RB-171.html，引自 2004 年 5 月 12 日。

95　到 2000 年，只有 1/3: Melody Petersen, Madison Ave. Has Growing Role in the Business of Drug Research, *New York Times,* November 22, 2002.

95　"他们被企业的资助吸引"：Richard A. Knox, Science and Secrecy: A New Rift Proprietary Interests Found to Intrude on Research Disclosure, *Boston Globe,* March 30, 1999.

96　2001 年 9 月，一场空前的警报：F. Davidoff, C. D. DeAngelis, J. M. Drazen, et al., Sponsorship, Authorship, and Accountability, *Journal of the American Medical Association* 286: 1232−1234, 2001.

97　2003 年，JAMA……发表的：J. E. Bekelman, Y. Li, and C. P. Gross, Scope and Impact of Financial Conflicts of Interest in Biomedical Research: A Systematic Review, *Journal of the American Medical Association* 289: 454−465, 2003.

97　《英国医学杂志》发表的：J. Lexchin, L. A. Bero, B. Djulbegovic, and O. Clark, Pharmaceutical Industry Sponsorship and Research Outcome and Quality: A Systematic Review, *British Medical Journal* 326: 1167−1170, 2003.

97　最高质量的临床试验：B. Als-Nielsen, W. Chen, C. Cluud, and L. L. Kjaergard, Association of Funding and Conclusions in Randomized Drug Trials, *Journal of the American Medical Association* 290: 921−928, 2003.

97　使用的技巧：这篇文章提供了许多例子说明可以影响医学研究结果的 "技巧"。L. A. Bero and D. Rennie, Influences on the Quality of Published Drug Studies, *International Journal of Technology Assessment in Health Care* 12: 209−237, 1996.

98　复发的可能性：K.-H. Kuck, R. Cappato, J. Siebels, et al., Randomized Comparison of Antiarrhythmic Drug Therapy with Implantable Defibrillators in Patients Resuscitated from Cardiac Arrest, *Circulation* 748−754, 2000.

98　除颤器的费用：Melody Petersen, Heart Device to Get More U.S. Support, *New York Times,* June 7, 2003.

99　**把注意力转向了……的 40 万美国人**：A. J. Moss, Z. Wojciech, J. Hall, et al., Prophylactic Implantation of a Defibrillator in Patients with Myocardial Infarction and Reduced Ejection Fraction, *New England Journal of Medicine* 346: 877–883, 2002.

100　**来自意大利的研究团队**：R. Belardinelli, D. Georgiou, G. Cianci, and A. Purcaro, Randomized, Controlled Trial of Long-Term Moderate Exercise Training in Chronic Heart Failure: Effects on Functional Capacity, Quality of Life, and Clinical Outcome, *Circulation.* 99: 1173–1182, 1999.

100　**与除颤器研究不完全相同**：运动研究中的患者有更严重的心力衰竭，更年轻（55 岁 vs 64 岁），并不都是由于冠状动脉供血不足导致的心脏疾病（85% vs 100%）。

101　**心脏病发作后，戒烟**：综述纳入的 12 项研究中，与继续吸烟者相比，戒烟者的绝对死亡风险平均降低 11.1%，相对风险降低 46%。这些研究中的患者都有心脏病，但没有说明射血分数或充血性心力衰竭的发病率，所以在这方面无法与除颤器的研究直接比较。K. Wilson, N. Gibson, A. Willan, and D. Cook, Effect of Smoking Cessation on Mortality After Myocardial Infarction: Meta-Analysis of Cohort Studies, *Archives of Internal Medicine* 160: 939–944, 2000.

101　**抗酸药洛赛克**：化学成分相同的有机分子可以以镜像的形式出现。洛赛克是两种形式有机分子的混合物。耐信仅由一种形式的有机分子组成。

102　**洛赛克和耐信两种药物进行了"正面交锋"**：J. E. Richter, P. J. Kahrilas, J. Johanson, et al., Efficacy and Safety of Esomeprazole Compared to Omeprazole in GERD Patients with Erosive Esophagitis: A Randomized Controlled Trial, *American Journal of Gastroenterology* 96: 656–665, 2001.

102　**洛赛克每天的用量……40mg**：见 http://www.nexium-us.com/science/ cva05c. asp，引自 2003 年 11 月 29 日。

102　**对 FDA 来说已经足够**：M. Angell, The Pharmaceutical Industry—To Whom Is It Accountable? *New England Journal of Medicine,* 342: 1902–1904, 2000.

102 奥施康定对缓解……的能力：A. Cheville, A. Chen, G. Oster, et al., A Randomized Trial of Controlled-Release Oxycodone During Inpatient Rehabilitation Following Unilateral Total Knee Arthroplasty, *Journal of Bone and Joint Surgery* 83-A(4): 572-576-12, 2001.

103 《加拿大医学协会期刊》发表的一篇社论：P. A. Rochon, P. B. Berger, and M. Gordon, The Evolution of Clinical Trials: Inclusion and Representation, *Canadian Medical Association Journal* 159: 1373-1374, 1998.

104 癌症药物的研究：M. Mitka, Too Few Older Patients in Cancer Trials: Experts Say Disparity Affects Research Results and Care, *Journal of the American Medical Association* 290: 27-28, 2003.

104 法玛西亚赞助的一项研究……讽刺的是这个研究的名称缩写是CON-VINCE：B. M. Psaty and D. Rennie, Stopping Medical Research to Save Money: A Broken Pact with Researchers and Patients, *Journal of the American Medical Association* 289: 2128-2131, 2003.

105 赞助商的药品（患者每天的用药成本约为1.5美元）：见 http://www. drugstore. com，引自2004年1月15日。

105 托马斯·博登海默博士揭露了许多这类问题：T. Bodenheimer，同前文。

106 一项随访研究：K. A. Schulman, D. M. Seils, J. W. Timbie, et al., A National Survey of Provisions in Clinical-Trial Agreements Between Medical Schools and Industry Sponsors, *New England Journal of Medicine* 347: 1335-1341, 2002.

107 梅洛迪·彼得森在《纽约时报》：Melody Petersen, Madison Ave. Has Growing Role in the Business of Drug Research, *New York Times,* November 22, 2002.

107 所发表的文章中，11%……：A. Flanagin, L. A. Carey, P. B. Fontanarosa, et al., Prevalence of Articles with Honorary Authors and Ghost Authors in Peer-Reviewed Medical Journals, *Journal of the American Medical Association* 280: 222-224, 1998.

107 "抗高血压和降脂以预防心脏事件试验"（简称ALLHAT）项目：The

ALLHAT Officers and Coordinators for the ALLHAT Collaborative Research Group, Major Cardiovascular Events in Hypertensive Patients Randomized to Doxazosin vs Chlorthalidone: The Antihypertensive and Lipid-Lowering Treatment to Prevent Heart Attack (ALLHAT), *Journal of the American Medical Association* 283: 1967-1975, 2000.

107 **提前停止了**：The ALLHAT Officers and Coordinators for the ALLHAT Collaborative Research Group，同前文。

107 **可多华……约为8亿美元**：Lenzer，同前文。

108 **《英国医学杂志》的一项报告**：Lenzer，同前文。

108 **药企的营销顾问**：同上。

109 **一场重要会议前不久**：Douglas M. Birch and Gary Cohn, Standing Up to Industry, *Baltimore Sun,* June 26, 2001.

109 **解释了他们离职的原因**：W. B. Applegate, C. D. Furberg, R. P. Byington, and R. Grimm Jr., The Multicenter Isradipine Diuretic Atherosclerosis Study (MIDAS), *Journal of the American Medical Association* 277: 297-299, 1997.

109 **三大广告公司**：Petersen，同前文。

110 **布鲁斯·帕沙提博士和德拉蒙德·伦尼博士**：B. M. Psaty and D. Rennie, Stopping Medical Research to Save Money: A Broken Pact with Researchers and Patients, *Journal of the American Medical Association* 289: 2128-2131, 2003.

第八章 蛇与杖：愚弄医生

111 **医生支配约80%**：医疗支出中约20%用于支付医生的工资，医生控制着另外60%的医疗支出。见 Robert A. Hahn, *Sickness and Healing: An Anthropological Perspective,* New London, Conn.: Yale University Press, 1995, pp. 162.

112 **《英国医学杂志》的编辑**：R. Smith, Medical Journals and Pharmaceutical

Companies: Uneasy Bedfellows, *British Medical Journal,* 326: 1202-1205, 2003.

113 **玛西亚·安吉尔博士**：作者于 2003 年 3 月 26 日所做的采访。

113 **罗伯特·弗莱彻博士**：R. H. Fletcher, Adverts in Medical Journals: Caveat Lector, *The Lancet* 361: 10-11, 2003.

114 **JAMA 在 2003 年发表的一篇文章**：K. Dickersin and D. Rennie, Registering Clinical Trils, *Journal of the American Medical Association* 290: 516-523, 2003.

114 **将新抗抑郁药列为**：V. R. Fuchs and H. C. Sox, Physicians' Views of the Relative Importance of Thirty Medical Innovations, *Health Affairs* 20: 30-41, 2001.

115 **向瑞典药品管理局提交批准申请**：H. Melander, H. Ahlqvist-Rastard, G. Meijer, and B. Beermann. Evidence B(i)ased Medicine: Selective Reporting from Studies Sponsored by Pharmaceutical Industry: Review of Studies in New Drug Applications, *British Medical Journal,* 326: 1171, 2003.

115 **FDA······审查的所有研究**：A. Khan, H. A. Warner, and W. A. Brown, Symptom Reduction and Suicide Risk in Patients Treated with Placebo in Antidepressant Clinical Trials: An Analysis of the Food and Drug Administration Database, *Archives of General Psychiatry* 57: 311-317, 2000.

116 **不太严重的抑郁症患者**："不太严重"的定义是，《汉密尔顿抑郁评定量表》（Hamilton Rating Scale for Depression，简称 HAM-D）的得分为 24 分及以下。A. Khan, R. M. Leventhal, S. R. Khan, and W. A. Brown, Severity of Depression and Response to Antidepressants and Placebos: An Analysis of the Food and Drug Administration Database, *Journal of Clinical Psychopharmacology* 22: 40-45, 2002.

116 **增加 4.6 例自杀**：新抗抑郁药和安慰剂在自杀率方面的比较不具有统计显著性。新抗抑郁药、旧抗抑郁药和安慰剂三组在自杀率方面也不存在统计上的显著差异。

117 **抑郁青少年的治疗……显著有效**：M. D. Keller, N. D. Ryan, M. Strober, et al., Efficacy of Paroxetine in the Treatment of Adolescent Major Depression: A Randomized Controlled Trial (Abstract), *Journal of the American Academy of Child and Adolescent Psychiatry* 40: 762–772, 2001.

117 **英国的药品管理部门审查了……所有 9 项研究**：SSRIs: Suicide Risk and Withdrawal (Editorial), *The Lancet* 361: 1999, 2003.

117 **抗抑郁药（几乎都是新药）**：Prescription Drug Expenditures in 2000, 同前文。亦可参阅 Prescription Drug Expenditures in 2001: Another Year of Escalating Costs, a report by the National Institute for Health Care Management Research and Educational Foundation, May 6, 2002, p. 11. 见 http: //nihcm.org/spending 2001.pdf，引自 2003 年 8 月 3 日。

117 **排名第三**：IMS Reports 11.8 Percent Dollar Growth in 2002 U.S. Prescription Sales, IMS Health, February 21, 2003. 见 http://www.imshealth.com/ims/portal/front/articleC/0,2777,1763_3665_41276589,00.html，引自 2003 年 10 月 13 日。

118 **医生继续教育会议**：Arnold S. Relman and Marcia Angell, America's Other Drug Problem, *The New Republic*, December 16, 2002.

118 **资助了 3/5 以上**：2001 年，医生的继续医学教育共获得了 7.29 亿美元的商业资助。见 Scott Hensley, When Doctors Go to Class, Industry Often Foots the Bill, *Wall Street Journal*, December 4, 2002.

118 **又增加了 30%**：A. S. Relman, Industry Sponsorship of Continuing Medical Education, *Journal of the American Medical Association* 290: 1150, 2003.

119 **与这些专家搞好关系**：Sheryl Gay Stolberg and Jeff Gerth, Drug Makers Design Studies with Eye to Competitive Edge, *New York Times*, December 23, 2000.

119 **食物、奉承和友谊**：D. Katz, A. L. Caplan, and J. F. Merz, All Gifts Large and Small: Toward an Understanding of the Ethics of Pharmaceutical Industry Gift-Giving, *American Journal of Bioethics* 3: 39–46, 2003.

120 **20 名医生……处方习惯**：J. Dana and G. Loewenstein, A Social Science

Perspective on Gifts to Physicians from Industry, *Journal of the American Medical Association* 290: 252, 2003.

121 工作小组中，接近一半的成员：A. S. Relman, Separating Continuing Medical Education from Pharmaceutical Marketing, *Journal of the American Medical Association* 285 (15): 2009−2012, 2001.

121 自己拥有教育性子公司：Scott Hensley, Drug Firms Shown the Classroom Door: Continuing-Ed Programs for Doctors Aim to Reduce Influence of Big Companies, *Wall Street Journal,* January 14, 2003.

121 一个新行业已经诞生：Joseph S. Ross, Peter Lurie, and Sidney M. Wolfe, Medical Education Services Suppliers: A Threat to Physician Education, Health Research Group Report, Public Citizen, July 19, 2000.

121 向著名的麻省总医院捐赠了 300 万美元：Raja Mishra, Deal May Tie MGH to Furor on Pain Pill, *Boston Globe,* March 14, 2002.

121 乔治·亚那评论道：同上。

122 允许……提供的物品：D. Grande and K. Volpp, Cost and Quality of Industry-Sponsored Meals for Medical Residents, *Journal of the American Medical Association* 290: 1150−1151, 2003.

122 艾伦·霍尔默声称药企：A. F. Holmer, Industry Strongly Supports Continuing Medical Education, *Journal of the American Medical Association* 285: 2012−2014, 2001.

123 JAMA 发表的一篇……：A. Wazna, op. cit.

123 食物和小礼品的提供从医学院就开始了：Drug-Company Influence on Medical Education in U.S.A. (Editorial), *The Lancet* 356: 781, 2000.

123 在 10 个住院医生中，有 8 个：M. A. Steinman, M. G. Shilpak, and S. J. McPhee, Of Principles and Pens: Attitudes and Practices of Medicine House-staff Toward Pharmaceutical Industry Promotions, *Journal of the American Medical Association* 110: 551−557, 2001.

124 "就像蛇与杖的紧密缠绕"：R. Moynihan, Who Pays for the Pizza? Redefining

the Relationships Between Doctors and Drug Companies-1: Entanglement, *British Medical Journal* 326: 1189−1192, 2003.

124 **负责推销药品的药代数量**：Scott Hensley, As Drug-Sales Teams Multiply, Doctors Start to Tune Them Out, *Wall Street Journal,* June 13, 2003.

125 **80%～90%的医生**：Moynihan，同前文。

125 **为医生提供的材料中，有42%**：D. Stryer and L. A. Bero, Characteristics of Materials Distributed by Drug Companies: An Evaluation of Appropriateness, *Journal of General Lateral Medicine* 11: 575−583, 1996.

125 **影响以消极为主**：A. Wazna，同前文。

126 **手边有药物的样本**：U.S. Physicians Responsive to Patient Requests for Brand-Name Drugs, IMS Health, April 1, 2002. 见 http://www.imshealth.com/ims/portal/front/articleC/0,2777,6599_3665_1003811,00.html，引自 2004 年 1 月 16 日。

126 **与药企有互动的医生**：M.-M. Chren and C. S. Landefeld, Physicians' Behavior and Their Interactions with Drug Companies: A Controlled Study of Physicians Who Requested Additions to a Hospital Drug Formulary, *Journal of the American Medical Association* 27: 684−689, 1994.

126 **9/10的医生**：Earl Lane, Doctors Still Know Little About Drug Costs, *Newsday,* February 4, 2003.

127 **评估指南质量**：T. M. Shaneyfelt, M. F. Mayo-Smith, and J. Rothwangl, Are Guidelines Following Guidelines? The Methodological Quality of Clinical Practice Guidelines in the Peer-Reviewed Medical Literature, *Journal of the American Medical Association* 281: 1900−1905, 1999.

127 **在调查的 20 份临床指南中，只有 1 份**：R. Grilli, N. Magrini, A. Penna, et al., Practice Guidelines Developed by Specialty Societies: The Need for a Critical Appraisal, *The Lancet* 355: 103−106, 2000.

127 **这些指南中，有五 4/5**：I. Savoie, A. Kazanjian, and K. Bassett, Do Clinical Practice Guidelines Reflect Research Evidence? (Abstract), *Journal of Health Services Research Policy* 5: 76−82, 2000.

127 **"罪证"最确凿的研究**：N. K. Choudry, H. T. Stelfox, and A. S. Detsky, Relationships Between Authors of Clinical Practice Guidelines and the Pharmaceutical Industry, *Journal of the American Medical Association* 287: 612–617, 2002.

第九章　确凿的证据：2001 年的胆固醇指南

131 **甚至歪曲了原始研究文章中的发现**：完整版报告错误地指出，在 WOSCOPS 一级预防研究中，整体死亡率的下降达到了统计学显著（表 II.7–1）；类似的，CARE 二级预防研究的冠状动脉死亡下降也被错误地报告为统计学显著（表 II. 8–2）。

134 **他汀使男性性功能障碍的发生频率增加了**：E. Bruckert, P. Giral, H. M. Heshmati, and G. Turpin, Men Treated with Hypolipidaemic Drugs Complain More Frequently of Erectile Dysfunction, *Journal of Clinical Pharmacology and Therapeutics* 21: 89–94, 1996.

135 **14 名专家中，有 5 名专家**：来自 JAMA 的汇总："**财务关系披露**：Grundy 博士从默克、辉瑞、三共制药、拜尔和百时美施贵宝获得酬金。Hunninghake 博士目前获得了默克、辉瑞、科斯制药、先灵葆雅、惠氏制药、三共制药（Sankyo）、拜尔、阿斯利康、百时美施贵宝和西尔制药（G. D. Searle）的资助；还从默克、辉瑞、科斯制药、三共、阿斯利康和拜尔获得咨询酬金。McBride 博士获得了辉瑞、默克、派德（Parke-Davis）和阿斯利康的资助和 / 或研究支持；曾担任科斯制药、雅培和默克的顾问；并从雅培、百时美施贵宝、诺华、默克、科斯制药、派德、辉瑞和杜邦获得了酬金。Pasternak 博士曾担任默克、辉瑞和科斯制药的顾问，并从默克和辉瑞获得酬金。Stone 博士曾担任雅培、拜耳、百时美施贵宝、科斯制药、默克、诺华、派德 / 辉瑞和三共的顾问和 / 或接受演讲酬金。"

137 **空军 / 德克萨斯冠状动脉粥样硬化预防研究**：J. R. Downs, M.Clearfield, S. Weis, et al., Primary Prevention of Acute Coronary Events with Lovastatin in Men

and Women with Average Cholesterol Levels: Results of AFCAPS/TexCAPS, *Journal of the American Medical Association* 279: 1615–1622, 1998.

138 **在研究中，至少85%的男性**：第一步：研究中至少85%的男性有至少两个主要危险因素（所有人都超过45岁，85%的人HDL胆固醇水平低于40 mg/dL）。第二步：研究中的男性平均年龄为57岁，平均总胆固醇为221 mg/dL，平均HDL胆固醇为36 mg/dL，平均收缩压为138 mmHg。根据弗雷明汉风险评分，这些人在未来10年中患冠心病的平均风险为16%。最后，研究中所有人的LDL胆固醇水平至少为130 mg/dL。该指南要求对具有两种或更多种主要危险因素、弗雷明汉风险评分为10%或更高、LDL胆固醇为130 mg/dL或更高（如果LDL胆固醇水平在三个月内对饮食和运动没有反应）的人进行他汀治疗。

138 **"每额外多一年生命年"**：NCEP Full Report, pp. II–59.

139 **他汀疗法降低了……女性的冠心病风险**：NCEP Full Report, pp. II–3.

139 **NCEP的完整版报告有说服力地引用了6篇文章**：NCEP Full Report, pp. II–5.

139 **"在一级预防试验中，没有证据证明"**：J. M. E. Walsh and D. Grady, Treatment of Hyperlipidemia in Women. *Journal of the American Medical Association* 274: 1152–1158, 1995.

139 **"女性胆固醇管理特别注意（45～75岁）"**：NCEP Full Report, pp. VIII–3.

140 **"积极的降LDL胆固醇疗法"**：NCEP Full Report, pp. II–32.

140 **表格引用了9篇文章**：NCEP Full Report, pp. II–5.

141 **患者的平均年龄是51岁**：Upjohn研究是唯一难以找到的研究，这项研究完成于1978年，是第一个他汀药物进入市场前九年。S. B. Manuck, A. B. Mendelsohn, J. R. Kaplan, and S. H. Belle, Cholesterol Reduction and Non-Illness Mortality: Meta-Analysis of Randomized Clinical Trials, *British Medical Journal* 322: 11–15, 2001.

141 **"血清胆固醇水平……的关系"**：NCEP Full Report, pp. II–34.

141 **总胆固醇水平与……死亡率无显著相关性**：Framingham Heart Study

reported in 1993. See Kronmal, Cain, Ye, and Omenn，同前文。

141 **心脏病发作风险增加……没有关系**：B. M. Psaty, C. D. Furberg, L. H. Kuller, et al., Traditional Risk Factors and Subclinical Disease Measures as Predictors of First Myocardial Infarction in Older Adults: The Cardiovascular Health Study, *Archives of Internal Medicine* 159: 1339–1347, 1999.

142 **老年人患冠心病的风险确实很高**：D. M. Lloyd-Jones, M. G. Larson, A. Beiser, and D. Levy, Lifetime Risk of Developing Coronary Heart Disease, *The Lancet* 353: 89–92, 1999.

142 **LDL 胆固醇平均水平**：NCEP Full Report, pp. II–39.

142 **4S：斯堪的那维亚辛伐他汀生存研究**，Scandinavian Simvastatin Survival Study Group, Randomized Trial of Cholesterol Lowering in 444 Patients with Coronary Heart Disease: The Scandinavian Simvastatin Survival Study (4S), *The Lancet* 344 (8934): 1383–1389, 1994.

142 **LIPID：缺血性疾病长期普伐他汀干预试验**，Long-Term Intervention with Pravastatin in Ischemic Disease (LIPID) Study Group, Prevention of Cardiovascular Events and Death with Pravastatin in Patients with Coronary Heart Disease and a Broad Range of Initial Cholesterol Levels, *New England Journal of Medicine* 339: 1349–1357, 1998.

142 **CARE：胆固醇和冠心病复发事件试验**，F. M. Sacks, M. A. Pfeffer, L. A. Moye, et al., The Effect of Pravastatin on Coronary Events After Myocardial Infarction in Patients with Average Cholesterol Levels, *New England Journal of Medicine* 335(14): 1001–1009, 1996.

143 **4S**：Scandinavian Simvastatin Survival Study Group，同前文。

143 **CARE**：F. K. Welty, Cardiovascular Disease and Dyslipidemia in Women, *Archives of Internal Medicine* 161(4): 514–522, 2001.

143 **LIPID**：Long-Term Intervention with Pravastatin in Ischemic Disease (LIPID) Study Group，同前文。

144 **ALLHAT 研究**：The ALLHAT Officers and Coordinators for the ALLHAT

Collaborative Research Group, Major Outcomes in Moderately Hypercholesterolemic, Hypertensive Patients Randomized to Pravastatin vs Usual Care, *Journal of the American Medical Association* 288: 2998−3007, 2002.

144 **10 000 名具有高冠心病风险的患者**：该研究纳入的参与者为年龄在 55 岁及以上的人，LDL 胆固醇为 120 ～ 189 mg/dL，甘油三酯低于 350 mg/dL，患有高血压和至少一种其他冠心病风险因素。

144 **《华尔街日报》**：Ron Winslow and Scott Hensley, Statin Study Yields Contrary Data, *Wall Street Journal,* December 18, 2002. 许多报纸采用了 ALLHAT 研究的另一部分的发现，表明用廉价的利尿剂治疗高血压与用昂贵得多的新药治疗高血压一样好，甚至更好。

145 **"医生们可能倾向于认为"**：R. C. Pasternak, The ALLHAT Lipid Lowering Trial: Less Is Less, *Journal of the American Medical Association* 288: 3042–3044, 2002.

145 **"财务公开"**：Pasternak 曾担任默克、默克 / 先灵葆雅、科斯、辉瑞和百时美施贵宝 / 赛诺菲的发言人；曾担任默克、辉瑞健康解决方案、阿斯利康、科斯、强生—默克和百时美施贵宝 / 赛诺菲的顾问或顾问委员会成员；并获得了默克—梅德科公司的研究资助。

145 **PROSPER 研究**：J. Shepherd, G. J. Blauw, M. B. Murphy, et al., Pravastatin in Elderly Individual at Risk of Vascular Disease (PROSPER): A Randomized Controlled Trial, *The Lancet* 360: 1623−1630, 2002.

145 **"没有证据证明"**：NCEP Full Report, pp. I−44.

145 **"降固醇药会促进癌症发生"**：Newman T. B., Hulley S. B., "Carcinogenicity of Lipid-Lowering Drugs," *Journal of the American Medical Association,* 275: 55−60, 1996.

146 **可能要数年才能发现**：Bjerre L.M., LeLorier J., Do Statins Cause Cancer? A Meta-Analysis of Large Randomized Clinical Trials, *American Journal of Medicine,*: 110: 716−723, 2001.

147 **斯科特 · 格兰迪博士**：Quoted in Thomas M. Burton and Chris Adams, New

Government Cholesterol Standards Would Triple Number of Prescriptions, *Wall Street Journal,* May 16, 2001.

147 沃尔特・威利特博士: Naomi Aoki, Drug Makers Influence Pondered Eye on U.S. Advice to Cut Cholesterol, *Boston Globe,* May 31, 2001.

148 摩根士丹利添惠公司的新闻通讯: Jami Rubin and Andrew Baum, Our Survey of the Statin Market Projects Strong Growth, *Morgan Stanly Dean Witter U.S. Investment Perspectives,* March 21, 2001.

第十章 直接面对消费者: 广告、公共关系和医疗新闻

150 在 1981 年, 药企提议: M. S. Wilkes, R. A. Bell, and R. L. Kravitz, Direct-to-Consumer Prescription Drug Advertising: Trends, Impact, and Implications, *Health Affairs* 19 (2): 110−128, 2000.

150 FDA 修改了规定: U. S. General Accounting Office, Prescription Drugs: FDA Oversight of Direct-to-Consumer Advertising Has Limitations, October, 2002. pp. 8.

151 9 个处方药广告: Too Much Medicine? *Post & Script,* Greater Glasgow Area Drug Percent Therapeutics Committee, Issue 20, July 2003.

151 increased 40-fold 增加了 40 倍: Richard Frank, Ernst R. Berndt, Julie Donohue, Arnold Epstein, and Meredith Rosenthal, Trends in Direct-to-Consumer Advertising of Prescription Drugs, Henry J. Kaiser Family Foundation, February 2002.

151 克里斯托弗・拉斯奇在 1979 年就写过: Christoher Lasch, *The Culture of Narcissism: American Life in An Age of Diminishing Expectations,* New York: Warner Books, 1979, pp. 137.

152 ……两年内, 这种药物已成为广告宣传最多的处方药: Frank, Berndt, Donohue, Epstein, and Rosenthal, 同前文。

152 广告预算高于百威啤酒和可口可乐: Jean K.Haddad, The Pharmaceutical

Industry's Influence on Physician Behavior and Health Care Costs, *San Francisco Medicine.* 见 http: //www.sfms.org/sfm/sfm602a.htm，引自 2003 年 9 月 20 日。

152 **2001 年《纽约时报杂志》**: Stephen S. Hall, Claritin and Schering-Plough: A Perfect Prescription for Profit, *New York Times,* March 11, 2001.

153 **了解药物专利如何运作：了解药品专利和相关法律的完整讨论，请见** Robin J. Strongin, Hatch-Waxman, Generics, and Patents: Balancing Prescription Drug Innovation, Competition, and Affordibility, *National Health Policy Forum,* June 21, 2002.

153 **先灵葆雅……没有成功**: Reuters, Schering-Plough Loses Claritin Patent Appeal, *Forbes.com,* August 1, 2003.

153 **下一个登上舞台，直接面对消费者的广告是万络**: Frank, Berndt, Donohue, Epstein, and Rosenthal，同前文。

154 **患者最常要求的药物**: IMS Study: U. S. Physicians Responsive to Patient Requests for Brand-Name Drugs, *IMS Health.* 见 http: //www.imshealth.com/ims/portal/front/articleC/0,2777,6599_3665_1003811,00.html，引自 2003 年 10 月 24 日。

154 **广告提供了重要的教育服务**: A. F. Holmer, Direct-to- Consumer Prescription Advertising Builds Bridges Between Patients and Physicians, *Journal of the American Medical Association* 281: 380−382, 1999.

154 **药物广告中，只有 13% 使用数据**: S. Woloshin, L. M. Schwartz, J. Tremmel, and H. G. Welch, Direct-to-Consumer Advertisements for Prescription Drugs: What Are Americans Being Sold? *The Lancet* 358: 1141−1146, 2001.

154 **生活方式改变的积极影响**: M. S. Wilkes, R. A. Bell, and R. L. Kravitz, Direct-to-Consumer Prescriptioni Drug Advertising: Trends, Impact, and Implications, *Health Affairs* 19(2): 110−128, 2000.

154 **公众对药物广告存在广泛误解**：同上。

155 **药物公司利用了公众对他们营销技巧的天真无知**：Woloshin，同前文。

155 "我们要确定……的情绪"：摘自 Warren Ross, Why Rubin-Ehrenthal Sticks Exclusively to DTC Accounts, *Medical Marketing & Media,* 1999. 见 http://www.cpsnet.com/reprints/1999/09/McCarren.pdf，引自 2003 年 10 月 14 日。

156 在 50% 的情况下都会获得他们要求的处方药：U. S. Food and Drug Administration, Center for Drug Evaluation and Research, Attitudes and Behaviors Associated with Direct-to-Consumer Promotion of Prescription Drugs, Main Survey Results, 1999. 见 http: //www.fda.gov/cder/ ddmac/dtctitle. htm，引自 2004 年 2 月 24 日。

156 约 3/4 的情况下会开患者要求的药物处方：B. Mintzes, M. L. Barer, R. L. Kravitz, et al., Influence of Direct to Consumer Pharmaceutical Advertising and Patients' Requests on Prescribing Decisions: Two-Site Cross-Sectional Survey, *British Medical Journal* 324: 278–279, 2002.

156 医生在 80% 的情况下会满足处方药要求：Phyllis Maguire, How Direct-to-Consumer Advertising Is Putting the Squeeze on Physicians, *ACP-ASIM Observer,* March 1999.

156 制药行业声明：Holmer，同前文。

156 4/5 的家庭医生：M. S. Lipsky and C. A. Taylor, The Opinions and Ex-periences of Family Physicians Regarding Direct-to-Consumer Advertising (Abstract), *Journal of Family Practice* 45: 485, 1997.

157 传统上用于推销汽车……的媒体方式：Ads and Prescription Pads (Editorial), *Canadian Medical Journal Association* 169 (5): 2003.

157 2003 年，欧盟投票决定：R. Watson, EU Health Ministers Reject Proposal for Limited Direct to Consumer Advertising, *British Medical Journal* 326: 1284, 2003.

157 1997 年的规定修改后仅 11 天：FDA Letter to Schering Corporation, August 19, 1997. 见 http: //www.fda.gov/cder/warn/aug97/5738.pdf，引自 2004 年 2 月 26 日。

157 药物公司因广告违规而收到的信件：Comments of Public Citizen, Docket

No. 02N-0209, October 28, 2002. 见 http://citizen.org/publications/release.cfm? ID=7214.引自 2004 年 10 月 28 日。以及 FDA, Center for Drug Evaluation and Research, Warning Letters and Untitled Letters to Pharmaceutical Companies, 2003. 见 http: //www.fda.gov/cder/warn/ warn2003.htm，引自 2004 年 2 月 2 日。

158　**丹尼尔·特洛伊担任 FDA 的新任首席法律顾问：**Michael, Kranish, FDA Counsels Rise Embodies U.S. Shift, *Boston Globe,* December 22, 2002.

158　**美国总审计局（GAO）：**U. S. General Accounting Office, Prescription Drugs: FDA Oversight of Direct-to-Consumer Advertising Has Limitations, October 2002. 见 http: //www.gao.gov/new.items/ d03177.pdf，引自 2003 年 1 月 7 日。

158　**特别调查部门：**美国众议院政府改革委员会，少数派成员特别调查部门，2004 年 1 月。见 http: //www.house.gov/reform/min/pdfs_108_2/pdfs_ inves/pdf_prescrip_drug_ad_enforcement_jan_29_rep.pdf，引自 2004 年 5 月 10 日。

159　**梅洛迪·彼得森在《纽约时报》上报道说：**Melody Petersen, Less Return in Marketing of Medicines, A Study Says, *New York Times,* December 12, 2002.

159　**达到了每年 32 亿美元：**Scott Hensky, As Drug Ad Spending Rises: A Look at Four Campaigns, *Wall Street Journal,* February 9, 2004.

159　**制药行业的利润率……猛增：**Pharmaceutical Industry Ranks as Most Profitable Industry-Again, *Public Citizen,* April 18, 2002.

159　**许多美国老年人一直乘公共汽车去：**David Gross, Prescription Drug Prices in Canada: What Are the Lessons for the United States? AARP, 2003. 见 http:// www.aarp.org/international/Articles/a2003-07-11-ia-perspectives.html，引自 2003 年 10 月 7 日。

160　**药品……约为 3.5 亿到 6.5 亿美元：**Scott Hensley, Drug Companies Cry "Danger" over Imports, *Wall Street Journal,* September 22, 2003.

160　**FDA 局长马克·麦克莱伦宣布了一项新举措：**FDA Announces Initiative to Heighten Battle Against Counterfeit Drugs, *FDA News,* July 16, 2003.

160 《药柜中的假货》：Leila Abboud, Anne Wilde Matthews, and Heather Won Tesoriero, Fakes in the Medicine Chest, *Wall Street Journal,* September 22, 2003.

160 《药企的呼喊：进口药"危险"》：Hensley，同前文。

161 《纽约时报》的一篇社论：The Safety of Imported Drugs (Editorial), *New York Times,* September 20, 2003.

161 《新英格兰医学杂志》在2001年发表了一篇报告：G. R. Bernard, J.-L. Vincent, P.-F. Laterre, et al., Efficacy and Safety of Recombinant Human Activated Protein C for Severe Sepsis, *New England Journal of Medicine* 344: 699–709, 2001.

161 奇格瑞"……成本效益"：B. J. Braden, H. Lee, C. J. Doig, D. Johnson, C. Donaldson, An Economic Evaluation of Activated Protein C Treatment for Severe Sepsis, *New England Journal of Medicine* 347: 993–1000, 2001.

161 奇格瑞（以及礼来公司）的未来看似一片光明：David Shook, A Shock to Lilly's System? *Business Week online,* March 7, 2002.

161 不及1/4：Eli Lilly and Company Second Quarter Financial Review, July 24, 2003.

162 只有1名……可以出院：FDA Clinical Review, Drotrecogin Alfa (Activated), Xigris Approved: November 21, 2001. 见 http://www.fda.gov/cder/biologics/review/droteli112101r1p2.pdf，引自2004年2月26日。

162 住院患者的最终结局：同上。

162 新公关公司已经制定了一项策略：Antonio Regaldo, To Sell Pricey Drug, Eli Lilly Fuels a Debate Over Rationing, *Wall Street Journal,* September 18, 2003.

162 负责开发"……的国家指南"：Liz Kowalczyk, Rationing of Medical Care Under Study: Doctors Seeking Plan as Costs Soar, *Boston Globe,* September 14, 2003.

163 抗抑郁药帕罗西汀的制造商……聘请了一家公关公司：Brendan I. Koerner, Disorders Made to Order, *Mother Jones,* July–August 2002. 见 http://www.motherjones.com/magazine/JA02/disorders.html，引自2003年10月7日。

164 反应蛋白测试，可以预测一个人的心血管疾病风险：P. M. Ridker, R.

Nader, L. Rose, et al., Comparison of C-Reactive Protein and Low-Density Lipoprotein Cholesterol Levels in the Prediction of First Cardiovascular Events, *New England Journal of Medicine* 347: 1557−1565, 2002.

164 《波士顿环球报》: Anne Barnard, Boston Researchers Call Protein Test Best Gauge of Heart-Disease Risk, *Boston Globe,* November 14, 2002.

164 《纽约时报》: Denise Grady, Study Says a Protein May Be Better Than Cholesterol in Predicting Heart Disease Risk, *New York Times,* November 14, 2002.

164 《华盛顿邮报》: David Brown, New Test for Risk of Heart Disease Study Shifts Focus from Cholesterol, *Washington Post,* November 14, 2002.

164 《时代》: Alice Park, Beyond Cholesterol: Inflammation Is Emerging as a Major Risk Factor and Not Just in Heart Disease, *Time,* November 25, 2002.

164 《新闻周刊》: Anne Underwood, In the News: A New Affair of the Heart, *Newsweek,* November 25, 2002.

164 **多出的新发心血管疾病仅略高于1例（1.3）**: 关于这个问题的完整讨论，见我写的一篇关于记者医疗报道的文章: 约翰·艾布拉姆森，《高度商业化环境下的医学报道》，尼曼报告（Nieman Reports），2003 年夏。在 http://www.nieman.harvard.edu/reports, 2003−2NRsummer/54-57V57N2.pdf 可获取。引自 2004 年 2 月 27 日。在 NEJM 文章中的无事件生存率缺乏年龄和风险因素调整，在这种情况下，可以根据其中一个图表重新合理地估计 CRP 水平最高的 20% 女性的患病风险: 在研究的 8 年中，CRP 水平最低的 20% 的女性发生心血管事件的绝对危险度为 7/1000。调整后的相对危险度为 2.3，乘以这一比例，CRP 水平最高的 20% 的女性在 8 年内的绝对危险度为 16.1/1000。CRP 水平最高与最低的女性之间，心血管疾病绝对危险度的差异为 16.1 减去 7，即 8 年中约为每 1000 人中减少 9.1 例。

165 **少于1例的心血管疾病发作**: CRP 水平最高的女性中，每 1000 人每年约发生 2.3 次心血管事件，因此减少 40% 意味着每 1000 人每年发生的事件减少 0.8 次。

166 **电视和报纸上 207 条医学新闻的研究发现**: R. Moynihan, L. Bero, Ross-D.

Degnan, et al., Coverage by the News Media of the Benefits and Risks of Medications, *New England Journal of Medicine* 342: 1645−1650, 2000.

166 **洛丽亚·斯泰纳姆:** Quoted in Barbara Seaman, The Media and the Menopause Industry, Fair.org, March–April 1997. 见 http: //www.fair.org/extra/9703/hormone.html，引自 2003 年 11 月 24 日。

第十一章 跟着钱走：供给侧的医疗

170 **进行胸腔引流：** 见感染没有改善时，我和波士顿一家教学医院的一名胸外科医生讨论了威尔金斯先生的情况，他是治疗这种感染的专家。我想知道是否有更好的治疗方法，而不是这种我们相互厌倦的方式。那位外科医生说他可以切除感染的骨头，但风险很大，而且恢复的时间很长。经过讨论，我认为我们正在使用的办法就是我们能做到的最好的方法。一位优秀的外科医生的保守建议——侵入性疗法宁少勿多——基本上总是个好建议。

171 **高出 5 倍：** J. V. Tu, C. L. Pashos, C. D. Naylor, et al., Use of Cardiac Procedures and Outcomes in Elderly Patients with Myocardial Infarction in the United States and Canada, *New England Medical Journal* 336 (21): 1500−1505, 1997.

171 **人均总体医疗支出……高 75%：** Health at a Glance，同前文，第 59 页。

171 **德克萨斯州和纽约州……的差异：** E. Guadagnoli, P. J. Hauptman, J. Z. Ayanian, et al., Variation in the Use of Cardiac Procedures After Acute Myocardial Infarction, *New England Medical Journal* 333: 573−578, 1995.

172 **到 1998 年，超过一半的心脏病发作患者：** D. M. Cutler and M. McClellan, Is Technological Change in Medicine Worth It? *Health Affairs* 20 (5): 11−29, 2001.

172 **美国进行冠状动脉成形术和冠状动脉搭桥手术的数量是其他工业化国家的 3.5 倍：** Health at a Glance, 同前文。

172 **美国的冠状动脉疾病死亡率是第三高的：** National Institutes of Health,

Morbidity and Mortality: 2002 Chartbook on Cardiovascular, Lung, and Blood Diseases, p. 36. 见 http://www.nhlbi.nih.gov/resources/docs/02_chtbk.pdf。

173 **心脏病发作患者的院内死亡率**：同上，第 31 页。

173 **有明显的心智能力下降**：M. F. Newman, J. L. Kirchner, Phillips-B. Bute, et al., Longitudinal Assessment of Neurocognitive Function After Coronary-Artery Bypass Surgery, *New England Medical Journal* 344(6): 395−402, 2001. 无心肺旁路的情况下进行心脏手术可能会减少认知障碍的出现，但初步研究表明，这两种方式下的问题基本相同。

174 **新生儿服务……差异很大**：D. C. Goodman, E. S. Fisher, G. A. Little, et al., The Relation Between the Availability of Neonatal Intensive Care and Neonatal Mortality, *New England Medical Journal* 346: 1538−1544, 2002.

174 **每个美国婴儿所对应的新生儿科医生和新生儿重症监护病床的数量，几乎是其他国家的两倍**：美国的新生儿重症监护病床和中级护理病床是加拿大的两倍，但美国的新生儿死亡率（出生后 28 天内死亡）比加拿大高出 27%，每 1000 名活产婴儿的新生儿死亡数分别为 4.7 和 3.7。由于将极早产儿记录为非活产婴儿或活产婴儿以及对新生儿死亡的记录有差异，各国婴儿死亡率的统计数据可比性一直受到质疑。加拿大和美国的健康统计数据显示，出生后第一天的婴儿死亡数相同，表明这两个国家的极早产儿的复苏模式相似，因此这两个国家的婴儿死亡率是以相同的方式计算的。

174 **美国的婴儿死亡率……最高**：对婴儿死亡率进行国际比较并不可靠，因为一些国家更倾向于试图复苏极低出生体重的婴儿（因此将这些算作婴儿死亡而不是胎儿死亡）。美国和加拿大的新生儿复苏模式相似，但美国的婴儿死亡率比加拿大高 30%（每 1000 名新生儿中的死亡数分别为 6.9 和 5.3）。

175 **和数十亿美元有关**：H. M. Krumholz, Cardiac Procedures, Outcomes, and Accountability, *New England Medical Journal* 336: 1521−1523, 1997.

175 **一项大型研究（VANQWISH）**：R. A. Lange and L. D. Hillis, Use and Overuse of Angiography and Revascularization for Acute Coronary Syndromes, *New*

England Journal of Medicine 388: 1838−1839, 1998.

175　**Medicare 为……支付的费用**：Liz Kowalczyk, Heart Stent's New Promise May Be Costly for Hospitals, *Boston Globe,* February 2, 2003.

176　**"一个重要的解释就是钱"**：K. Grumbach, Specialists, Technology and Newborns—Too Much of a Good Thing, *New England Medical Journal* 346(20): 1574−1575, 2002.

176　**实施这类项目的国家**：S. Perry and M. Thamer, Medical Innovation and the Critical Role of Health Technology Assessment, *Journal of the American Medical Association* 282: 1869−1872, 1999.

176　**1994 最近一次发生在 1994 年的联邦委员会上**：同上。

177　**对政府支持的指南不满**：B. H. Gray, M. K. Gusmano, and S. R. Collins, AHCPR and the Changing Politics of Health Services Research, *Health Affairs Web Exclusive,* June 25, 2003.

177　**解释了对于背部手术的争议**：Reed Abelson and Melody Petersen, An Operation to Ease Back Pain Bolsters the Bottom Line, Too, *New York Times,* December 31, 2003. 在椎板切除术中，医生会从受压迫神经上方和下方的椎骨中取出骨头，为脊神经在脊柱中的延伸腾出空间。在脊柱融合术中，同样也有骨头被移除，然后用金属螺钉将金属杆固定到椎骨上，以便帮助两个椎骨"融合"在一起，增加脊柱的稳定性。

177　**据称使用非法回扣**：Reuters, Company News: Inquiry into Possible Kickbacks at Medtronic Unit, *New York Times,* September 9, 2003.

178　**"供给敏感型医疗"**：J. E. Wennberg, E. S. Fisher, and J. S. Skinner, Geography and the Debate over Medicare Reform, *Health Affairs-Web Exclusive.* February 13, 2002.

179　**操作心导管术……的心脏病专家**：R. A. Lange, Use and Overuse of Angiography and Revascularization for Acute Coronary Syndromes. *New England Medical Journal* 338: 1838−1839, 1998.

179　**在营利性医院中完全失控**：2003 年，特尼特（Tenet）医疗保健公司同意支付创纪录的 5400 万美元, 以解决司法部的指控, 司法部认为其加利福尼亚州雷丁 (Redding) 医院的心脏病专家和心脏外科医生进行了数百次非必要的心脏手术。医院管理人员被迫改变计划, 而心脏病专家和心外科医生都十分乐意停止这些非必要的手术。根据司法和解的 "情况说明", 特尼特公司同意因为 "涉嫌非必要心脏手术" 而支付创纪录的 5400 万美元罚款。来源: 雷丁医疗中心 / 特尼特公司的和解情况说明。见 http://www.heartlaw.info/heartlaw/news/ RmcFactSheetMah.pdf, 引自 2003 年 9 月 22 日。

180 **同类患者的两倍**: Elliott S. Fisher, Medical Care-Is More Always Better? *New England Journal of Medicine* 349: 1665−1667, 2003.

180 **最高支出地区比最低支出地区高出 60%**: E. S. Fisher, D. E. Wennberg, T. Stukel, et al., The Implications of Regional Variations in Medicare. Part 1: The Content, Quality, and Accessibility of Care, *Annals of Internal Medicine* 273−287.

181 **最青睐的新技术**: V. R. Fuchs and H. C. Sox Jr., Physicians' Views of the Relative Importance of Thirty Medical Innovations, *Health Affairs* 20 (3): 30−42, 2001.

181 **美国磁共振扫描仪的数量**: L. Baker, H. Birnbaum, J. Geppert, et al., The Relationship Between Technology Availability and Health Care Spending, *Health Affairs* Web Exclusive, November 5, 2003.

181 **华盛顿州患者**: D. R. Flum, A. Morris, T. Kooepsell, et al., Has Misdiagnosis of Appendicitis Decreased Over Time? A Population-Based Analysis, *Journal of the American Medical Association* 286: 1748−1753, 2001.

182 **年满 50 岁⋯⋯约有 80%**: M. C. Jensen, M. N. Brant-Zawadzki, N. Obuchowski, et al., Magnetic Resonance Imaging of the Lumbar Spine in People Without Back Pain, *New England Medical Journal* 331: 69−73, 1994.

183 **71% 的人表示更愿意在家里去世, 而不是在医院里**: Means to a Better End: A Report on Dying in America Today, *Last Acts,* November 2002,

pp.92. 见 www.lastacts.org，引自 2003 年 11 月 12 日。

183 **终末愿望常常被忽略**：R. S. Pritchard, E. S. Fisher, J. M. Teno, et al., Influence of Patient Preferences and Local Health System Characteristics on the Place of Death, *Journal of The American Geriatrics Society* 46: 1242−1250, 1998.

184 **总医疗支出估计为 1.8 万亿美元**：S. Heffler, S. Smith, S. Keehan, et al., Health Spending Projections Through 2013. *Health Affairs* Web Exclusive, February 11, 2004.

184 **市场反应……要快得多**：Economic Report of the President, Transmitted to the Congress 2002, pp. 148.

184 **综合社会支持**：J. D. Lants, Hooked on Neonatology: A Pediatrician Wonders About NICU's Hidden Cost of Success, *Health Affairs* 20 (5): 233−240, 2001.

第十二章　8 号手术室的膝盖：超出生物医学的极限

191 **摩擦力的 1/15**：Osteoarthritis, *Harrison's On-line,* chapter 321，引自 2002 年 8 月 4 日。

191 **释放出某种酶，破坏了软骨内的纤维**：同上。

191 **美国风湿病学会的**：American College of Rheumatology Subcommittee on Osteoarthritis Guidelines, Recommendations for the Medical Management of Osteoarthritis of the Hip and Knee, *Arthritis and Rheumatism* 43: 1905−1915, 2000.

194 **路易斯·巴斯德接受……职位**：René Dubos, *Pasteur and Modern Science.* Garden City, N.Y.: Anchor Books, 1960, pp. 40.

194 **细菌……呈杆状**：Louis Pasteur (1822−1895), *Zephyrus.* 见 http: //www. zephyrus.co.uk/louispasteur.html，引自 2003 年 12 月 16 日。

194 **毁灭法国蚕业的**：Dubos, op. cit., pp. 101.

194 **研究一种狂犬病疫苗**：同上，第 122 ～ 123 页。

195 **"激烈而痛苦的焦虑"**：Historical Perspectives: A Centennial Celebration:

Pasteur and the Modern Era of Immunization, *MMWR Weekly* 34: 389–390, 1985.

195 巴斯德继续治疗被狂犬病动物咬伤的 2 490 人：Dubos，同前文，第 122～123 页。

195 罗伯特·科赫：同上，第 106 页。

195 "魔弹"：Paul Starr, *The Social Transformation of Medicine,* New York: Basic Books, 1982, pp. 135.

195 约翰斯·霍普金斯大学：同上，第 115 页。

196 美国医学会 1906 年进行的：同上，第 118 页。

196 弗莱克斯纳的报告：同上，第 119～122 页。

197 奥斯勒⋯⋯写了一封信：Harvey Cushing, *The Life of Sir William Osler,* vol. 2, London: Oxford University Press, 1925, pp. 292–293.

197 他本人最终感到失望：Starr，同前文，第 123 页。

199 每 200 名患者里仅有约 1 人：L. A. Green, B. P. Yawn, D. Lanier, et al., The Ecology of Medical Care Revisited, *New England Journal of Medicine* 344: 2021–2025, 2001.

200 医学挑战：Ken Wilber, *The Marriage of Sense and Soul,* New York: Random House, 1998, pp. 56.

200 哈佛大学的⋯⋯亚瑟·克莱曼博士：Arthur Kleinman, *Writing at the Margin: Discourse Between Anthropology and Medicine,* Berkeley: University of California Press, 1995, pp. 243–244.

201 挪威奥斯陆的高危男性：I. Hjermann, Velve K. Byre, I. Holme, and P. Leren, Effect of Diet and Smoking Intervention on the Incidence of Coronary Heart Disease, Report from the Oslo Study Group of a Randomised Trial in Healthy Men (Abstract), *The Lancet* 2 (8259): 1303–1310, 1981.

201 里昂心脏病饮食研究：F. M. Sacks and Katan Martijn, Randomized Clinical Trials on the Effects of Dietary Fat and Carbohydrate on Plasma Lipoproteins and Cardiovascular Disease, *American Journal of Medicine* 113 (9/supp. 2):

13–24, 2002.

202 **效果约为他汀的两倍**：在 LIPID 研究中，心脏病发作患者随机接受他汀药物或者安慰剂。6.1 年后，治疗组中 11% 的患者死亡，对照组中 14.1% 的患者死亡，即他汀药物使相对风险降低了 22%。参见 Long-Term Intervention with Pravastatin in Ischemic Disease (LIPID) Study Group，同前文。

202 **护士健康研究**：M. J. Stampfer, F. B. Hu, J. E. Manson, et al., Primary Prevention of Coronary Heart Disease in Women through Diet and Lifestyle, *New England Journal of Medicine* 343: 16–22, 2000.

202 **专业人员群体共享的职业价值、信仰和技术**：库恩使用"隐性知识"（tacit knowledge）一词来描述科学家共享、界定了他们的工作的难以言说的知识。迈克尔·波兰尼（Michael Polanyi）发展了这个概念："当我们接受某一套预设并把它们用作我们的解释框架时，我们就可以被认为是寄居在它们之中，就如同我们寄居在自己的躯壳内一样。因为它们本身就是我们的基本框架，其本质是不可表达的。"引自 Jan Golinski, *Making Natural Knowledge: Constructivism and the History of Science,* Cambridge, England: Cambridge University Press, 1998, pp. 17。

203 **共同的范式定义了……的范围**：Thomas Kuhn, *The Structure of Scientific Revolutions,* Chicago: University of Chicago Press, 1962, pp. 64–65.

203 **确定相信……的标准**：Susan Haack, *Evidence and Inquiry: Towards Reconstruction in Epistemology,* Oxford: Blackwell Publishers, 1993, pp. 206.

204 **《需要一种新医学模型》**：G. L. Engel, The Need for a New Medical Model: A Challenge for Biomedicine, *Science* 196: 129–136, 1977.

204 **所有死亡中，有一半可归因于……**：A. H. Mokdad, J. S. Marks, D. F. Stroup, and J. L. Gerberding, Actual Causes of Death in the United States, 2000, *Journal of the American Medical Association* 291: 1238–1245, 2004.

204 **6% 的死亡**：J. M. McGinnis, P Williams-Russo, and J. R. Knickman, The Case for More Active Policy Attention to Health Promotion, *Health Affairs* 21:

78-93, 2002.

204 医学研究所: The Future of the Public's Health in the 21st Century, *Institute of Medicine,* November 2002.

205 几乎所有（95%）的医疗支出: McGinnis，同前文。

205 慢性焦虑与愤怒: L. D. Kubzansky and I. Kawachi, Going to the Heart of the Matter: Do Negative Emotions Cause Coronary Heart Disease? *Journal of Psychomatic Research* 48: 323-337, 2000.

205 恰当的咨询: E. A. McGlynn, S. M. Asch, J. Adams, et al., The Quality of Health Care Delivered to Adults in the United States, *New England Journal of Medicine* 348: 2635-2645, 2003.

206 个体是由多级功能组成的: Wilber，同前文，第 67 ~ 68 页。

206 查德·列万廷: Richard Lewontin, *The Triple Helix,* Cambridge, Mass.: Harvard University Press, 2000, pp. 100.

207 "临床关注": Byron J. Good, *Medicine, Rationality, and Experience: An Anthropological Perspective,* Cambridge: Cambridge University Press, 1994, pp. 180.

207 "这种解释现实的方式": 同上，第 76 页。

207 主观体验和意识: John R. Searle, *Mind, Language, and Society: Philosophy in the Real World,* New York: Basic Books, 1998, pp. 57.

208 同等看待形而上学观点的不同视角: Arthur Kleinman, *Writing at the Margin: Discourse Between Anthropology and Medicine,* Berkeley, Calif.: University of California Press, 1995, pp. 243-244.

208 神秘而动态的关系: Colin McGinn, *The Mysterious Flame: Conscious Minds in a Material World,* New York: Basic Books, 1999, pp. 167.

208 初级保健永远处于……的最底层: S. D. Block, N. Clark-Chiarelli, A. S. Peters, and J. D. Singer, Academia's Chilly Climate for Primary Care, *Journal of the American Medical Association* 276: 677-682, 1996.

208 威廉·奥斯勒爵士: Quoted in René Dubos. *Mirage of Health: Utopias,*

Progress, and Biological Change, New York: Harper & Row, 1959, pp. 143.

第十三章 从骨质疏松症到心脏病：对维持健康，研究真正告诉我们的是什么？

210 **骨头变得太脆弱，突然的用力、撞击或跌倒就会**：National Osteoporosis Foundation. 见 http://www.nof.org/osteoporosis/stats.htm，引自 2002 年 10 月 24 日与 2002 年 4 月 22 日。

210 **50 岁以上的女性中，20% 有**：E. Siris, P. Miller, E. Barrett-Connor, et al., Design of NORA, the National Osteoporosis Risk Assessment Program: A Longitudinal U.S. Registry of Postemenopausal Women, *Osteoporosis International.* Supp. 1: S62–S69, 1998.

211 **对女性而言，这种平衡……发生变化**：Robert Lindsay and Felicia Cosman, chapter 342: Osteoporosis. 见 www.harrisonsonline.com，引自 2002 年 10 月 23 日。

211 **1982 年开始的一项教育运动**：C. J. Green, K. Bassett, V. Foerster, and A. Kazanjian, Bone Mineral Testing: Does the Evidence Support Its Selective Use in Well Women? Center for Health Services and Policy Research, British Columbia Office of Health Technology Assessment, December 1997.

211 **骨密度（BMD）**："Standard deviation" is a statistical measure: 2.5 standard deviations is equivalent to a bone density lower than all but 1 or 2 out of 100 women in their late twenties. "标准差"是一种统计量度：2.5 个标准差意味着，与 100 名 20 多岁女性相比，其骨密度仅不低于其中的 1 名或 2 名。

212 **得到了三家制药公司的资助**：Green，同前文。

213 **WHO 研究小组建议**：J. A. Kanis, Assessment of Fracture Risk and Its Application to Screening for Postmenopausal Osteoporosis: Synopsis of a WHO Report, WHO Study Group, *Osteoporosis International* (6): 368–381, 1994.

213 从来没有随机对照研究：C. Green, A. Kazanjian, and D. Herlmer, Informing, Advising, or Persuading? An Assessment of Bone Mineral Density Testing Information from Consumer Health Web Sites, *International Journal of Technology Assessment in Health Care* 20: 1–11, 2004.

213 平均年龄为 68 岁，T 分数为 –2.5 或更低的女性：S. R. Cummings, D. M. Black, D. E. Thompson, et al., Effect of Alendronate on Risk of Fracture in Women with Low Bone Density but Without Vertebral Fractures: Results from the Fracture Intervention Trial, *Journal of the American Medical Association* 280(24): 2077–2082, 1998.

214 70 至 79 岁的女性：M. R. McClung, P. Geusens, P. D. Miller, et al., Effect of Residronate on the Risk of Hip Fracture in Elderly Women, *New England Journal of Medicine* 344(5): 333–340, 2001.

214 在更年轻的女性中，结果也一样：S. T. Harris, N. B. Watts, H. K. Genant, et al., Effects of Risedronate Treatment on Vertebral and Nonvertebral Fractures in Women with Postmenopausal Osteoporosis: A Randomized Controlled Trial, *Journal of the American Medical Association* 282: 1344–1352, 1999.

214 在荷兰进行的一项研究：C. E. D. H. DeLaiet, B. A. Hout, H. Burger, A. Hofman, and H. A. Pols, Bone Density and Risk of Hip Fracture in Men and Women: Cross Sectional Analysis, *British Medical Journal* 315: 221–225, 1997.

215 2/3 的髋部骨折：C. J. Green, K. Bassett, V. Foerster, and A. Kazanjian, Bone Mineral Testing: Does the Evidence Support Its Selective Use in Well Women? Center for Health Services and Policy Research, British Columbia Office of Health Technology Assessment, December 1997.

215 90% 的髋部骨折由于摔倒所致：X. Deprez, P. Fardellone, Nonpharmacological Prevention of Osteoporotic Fractures, *Joint Bone Spine* 70: 448–457, 2003.

215 "对髋部骨折的发病率没有影响"：McClung，同前文。

215 髋部骨折的风险实际上增加了：骨质减少的女性（T 评分 =–2.5 ～ –1.6）临床骨折的增加很可能达到了统计学显著，但该研究仅对骨质减少女性分成两个独立小组进行计算，而两个组中任何一个单独看都不足以使临床骨折的增加达到显著。以这种方式进行统计的原因只能自己猜测。详见 Cummings, Black, Thompson, et al.，同前文。

216 **松质骨的花边状结构**：Review of Medical Physiology Medical Physiology, 20th ed. (2001), chapter 21. STAT!ref.Electronic Medical Library. Accessed October 23, 2002.

217 **易维特仅减少椎骨骨折**：B. Ettinger, D. M. Black, B. H. Mitlak, et al., Reduction of Vertebral Fracture Risk in Postmenopausal Women with Osteoporosis Treated with Raloxifene: Results from A Three-Year Randomized Clinical Trial, *Journal of the American Medical Association* 282 (7): 637– 645, 1999.

217 **……发给礼来公司的信函**：FDA 的药品营销、广告与联络部的 **Margaret M. Kober** 给礼来公司美国法规技术总监 **Gregory G. Enas** 的信："RE: Evista (ralixifene HCl) Tablets",2000 年 9 月 14 日。

217 **通过鼻腔喷雾剂施用的鲑降钙素**：C. H. Chestnut, S. Silverman, K. Andriano, et al., A Randomized Trial of Nasal Spray Salmon Calcitonin in Postmenopausal Women with Established Osteoporosis: The Prevent Recurrence of Osteoporotic Fractures Study, *American Journal of Medicine* 109: 267–276, 2000.

217 **Forteo（特立帕肽的商品名）是每日注射剂**：R. M. Neer, C. D. Arnaud, J. R. Zanchetta, et al., Effect of Parathyroid Hormone (1–34) on Fractures and Bone Mineral Density in Postmenopausal Women with Osteoporosis, *New England Journal of Medicine* 344: 1434–1441, 2001.

217 **运动会增加松质骨的量**：C. Rubin, A. S. Turner, R. Muller, et al., Quantity and Quality of Trabecular Bone in the Femur Are Enhanced by a Strongly Anabolic, Noninvasive Mechanical Intervention, *Journal of Bone and Mineral Research* 17: 349–357, 2002.

217 **"骨质疏松性骨折研究"**：E. W. Gregg, J. A. Cauley, D. G. Seeley, et al., Physical Activity and Osteoporotic Fracture Risk in Older Women, *Annals of Internal Medicine* 129: 81–88, 1998.

218 **在瑞典的一项研究中，一组养老院居民**：J. Jensen, L. Lundin-Olsson, L. Nyberg, Y. Gustafson, Fall and Injury Prevention in Older People Living in Residential Care Facilities: A Cluster Randomized Trial, *Annals of Internal Medicine* 136: 733−741, 2002.

218 **增强力量**：M. E. Nelson, M. A. Fiatarone, C. M. Morganti, et al., Effects of High-Intensity Strength Training on Multiple Risk Factors for Osteoporotic Fractures. A Randomized Controlled Trial (Abstract), *Journal of the American Medical Association* 272: 1909−1914, 1994.

218 **太极**：S. L. Wolf, H. X. Barnhart, N. G. Kutner, et al., Reducing Frailty and Falls in Older Persons: An Investigation of Tai Chi and Computerized Balance Training, *Journal of the American Geriatrics Society* 51: 1794−1803, 2003.

218 **摄入充足的钙和维生素 D 也是必不可少的**：M. C. Chapuy, M. E. Arlot, F. Duboeuf, et al., Vitamin D3 and Calcium to Prevent Hip Fractures in the Elderly Women (Abstract), *New England Journal of Medicine* 327: 1637−1642, 1992.

218 **动物蛋白较多、植物蛋白较少的饮食结构**：D. E. Sellmeyer, K. L. Stone, A. Sebastian, et al., A High Ratio of Dietary Animal to Vegetable Protein Increases the Rate of Bone Loss and the Risk of Fracture in Postmenopausal Women, *American Journal of Clinical Nutrition.* 73: 118−122, 2001.

218 **默克公司赞助的网站**：网址为 http: //www. bonedensitytest.com/osteoporosis/ thin_bones/learn_about_your_t_score/ index.jsp（已无法访问）。

219 **国家骨质疏松症学会**：National Osteoporosis Foundation 2001 Annual Report.

219 **《国际卫生技术评估杂志》**（*International Journal of Technology Assessment in Health Care*）**2004 年发表的一篇文章**：C. Green, A. Kazanjian, and D. Helmer，同前文。

219 **医疗消费者中心的网站**：网址为 http: //www.medicalconsumers.org。

219 **《我们的身体，我们自己》**：The Boston Women's Health Collective, *Our Bodies, Ourselves,* New York: Simon & Schuster, 1998.

220 国家胆固醇教育计划：见 http://www. nhlbi.nih.gov/about/ncep/. Accessed January 4, 2004。

220 与医生讨论胆固醇的人：I. S. Nash, L. Mosca, R. S. Blumenthal, et al., Contemporary Awareness and Understanding of Cholesterol as a Risk Factor, *Archives of Internal Medicine* 163: 1597–1600, 2003.

220 日常锻炼的重要性：C. C. Wee, E. P. McCarthy, R. B. Davis, and R. S. Phillips, Physician Counseling about Exercise, *Journal of the American Medical Association* 282: 1583–1588, 1999.

220 得到戒烟建议的人（如果是吸烟者）：A. N. Thorndike, N. A. Rigotti, R. S. Stafford, D. E. Singer, National Patterns in the Treatment of Smokers by Physicians, *Journal of the American Medical Association* 279: 604–608, 1998.

220 建议肥胖者减肥：D. A. Galuska, J. C. Will, M. K. Serdula, and E. S. Ford, Are Health Care Professionals Advising Obese Patients to Lose Weight? *Journal of the American Medical Association* 282: 1576–1578, 1999.

220 癌症更糟糕：见 http://www.cdc.gov/nchs/data/hus/tables/2003, 2003hus030. pdf, 引自 2004 年 1 月 26 日。

221 美国的成年吸烟者……下降：Epidemiology and Statistics Unit, American Lung Association, Trends in Tobacco Use, February 2001. 见 http://www. lungusa.org/data/smoke/SMK1.pdf，引自 2003 年 12 月 4 日。

221 吸烟导致了……的 30%：I. S. Ockene and N. H. Miller, Cigarette Smoking, Cardiovascular Disease, and Stroke, *Circulation* 96: 3243–3247, 1997.

221 人均消费量：Profiling Food Consumption in America, *Agriculture Fact Book 2001–2002*, U.S. Department of Agriculture. 见 http://www.usda.gov/ factbook/chapter2.htm。

221 取得了良好的进展：R. C. Cooper, J. Cutler, P. Desvigne-Nickern, et al., Trends and Disparities in Coronary Heart Disease, Stroke, and Other Cardiovascular Diseases in the United States, *Circulation* 102: 3137–3147, 2000.

221 主要由于这些生活方式的改变：/articles/cdc morbidity and mortality chart

book, pp. 32, one half figure reconstructed from chart 3-23.

221 **心脏病防治的"革命"**：Health at a Glance, OECD 2003，同前文，第 55 页。

221 **血管成形术的数量**：Health at a Glance, OECD 2003，同前文，第 55 页。

221 **FDA 批准了第一种降胆固醇药物**：Susan Warner, Hard Times in Star Part of the State Economy, *New York Times,* December 28, 2003.

221 **在 20 世纪 90 年代，死亡率下降的速度**：*Morbidity & Mortality: 2002 Chart Book on Cardiovascular, Lung, and Blood Disease,* Bethesda, Md.: National Institutes of Health. 2002, pp. 33.

221 **美国吸烟者**：Current Smokers, Trends Data Nationwide, Behavioral Risk Factor Surveillance System, U.S. Centers for Disease Control and Prevention. 见 http: // apps.nccd.cdc.gov/brfss/Trends/trendchart.asp?qkey=10000&state=US，引自 2004 年 1 月 27 日。

221 **牛肉和蛋类的人均消费量不再下降**：Profiling Food Consumption in America, 同前文，见 http://www.usda.gov/factbook/tables/ ch2table21.jpg。

221 **全脂牛奶消费量的下降趋缓**：见 http://www.ers.usda.gov/ Amberwaves/ June03/DataFeature/。

222 **肥胖者的比例几乎翻了一番**：Obesity: By Body Mass Index, Trends Data Nationwide, Behavioral Risk Factor 见 http://apps.nccd.cdc.gov/brfss/ Trends/ trendchart.asp?qkey=10010&state=U.S。

222 **高血压**：H. Wayne and M. S. Giles, Update on Risk Factors for Stroke Profiling Your Patient's Risk, Centers for Disease Control and Prevention, October 30, 2003. 见 http://www.i3m.org/main/pcpc/ppoint/ws1_giles.pdf。尽管从 1990 年到 2000 年，血压得到控制的高血压患者比例从 29% 增加到 34%，高血压总人数仍从 21.7% 增加到 25.6%。见 http://www.cdc.gov/nchs/data/ hus/ tables/2003, 2003hus066.pdf。

222 **收集了 25000 名管理人员和专家人员……采集的数据**：M. Wei, J. B. Kampert, C. E. Barlow, et al., Relationship Between Low Cardiopulmonary

Fitness and Mortality in Normal-Weight, Overweight, and Obese Men, *Journal of the American Medical Association* 282: 1547–1553, 1999.

223 **有将近一万名男性接受了运动试验**: S. N. Blair, H. W. Kohl, C.E. Barlow, et al., Changes in Physical Fitness and All-Cause Mortality: A Prospective Study of Healthy and Unhealthy Men, *Journal of the American Medical Association* 273: 1093–1098, 1995.

223 **身体素质在保护女性……发挥着重要作用**: 身体素质的衡量方式是, 与低于平均水平的女性相比, 运动能力和运动后两分钟内脉搏恢复正常的速度均高于平均水平。S. Mora, R. F. Redberg, Y. Cui, et al., Ability of Exercise Testing to Predict Cardiovascular and All-Cause Death in Asymptomatic Women, *Journal of the American Medical As sociation* 290: 1600–1607, 2003.

223 **心脏病发作后患者**: J. A. Jilliffee, K. Rees, R. S. Taylor, et al., Exercise Based Rehabilitation for Coronary Heart Disease, *Cochrane Database Systematic Review* 1: CD001800, 2001 (abstract).

223 **他汀治疗……的随机研究**: NCEP Full Report, pp. II–39.

224 **里昂心脏病膳食研究**: P. Kris-Etherton, R. H. Eckel, B. V. Howard, et al., Lyon Diet Heart Study: Benefits of a Mediterranean-Style National Cholesterol Education Program/American Heart Association Step 1 Dietary Pattern on Cardiovascular Disease, *Circulation* 102: 1823, 2001.

224 **国家胆固醇教育计划**: NCEP Full Report, pp. V–15.

225 **卒中死亡率的下降停止**: *Morbidity & Mortality*, 同前文, 第 45 页。

225 **韦恩·H. 贾尔斯博士**: H. Wayne and M. S. Giles, Update on Risk Factors for Stroke Profiling Your Patient's Risk, Centers for Disease Control and Prevention, October 30, 2003. 见 http://www.i3m.org/main/pcpc/ppoint/ ws1_giles.pdf。

226 **阿克伐司**: D. L. Vance, Treating Acute Ischemic Stroke with Intravenous Alteplase, *Critical Care Nurse* 21: 25–32, 2001.

226 **只有 1/25 的患者能从阿克伐司中获益**: 这些患者不应使用阿普替酶（阿克伐司）: 无法在症状出现后三小时内开始治疗; 中风症状轻微; 血压

升高；出血性卒中；血液凝固缓慢；曾发生过癫痫；患者在过去三个月内粗线过卒中；血糖异常；或在治疗前症状有减轻。H. S. Jorgensen, H. Nakayarna, L. P. Kammersgaard, et al., Predicted Impact of Intravenous Thrombolysis on Prognosis of General Population of Stroke Patients: Simulation Model, *British Medical Journal* 319: 288–289, 1999.

226 **2000 年美国心脏协会……发表的指南**：American Heart Association in Collaboration with the International Liaison Committee on Resuscitation, Guidelines 2000 for Cardiopulmonary Resuscitation and Emergency Cardiovascular Care. Part 7: The Era of Reperfusion: Section 2: Acute Stroke, *Circulation* 102 (8 suppl I.): 1204–1216, 2000.

227 **萝丝·玛丽·罗伯森博士**：J. Lenzer, Alteplase for Stroke: Money and Optimistic Claims Buttress the "Brain Attack" Campaign, *British Medical Journal* 324: 723–726, 2002.

227 **8 位专家中，6 位……**：这些专家与基因泰克或其营销合作伙伴勃林格殷格翰 (Boehringer-Ingelheim) 的财务关系，包括收取讲课和咨询费用或接受研究资助。同上。

227 **有误导性的那篇 NEJM 原始文章**：H. D. White, R. J. Simes, N. E. Anderson, et al., Pravastatin Therapy and the Risk of Stroke, *New England Journal of Medicine* 343: 317–326, 2000.

227 **百时美施贵宝公司收到了一封警告信……五封警告信中的一封**：FDA 的药品营销、广告与联络部主任 Thomas W. Abrams 给百时美施贵宝的主席与首席执行官 Peter R. Dolan 的警告信，RE: Pravachol (pravastatin socium) Tablets，2003 年 8 月 7 日。见 http://www.fda.gov/cder/warn/2003/pravachol-wl.pdf，引自 2004 年 2 月 12 日。

228 **每周至少吃一次鱼**：K. He, E. B. Rimm, A. Merchang, et al., Fish Consumption and Risk of Stroke in Men, *Journal of the American Medical Association* 288: 3130–136, 2002. See also H. Iso, K. Rexrode, M. J. Stampfer, et al., Intake of Fish and Omega–3, Fatty Acids and Risk of Stroke in Women. *Journal of the American*

Medical Association 285: 304−312, 2001.

228 **2 型糖尿病**：A. H. Mokdad, B. A. Bowman, E. S. Ford, et al., The Continuing Epidemics of Obesity and Diabetes in the United States, *Journal of the American Medical Association* 286: 1195−1200, 2001. 亦可参阅 National Estimates on Diabetes, National Diabetes Fact Sheet, Centers for Disease Control and Prevention. 见 http://www.cdc.gov/diabetes/pubs/estimates.htm，引自 2004 年 1 月 12 日。

228 **糖尿病的并发症**：Diabetes: Disabling, Deadly, and on the Rise, At a Glance 2003, Centers for Disease Control and Prevention.

229 **美国医师协会发布了临床指南**：V. Snow, M. D. Aronson, R. Hornbake, et al., Lipid Control in the Management of Type 2 Diabetes Mellitus: A Clinical Practice Guideline from the American College of Physicians, *Annals of Internal Medicine* 140: 644−649, 2004.

229 **心脏保护研究**：Heart Protection Study Collaborative Group. MRC/BHF Heart Protection Study of Cholesterol-Lowering with Simvastatin in 5693 People with Diabetes: A Randomised Placebo-Controlled Trial, *The Lancet* 361: 2005−2016, 2003.

229 **2 型糖尿病的患病风险中，91% 可归因于**：F. B. Hu, J. E. Manson, M. J. Stampfer, et al., Diet, Lifestyle, and the Risk of Type 2 Diabetes Mellitus in Women, *New England Journal of Medicine* 345: 790−797, 2001.

230 **探索了……咨询建议的有效性**：J. Tuomilehto, J. Lindstrom, J. G. Erisson, et al., Prevention of Type 2 Diabetes Mellitus by Changes in Lifestyle Among Subjects with Impaired Glucose Tolerance, *Journal of the American Medical Association* 344: 1343−1350, 2001.

230 **每 100 个人……减少 6 人**：Diabetes Prevention Program Research Group, Reduction in the Incidence of Type 2 Diabetes with Lifestyle Intervention or Metformin, *Journal of the American Medical Association* 346: 393−403, 2002.

230 **联系起来！糖尿病、心脏病和卒中**：见 http://www.diabetes.org/type-1-

diabetes/well-being/heart-disease-and- stroke.jsp，引自 2004 年 1 月 27 日。

230　一些"合作伙伴"：见 http: //www.diabetes.org/info/ link.jsp，引自 2004 年 1 月 8 日。

230　不到三分之一的糖尿病患者：K. M. Nelson, G. Reiber, and Boyko, Diet and Exercise Among Adults with Type 2 Diabetes: Findings from the Third National Health and Nutrition Examination Survey (NHAMESIII), *Diabetes Care* 25: 1722–1728, 2002.

230　每周至少行走两个小时：E. W. Gregg, R. B. Gerzoff, C. J. Caspersen, et al., Relationship of Walking to Mortality Among U.S. Adults with Diabetes, *Archives of Internal Medicine* 163: 1440–1447, 2003.

231　超重和久坐的糖尿病和前驱糖尿病男性患者：C. A. Maggio and F. X. Pi-Sunyer, The Prevention and Treatment of Obesity: Application to Type 2 Diabetes, *Diabetes Care.* 20: 1744–1766, 1997.

231　只有一半的糖尿病患者……收到了：C. C. Wee, E. P. McCarthy, R. B. Davis, and S. Russell, Physician Counseling about Exercise, *Journal of the American Medical Association* 282: 1583–1588, 1999.

231　对糖尿病患者……减肥计划：C. A. Maggio and F. X. Pi-Sunyer，同前文。

232　左洛复（Zoloft）的广告：见 http: //www.zoloft.com/index.asp?pageid=52，引自 2004 年 1 月 1 日。

232　辉瑞的网站：见 http: //www.zoloft.com/index.asp?pageid=2，引自 2004 年 1 月 1 日。

232　将患有社交焦虑症的人随机分为……：T. T. Haug, S. Blomhoff, K. Hellstrom, et al., Exposure Therapy and Sertraline in Social Phobia: 1-Year Follow-up of a Randomised Controlled Trial, *British Journal of Psychiatry* 182: 312–318, 2003.

233　患有重度抑郁的患者：M. Babyak, J. A. Blumenthal, S. Herman, et al., Exercise Treatment for Major Depression: Maintenance of Therapeutic Benefit at 10 Months, *Psychosomatic Medicine* 62: 633–638, 2000.

234 **87% 的肺癌**: Cancer Facts and Figures 2001, American Cancer Society, pp. 29.

234 **日常运动**: C. M. Friedenreich, Physical Activity and Cancer Prevention: from Observational to Intervention Research, *Cancer Epidemiology, Biomarkers & Prevention* 10: 287–301, 2001.

234 **……与饮食有关**: T. J. Key, N. E. Allen, E. A. Spencer, and R. C. Travis, The Effect of Diet on Risk of Cancer, *The Lancet* 360: 861–868, 2002.

234 **"西方饮食"**: M. L. Slattery, K. M. Boucher, B. J. Caan, et al., Eating Patterns and Risk of Colon Cancer, *American Journal of Epidemiology* 148: 4–16, 1998.

234 **里昂心脏病膳食研究**: M. DeLorgeril, P. Salen, J.-L. Martin, et al., Mediter-ranean Dietary Pattern in a Randomized Trial: Prolonged Survival and Possible Reduced Cancer Rate, *Archives of Internal Medicine* 158: 1181–1187, 1998.

235 **在加拿大进行的一项研究发现，肥胖……**: S. Y. Pan, A.-M. Ugnat, S. W. Wen, et al., Association of Obesity and Cancer Risk in Canada, *American Journal of Epidemiology* 159: 259–268, 2004.

235 **美国人肥胖的比例是加拿大的两倍**: Health at a Glance, OECD 2003，同前文，第 72 页。

235 **医疗保健研究和质量机构**: 具体可见 http: //www.ahrq.gov。

236 **美国人平均每天摄入的糖**: Profiling Food Consumption in America, 同前文。

236 **肥胖儿童和青少年的比例增加了近 4 倍**: 更多参见 National Center for Health Statistics, Centers for Disease Control and Prevention. 网址为 http://www.cdc.gov/nchs/data/hus/tables/2003, 2003hus068.pdf，引自 2004 年 1 月 28 日。

236 **美国因肥胖和缺乏身体运动而造成的死亡**: Rob Stein, Obesity Passing Smoking as Top Avoidable Cause of Death, *Washington Post,* March 10, 2004.

237 **科学证据给出的建议**: D. Kromhout, A. Menotti, H. Kesteloot, S. Sans, Prevention of Coronary Heart Diseaes by Diet and Lifestyle: Evidence from Prospecti Cross-

Cultural, Cohort and Intervention Studies, *Circulation* 105: 893−898, 2002.

238 **檀香山退休男性**: A. A. Hakim, H. Petrovitch, C. M. Burchfiel, et al., Effects of Walking on Mortality Among Nonsmoking Retired Men, *New England Journal of Medicine* 338: 94−99, 1998.

239 **9 700 名年满 65 周岁且有独立生活能力的女性**: E. W. Gregg, J. A. Cauley, K. Stone, et al., Relationship of Changes in Physical Activity and Mortality Among Older Women, *Journal of the American Medical Association* 289: 2379−2386, 2003.

第十四章　拯救我们的医疗系统：如何能在每年节省 5 000 亿美元的情况下改善美国人的健康状况

241 **乔纳斯·索尔克博士**：见 http://www.teachspace.org/lauren/polio/salk3. html，引自 2004 年 2 月 18 日。

241 **大学 …… 作用日益减弱**: Derek Bok, *Universities in the Marketplace: The Commercialization of Higher Education,* Princeton, N.J.: Princeton University Press, 2003, pp. 117.

242 **"井然有序的科学"**: Defined as "what inquiry is to aim at if it is to serve the collective good." Philip Kitcher, *Science, Truth, and Democracy,* Oxford: Oxford University Press, 2001, pp. xii.

242 **"在一个以科学为驱动的组织中 ……"**：Sheryl Gay Stolberg and Jeff Girth, Drug Makers Design Studies with Eye to Competitive Edge, *New York Times,* December 23, 2000.

242 **后果越重要**：Kitcher，同前文，第 96 页。

243 **9 项临床研究**：SSRIs: Suicide Risk and Withdrawal (Editorial), *The Lancet* 361: 1999, 2003. See also Gardiner Harris, Debate Resumes on the Safety of Depression's Wonder Drugs, *New York Times,* August 7, 2003.

243 **美国神经精神药物学会召集了一个工作小组**：Gardiner Harris, Panel Says

Zoloft and Cousins Don't Increase Suicide Risk, *New York Times.* January 22, 2004.

243 **FDA 的一位流行病专家**：Gardiner Harris, Expert Kept from Speaking at Antidepressant Hearing, *New York Times,* April 16, 2004.

243 **研究昂贵的血压药**：B. M. Psaty and D. Rennie, Stopping Medical Research to Save Money: A Broken Pact with Researchers and Patients, *Journal of the American Medical Association* 289: 2128−2131, 2003.

243 **一种售价 1 万美元的设备，用于修复主动脉瘤**：United States District Court, Northern District of California, San Francisco Division, No. CR 02−0179 SI, Plea Agreement. 见 http://www.findlaw.com，引自 2003 年 1 月 20 日。

244 **消费者联盟**：消费者联盟（Consumers Union）是《消费者报告》（*Consumer Reports*）的非营利出版商。见 http://www.yuricareport.com/Medicare/21orgSignLettertoCongress.html，引自 2004 年 2 月 1 日。

245 **加拿大和欧洲国家**：A. Maynard and K. Bloor, Dilemmas in Regulation of the Market for Pharmaceuticals, *Health Affairs* 22 (3): 31−41, 2003.

245 **PhRMA 协助成功**：Sheryl Gay Stolberg and Gardiner Harris, Industry Fights to Put Imprint on Drug Bill, *New York Times,* September 5, 2003.

245 **可能会导致更多的胃肠道疾病**：Lawrence Goldkind, M.D., Medical Officer's Gastroenterology Advisory Committee Briefing Document. Celebrex (celecoxib), February 7, 2001, pp. 51. 见 http://www.fda.gov/ohrms/dockets/ac/01/briefing/3677b1_05_gi.doc，第 51 页。引自 2001 年 9 月 26 日。

245 **5mg 和 10mg 的络活喜**：Out of Bounds: Rising Prescription Drug Prices for Seniors, *Families U.S.A.,* July 2003.

245 **每年只需花费 29 美元**：B. M. Psaty, T. Lumley, C. D. Furberg, et al., Health Outcomes Associated with Various Antihypertensive Therapies Used as First-Line Agents: A Network Meta-Analysis, *Journal of the American Medical Association* 289: 2534−2544, 2003.

246 **PROSPER 研究**：J. Shepherd, G. J. Blauw, M. B. Murphy, et al., Pravastatin in

Elderly Individuals at Risk of Vascular Disease (PROSPER): A Randomised Controlled Trial, *The Lancet* 360: 1623–1630, 2002.

246 **65 岁以上的患者**：心脏病发作、不稳定型心绞痛、卒中、短暂性脑缺血发作和血栓。Shari L. Targum, Review of Cardiovascular Safety Data Base. Rofecoxib (Vioxx), February 1, 2001, pp. 20. 见 http://www.fda.gov/ohrms/dockets/ac/01/briefing/3677b2_06_cardio.pdf，引自 2001 年 10 月 17 日。

246 **导致心血管并发症的可能性是……的 4 倍**：在 LIPID 研究中，接受他汀类药物治疗的心脏病发作后患者，每 100 人中每年因心脏病发作和死亡的人数减少 0.6（总心血管并发症的发病率未显示）；而相比之下，接受万络而非萘普生的 65 岁以上患者，每 100 人中心血管并发症增加 2.5 例。

246 **胃酸阻断药物**："Out of Bounds"，同前文。

246 **预防骨质疏松症**：M. R. McClung, P. Geusens, P. D. Miller, et al., Effect of Residronate on the Risk of Hip Fracture in Elderly Women, *New England Journal of Medicine* 344(5): 333–340, 2001.

247 **"像在玩大富翁时你建造了新的酒店一样"**：Sheryl Gay Stolberg and Gardner Harris, Industry Fights to Imprint on Drug Bill, *New York Times,* September 5, 2003.

247 **国会甚至不被允许看到**：Robert Pear, Democrats Demand Inquiry into Charge by Medicare Officer, *New York Times,* March 14, 2004.

247 **托马斯·斯库里……获得了道德豁免权**：Robert Pear, Medicare Chief Joins Firm with Health Clients, *New York Times,* December 19, 2003.

248 **"我们不能让（估计值）泄露出去"**：David Rogers, White House Suppressed Costs for Medicare Bill, Official Says, *Wall Street Journal,* March 15, 2004.

248 **增加可能会比预测的更多**：J. A. Doshi, N. Brandt, and B. Stuart, The Impact of Drug Coverage on COX-2 Inhibitor Use in Medicare, *Health Affairs* Web Exclusive; February 18, 2004. W 4–94 to 105. 见 http://content.healthaffairs.org/cgi/reprint/hlthaff.w4.94v1.pdf。

248 **唐纳德·贝里克博士**：Quoted in B. Sibbald, U.S. Health System Needs Major

Overhaul: Academy, *Canadian Medical Association Journal* 164: 1197, 2001.

248 预算的一半以上：U.S. General Accounting Office, Food and Drug Admini-
stration: Effect of User Fees on Drug Approval Times, Withdrawals, and
Other Agency Activities, September 2002.

250 独立国家公共机构：Sheldon Krimsky, *Science in the Private Interest,*
Lanham, Md: Rowman & Littlefield, 2003, pp. 229. See also S. C. Schoenbaum,
A.-M. J. Audet, and K. Davis, Obtaining Greater Value from Health Care: The
Role of the U.S. Government, *Health Affairs* 22 (6): 183–190, 2003.

250 国立临床规范研究所（NICE）：见 http: // www.nice.org.uk/cat.asp?c=137.
2004，引自 2004 年 2 月 19 日。

251 （临床研究）的赞助者：K. Dickersin and D. Rennie, Registering Clinical
Trials, *Journal of the American Medical Association* 290: 516–523, 2003.

253 每年有 1.8 万美国人……不必要地死亡：Insuring America's Health: Principles
and Recommendations, Institute of Medicine, January 2004.

253 美国广播公司（ABC News）/《华盛顿邮报》（*Washington Post*）……民调：
This poll was conducted October 9–13, 2003. 253 cost of covering all Americans
覆盖所有美国人：J. Hadley and J. Holahan, Covering the Uninsured: How
Much Would It Cost? *Health Affairs* Web Exclusive. June 4, 2003.

253 5 千亿美元：见第 11 章。

254 勉强达到了基本医疗标准的一半：E. A. McGlynn, S. M. Asch, J. Adams,
et al., The Quality of Health Care Delivered to Adults in the United States,
New England Journal of Medicine 348: 2635–45, 2003.

255 增加了 5 倍多：K. Levit, C. Smith, C. Cowan, et al., Health Spending Continues
in 2002, *Health Affairs* 23: 147–159, 2004.

255 约 1.2 万例死亡：B. Starfield, Is U.S. Health Really the Best in the World?
Journal of the American Medical Association 284: 483–485, 2000.

255 提供高质量、高效率医疗服务者：Reed Abelson, Hospitals Say They're
Penalized by Medicare for Improving Care, *New York Times,* December 5,

2003.

258 泰迪·罗斯福总统（President Teddy Roosevelt，即西奥多·罗斯福）：
Edmund Morris, *Theodore Rex,* New York: Random House, 2001.

258 但在世界其他地区却并非如此：2003 年，COX-2 抑制剂的全球销售额总
计 67 亿美元。David L. Shedlarz, Executive Vice President and Chief Financial
Officer, Pfizer, Pfizer Themes: Performance, Opportunities, Differentiation,
November 12, 2003.

258 向公众宣传最多……的两种药物：Kathy Blankenhorn and David Lipson,
Business Watch: 2001 in Review, *IMS Health,* May 2002. 见 http://www.
imshealth.com/vgn/images/portal/cit_759/2006112572bus2.pdf，引自 2003
年 10 月 24 日。

259 53 亿美元的 COX-2 抑制剂销售额：IMS Reports 11.5 Percent Dollar Growth
in 2003 U.S. Prescription Sales, *IMS Health,* February 17, 2004. 见 http: //
biz.yahoo.com/bw/040217/175915_1.html，引自 2004 年 3 月 11 日。

参考文献

Aronowitz, Robert A., *Making Sense of Illness: Science, Society, and Disease*. Cambridge, U. K.: Cambridge University Press, 1998.

Barkow, Jerome H., Leda Cosmonides, and John Tooby. *The Adapted Mind: Evolutionary Psychology and the Generation of Culture.* New York and Oxford: Oxford University Press, 1992.

Benson, Herbert, M. D., with Marg Stark. *Timeless Healing: The Power and Biology of Belief.* New York: Scribner, 1996.

Berger, Peter L., and Thomas Luckman. *The Social Construction of Reality: A Treatise in the Sociology of Knowledge.* New York: Anchor Books, Doubleday, 1967.

Bok, Derek. *Universities in the Marketplace: The Commercialization of Higher Education.* Princeton and Oxford: The Princeton University Press, 2003.

Brown, James Robert. *Who Rules in Science: An Opinionated Guide to the Wars.* Cambridge and London: Harvard University Press, 2001.

Callahan, Daniel. *False Hopes: Why America's Quest for Perfect Health Is a Recipe for Failure.* New York: Simon & Schuster, 1998.

Capra, Fritjof. *The Turning Point: Science, Society and the Rising Culture.* New York: Simon & Schuster, 1982.

Collins, Chuck, Betsy Leondar-Wright, and Holly Sklar. *Shifting Fortunes: The Perils of the Growing American Wealth Gap.* Boston: United for a Fair Economy, 1992.

Dacher, Elliot S., M. D. *Whole Healing: A Step-By-Step Program to Reclaim your Power to Heal.* New York: A Dutton Book, Penguin, 1996.

Dubos, René. *Mirage of Health: Utopias, Progress, and Biological Change.* New York: Harper and Brothers, 1959; reissued, New Brunswick and London: Rutgers University Press, 1987.

———— *Pasteur and Modern Science.* New York: Anchor Books, Doubleday & Company, 1960.

Fabrega, Horacio, Jr. *Evolution of Sickness and Healing.* Berkeley and Los Angeles: University of California Press, 1997.

Farmer, Paul. *Infections and Inequalities: The Modern Plagues.* Berkeley, Los Angeles, London: University of California Press, 1999.

Fukayama, Francis. *Our Posthuman Future: Consequences of the Biotechnology Revolution.* New York: Farrar, Straus and Giroux, 2002.

Garrett, Laurie. *Betrayal of Trust: The Collapse of Global Public Health.* New York: Hyperion, 2000.

Golinski, Jan. *Making Natural Knowledge: Constructivism and the History of Science.* Cambridge and New York: Cambridge University Press, 1998.

Good, Byron J. *Medicine, Rationality and Experience: An Anthropological Perspective.* The Lewis Henry Morgan Lectures: 1990. Cambridge, U. K.: Cambridge University Press, 1994.

Greenberg, Daniel S. *Science, Money and Politics: Political Triumph and Ethical Erosion.* Chicago and London: The University of Chicago Press, 2001.

Hack, Susan, *Evidence and Inquiry: Toward Reconstruction in Epistemology.* Oxford and Medford, Mass.: Blackwell Publishers Ltd., 1993.

Hacking, Ian. *The Social Construction of What?* Cambridge and London: Harvard University Press, 1999.

Hahn, Robert A. *Sickness and Healing: An Anthropological Perspective.* New Haven and London: Yale University Press, 1995.

Hilts, Philip J. *Protecting America's Health: The FDA, Business and One Hundred Years of Regulation.* New York: Alfred A. Knopf, 2003.

Health & Health Care 2010: The Forecast, the Challenge. Roy Amara et al., Institute for the Future for the Robert Wood Johnson Foundation. San Francisco: Jossey-Bass Publishers, 2000.

Kass, Leon R., M. D. *Life, Liberty and the Defense of Dignity: The Challenge of Bioethics.* San Francisco: Encounter Books, 2002.

Kitcher, Philip. *Science, Truth and Democracy.* New York: Oxford University Press, 2001.

Kleinman, Arthur, M. D. *The Illness Narratives: Suffering, Healing and the Human Condition.* New York: Basic Books, 1988.

——— *Writing at the Margin: Discourse Between Anthropology and Medicine.* Berkeley and Los Angeles: University of California Press, 1995.

Kuhn, Thomas S. *The Structure of Scientific Revolutions.* Chicago and London: The University of Chicago Press, 1962.

Krause, Elliot A. *Death of the Guilds: Professions, States and the Advances of Capitalism, 1930 to the Present.* New Haven and London: Yale University Press, 1996.

Krimsky, Sheldon. *Science in the Public Interest: Has the Lure of Profits Corrupted*

Biomedical Research? Lanham, Md.: Rowman & Littlefield Publishers, Inc., 2003.

Lasch, Christopher. *The Culture of Narcissism.* New York: Warner Books, W. W. Norton & Company, 1979.

Leach, William. *Land of Desire: Merchants, Power and the Rise of a New American Culture.* New York: Vintage Books, Random House, 1993.

Lewontin, Richard. *The Triple Helix: Gene, Organism and Environment.* Cambridge and London: Harvard University Press, 2000.

Love, Susan M., M. D., with Karen Lindsey. *Dr. Susan Love's Hormone Book: Making Informed Choices about Menopause.* New York: Three Rivers Press, 1997.

McGinn, Colin. *The Mysterious Flame: Conscious Minds in a Material Field.* New York: Basic Books, 1999.

Miller, Matthew. *The 2% Solution: Fixing America's Problems in Ways Liberals and Conservatives Can Love.* New York: Public Affairs, Perseus Books Group, 2003.

Northrup, Christiane, M. D. *The Wisdom of Menopause: Creating Physical and Emotional Health and Healing During the Change.* New York: Bantom Books, 2001.

Our Bodies, Ourselves, for the New Century: A Book by and for Women. The Boston Women's Health Book Collective. Update. New York: A Touchstone Book, Simon & Schuster, 1998.

Panadian, Jacob. *Culture, Religion, and the Self: A Critical Introduction to the Anthropological Study of Religion.* Englewood Cliffs, N. J.: Prentice-Hall, Inc., Simon & Schuster, 1991.

Pearson, Cynthia, et al., The National Women's Health Network. *The Truth About*

Hormone Replacement Therapy: How to Break Free from the Medical Myths of Menopause. Roseville, Calif.: Prima Publishing, Random House, 2002.

Pickstone, John V. *Ways of Knowing: A New History of Science, Technology and Medicine.* Manchester: Manchester University Press; Chicago: The University of Chicago Press, 2001.

Rampton, Sheldon, and John Stauber. *Trust Us, We're Experts: How Industry Manipulates Science and Gambles with Your Future.* New York: Penguin Putnam, 2001.

Schlosser, Eric. *Fast Food Nation: The Dark Side of the All-American Meal.* New York: Houghton Mifflin Company, 2001.

Searle, John R. *Mind, Language and Society: Philosophy in the Real World.* New York: Basic Books, 1998.

Sen, Amartya. *Development as Freedom.* New York: Anchor Books and Random House, 1999.

Sheridan, Alan. *Michel Foucault: The Will to Truth.* London: Tavistock Publications Ltd., 1980, Routledge, 1990.

Slaughter, Sheila, and Larry L. Leslie. *Academic Capitalism: Politics, Policies and the Entrepreneurial University.* Baltimore and London: The Johns Hopkins University Press, 1997.

Starfield, Barbara. *Primary Care: Balancing Health Needs, Services and Technology.* New York and Oxford: Oxford University Press, 1998.

Starr, Paul. *The Social Transformation of American Medicine: The Rise of a Sovereign Profession and the Making of a Vast Industry.* New York: Basic Books, 1982.

Stevens, Rosemary. *American Medicine and the Public Interest: A History of*

Specialization. Updated edition. Berkeley, Los Angeles, London: University of California Press, 1998.

Tauber, Alfred I. *Confessions of a Medicine Man: An Essay of Popular Philosophy.* Cambridge and London: A Bradford Book, MIT Press, 1999.

Varela, Francisco J., Evan Thompson, Eleanor Rosch. *The Embodied Mind: Cognitive Science and Human Experience.* Cambridge and London: The MIT Press, 1991.

Waitzkin, Howard. *The Second Sickness: Contradictions of Capitalist Health Care.* Lanham, Md: Rowman & Littlefield Publishers, 2000.

Welch, H. Gilbert. *Should I Be Tested for Cancer? Maybe Not and Here's Why.* Berkeley, University of California Press, 2004.

Wilber, Ken. *The Marriage of Sense and Soul: Integrating Science and Religion.* New York and Toronto, Random House, 1998.

索引 *

---

* 数字系原版书页码，在本书中为边码。

附言

关于作者

以笔为刀

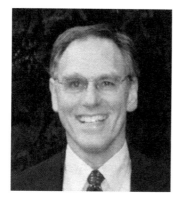

© Seth Abramson

在美国中西部一家颇具影响力的电台接受直播采访时，主持人问了我一个看起来毫不费力就可回答的问题：我为什么停止行医来写这本书？我对他说，在我二十多年家庭医生的职业历程中，我见证了巨大的医疗进步，但同时也看到了制药及其他医疗行业日渐壮大的影响力，而公众和医生都不了解这对美国医疗造成了多大的伤害。

主持人说他相信这一点，但他也知道其他医生可能有同样的感受。所以是什么促使我，而不是其他医生，来写这本书？我告诉他，25 年前，作为罗伯特·伍德·约翰逊研究所的成员，我学习过统计学、研究设计和流行病学。由于在那两年里获得的这些技能，我能以比其他大多数执业医生更具批判性的眼光看待医学期刊的文章。因此，当我真正了解越来越多的商业偏倚对指导医疗决策的"科学证据"产生的惊人影响，我想与所有卫生专业人员和大众分享我的发现。

主持人再次表示他相信这些，但我仍没有解释我为什么愿意付出三年的时间，并使得自己要面临制药业这样的强大行业带来的巨大个人风险。我进一步向他解释，20世纪60年代后期，我积累知识并开始独立思考；当时，我们国家正因在越南进行的考虑不当的军事行动而变得伤痕累累。正是在那几年，我了解到公共信息通常不能仅看表面，有责任心的学者和记者会让真正关心事件的人了解到事情的真相。我认识到，面对既得利益者带来的虚假公开信息，严谨的学术是其"解毒良方"——这就是促使我写这本书的根本原因。

诚然，以放弃行医为代价来写一本揭露美国医学的书，这样做确实有点不计后果。但是，我向主持人解释道，我没有其他选择：如果不写这本书，我就会一直因此而懊悔，因为我曾经处在一个天时地利人和的条件下，能揭露我所在行业中的商业劫持，但我没有勇气向前迈出这一步。最终，主持人对我的回答十分满意。

关于本书

出版后记：两条意料之外的路

Overdosed America 出版后九天，万络撤出市场，这件事使我进入了公众视野。默克公司发表声明后 24 小时内，我坐在沙发上和凯蒂·库里克（Katie Couric）交谈，就像在客厅里聊天一样，不同的是我们面前架着一排摄像机，同时电视机前有数百万观众在观看。在接下来的几周里，电视和广播采访占据了我的很多时间。三个月后，一项研究显示西乐葆可能也会增加心血管并发症的风险，这把我带入了另一波媒体活动中，并使我又一次参加了《今日秀》（*Today show*）。

但对于书籍出版后的喧闹平息后，我要做什么，我仍没有计划。正当我感觉需要寻求一个学术职位或申请一项基金来赞助我正在进行的研究时，有两条路在我面前铺陈开来，仿佛是我工作的阴阳两极。

在我第一次为宣传这本书去各地讲座的途中，坐在我旁边的一名女性从她的公文包里拿出了一篇文章，看上去像是医疗相关的内容。我禁不住看了一眼，注意到文章的标题与使用预测模型来控制医疗成本相关。我告诉她我有一些健康问题相关的经验，并询问她这篇文章是什么内容。她说，预测模型可以使用人工智能来分析医疗和处方药索赔数据，以确定下一年最可能患重病的人。她解释说，一旦确认，接受过专门训练的护士会联系这些人以及他们的医生，在重要关头阻止医疗灾难的发生。与她的比喻一致，这位女士告诉我，她为富国银行（Wells Fargo）的一个子公司工作，预测模型是他们为自我保险公司提供的一系列健康管理服务的一部分，目的是控制医疗成本，改善员工健康。

在美国西部上空的飞机上，我们讨论了将预测模型、健康干预和无商业偏倚的医学信息结合起来以提供最佳医疗服务的可能性。经过两年多的工作后，我们对我们的第一个客户进行了实地考察，这是一家为亚利桑那州一个美洲原住民社区服务的医院与医疗中心。这个社区面临着重大的健康挑战，同时也给了我们一个机会，让我们使用预测模型和无商业偏倚的健康信息，来促进工作场所、家庭和社区的健康干预。

大约在同一时间，休斯敦的一位律师读过 *Overdosed America* 后，邀请我到他的公司参加一个关于万络和西乐葆的研讨会。这简直太惊喜了——律师不仅对这本书的大概内容感兴趣，而且细致到我的研究中的详细数据，数据表明这些药物并非《新英格兰医学杂志》和《美国医学会杂志》等知名医学期刊的文章所显示的那样安全。当我为写这本书而对万络和西乐葆进行研究时，我常常感觉自己像是在写诉讼案件摘要。但我绝想不到律师会付钱给我，让我展示制药公司如何使用歪曲的科学来说服医生使用他们的药物。

2006年秋天，我被要求做一场关于西乐葆和伐地考昔（Bextra）的类似报告，这次是为一名联邦法官和两名州法官进行的特别"科学课程"，这三名法官不久将审理与这些药物有关的案件。法官们坐在旧金山的联邦法庭上聚精会神地听着，并不时地打断我，提出一些很有深度的问题。很明显，他们真的想要弄清楚这两种药物的科学知识和营销情况。当我还是一名家庭医生时，我通过FDA的网站发现了万络和西乐葆的真相；我用了三年的时间慢慢弄清药企如何"生产"符合他们利益的"科学知识"（不仅仅是扭曲科学规则，有些做法比之更甚）；而现在，我把这些发现与法官们分享，这些法官在诉讼案件中起着举足轻重的作用，诉讼结果将决定药企可以在什么程度上夸大药物益处、降低药物风险，以免药企因这方面的不当行为而付出昂贵的代价。

除了这两个项目之外，我继续在全国各地向医学生、医生及其他观众发表演讲，并继续学术写作和研究。虽然我没有提前打算，但这些项目对我来说已经足够有吸引力且富有成果了。我最初的激情和智力方面的挑战现在已经变成了不可中止的使命。

医学发展：内容更新

万络

默克公司的 APPROVE 研究在进行时发现，服用万络的患者出现的心脏病发作、卒中和血栓是服用安慰剂患者的两倍，因此该研究提前终止，万络也被撤出市场。默克公司在 2004 年 9 月获悉 APPROVE 试验的中期结果后，立即将万络撤回。但根据 FDA 网站上的报告，在 VIGOR 研究（默克公司关于万络的另一项研究）进行期间，1999 年 11 月和 12 月也出现了完全相同的情况。这个研究（第 3 章讨论过）检测的是万络和萘普生（以 Aleve 的名字在柜台上出售）对类风湿性关节炎患者的效果。与 APPROVE 研究的情况相同，负责监察研究参与者安全的委员会获知，服用万络的患者出现了"过量的死亡和心血管不良事件"，发生率接近对照组的两倍。但与 APPROVE 试验不同的是，VIGOR 研究不仅没有停止，而且发表于《新英格兰医学杂志》的文章甚至没有报告万络引起的严重心血管并发症要多于它预防的严重胃肠道并发症，而是仅给出了心脏病发作的结果。

该文章宣称万络仅会在已有心血管疾病的人群中显著提高

心脏病发作的风险，但结果并非如此。2005 年 12 月，《新英格兰医学杂志》的编辑刊登了一则《观点聚焦》（*Expression of Concern*），文章指出，2000 年 11 月发表的那篇关于 VIGOR 试验结果的文章没有包含服用万络的人群中出现的 3 例心脏病发作。为什么这 3 例心脏病发作如此重要？因为它们完全改变了统计分析的结果：包含这 3 例心脏病发作的话，默克公司就无法继续宣称万络不会提高未患心血管疾病的健康人群的心脏病发作风险。换句话说，VIGOR 试验显示，用万络而不是萘普生对患者进行治疗，会显著提高所有患者的心脏病发作风险，不论之前是否有心血管疾病的病史。

如果当初这些真实的结果在《新英格兰医学杂志》上发表的话，万络的销售量可能会大幅下降，默克公司现在面对的诉讼数量可能也会少得多——服用万络后引起心血管并发症的患者向默克公司提起了 27000 例诉讼。

他汀

2007 年 2 月 2 日，"我们的身体，我们自己"（Our Bodies Ourselves）的执行董事朱迪·诺斯吉安（Judy Norsigian）和我在《亚特兰大宪法报》（*Atlanta Journal-Constitution*）上发表了一篇

专栏文章。文章的开头是这样的：

> 为增加对心脏疾病和卒中的关注，今天有一项"红色礼服"
> 运动（Go Red for Women Day），这个运动应该被称为"红
> 色流血"运动（See Red for Women Day）。
>
> 虽然这项运动得到了一些人们十分信赖的机构的支持，如美
> 国心脏协会及国家心脏、肺和血液研究所，但这项运动并非
> 仅为保护您的健康，它也在利用您对健康的担忧。

表面上看，"红色礼服"运动的目的是"教育"女性心脏病这种通常"沉默"的疾病是她们的头号杀手（可怕的东西），并鼓励女性"了解自己的数字"，包括她们的胆固醇数字。而事实是，对75岁以下的女性来说，癌症夺走的生命比心脏疾病多78%。另外，如第九章所说的，没有任何一项临床试验显示他汀对所有年龄的女性或年满65岁且未患心脏病或糖尿病的男性都有益处。

2007年1月，加拿大不列颠哥伦比亚省治疗计划的负责人吉姆·莱特博士（Dr. Jim Wright）和我在《柳叶刀》上发表的一篇评论中解释了这个问题。甚至没有关于女性一级预防的数据。近11 000名无心脏病的女性参与他汀临床试验的结果公布了。他汀对这11 000名女性有益处吗？没有。

需要记住的信息没有改变：如果你想要降低心脏病风险，首先要做的是定期运动，采取健康的地中海饮食，不抽烟，适度饮酒，保持健康的体重，并控制生活中的压力。科学证据表明，对绝大多数人来说，这里提到的每一条措施都比胆固醇水平更重要，更值得关注。（即使对那些他汀可带来显著益处的人来说，也就是患有心脏病或糖尿病，或者虽未患心脏病但有很高的患病风险的男性，这几条建议也是非常重要的。）被药企耍得团团转，坚信通过吃药来降低胆固醇水平是预防心脏病发作的首选方法——千万不要这样。也不要让你的医生被欺骗，而把这样的观念强加在你身上。

耐信（NEXIUM）

继降胆固醇药物之后，耐信及其同族药物（普托平 Prevacid、泮托拉唑 Protonix 和雷贝拉唑 Aciphex）成为最常处方的药物类别之一。这些药物现在的价格是每片 5 美元。但基本没有证据证明这些药比每片仅售 71 美分的非处方药奥美拉唑（Prilosec）更有效。可能更为重要的是，最近的一项研究表明，服用这些药物一年会使髋部骨折风险增加 40%，服用时间更长的话风险会增加更多。出现这种结果的原因可能是，这些强效药在抑酸的同时也减少了胃对钙的吸收。目前还没有一项良好的研究，确定服用这些药物的患者中，有多少人可以转为使用弱效抑酸药（如雷尼替丁、西咪替丁和尼扎替丁，这些都是非处方药），或者必要时甚至转为使用传统抗酸药。

西乐葆

万络和伐地考昔（Bextra）被撤回后，西乐葆成为市场上仅存的COX-2选择性抑制剂类抗炎药。尽管研究已发现西乐葆引起心血管并发症的风险是安慰剂的两倍有余（虽然研究中的剂量是治疗骨关节炎推荐使用剂量的两倍），尽管FDA已发现西乐葆导致的严重胃病不少于其他非甾体类抗炎药，尽管西乐葆缓解炎症症状的效果不优于价格低廉的老式抗炎药，西乐葆仍然十分畅销，2006年的销售额达20亿美元。

FDA 对药品安全的监督

由于FDA对药品安全的处理存在问题（如万络等药物），两个最受信赖的机构开始进行调查。参议员查尔斯·格拉斯利（Senator Charles Grassley, R-IA）和众议员乔·巴顿（Representative Joe Barton, R-TX）要求政府问责局（Government

Accountability Office，简称 GAO）进行调查，报告于 2006 年 3 月完成。根据报告内容，在对上市后药物的安全问题进行决策及提供监管方面，FDA 缺乏明确而有效的流程，这是由于决策方式和组织角色尚未明确、监督管理不足，以及数据限制导致的。

在 FDA 的要求下，医学研究所（Institute of Medicine，IOM）也进行了调查，报告于 6 个月后发布。IMO 发现，药物获批后，FDA 追踪药物安全问题的系统"过时且低效"。IOM 还注意到 FDA 负责批准新药和监督药物安全的部门的预算。根据 IOM 的报告，该部门预算的一半是由药企支付的，由此导致的结果是，FDA 的报告要求过度强调对新药批准速度的支持，而忽略了对安全性的关注。

人们可能会认为，在公众对 FDA 的信任已然坍塌的情况下，这些报告的发布会刺激 FDA 迅速做出改变。但是，《华尔街日报》（以下简称《日报》）2007 年 3 月 3 号的头版文章说明的情况恰恰相反。《日报》的文章报道了 FDA 对其药物安全问题的追踪系统进行更新的拙劣尝试，并指出 FDA 的内部文化是未能成功改善药物安全监督的"根源"。某公司的常务理事曾经被 FDA 聘请来评估其改善药物安全监督系统所做的努力，他告诉《日报》，FDA 要求他"全盘否定报告，我拒绝这样做"。情况不容乐观。

继续阅读

作者推荐：健康文学

《健康的幻影》(*The Mirage of Health*)，1959 年，作者雷内·杜博斯（René Dubos）

从我在医学院里第一次读到这本书开始，它就一直把我带到整体性视角下审视健康与疾病。作者杜博斯表明，健康极少存在于最新、最高级的药物或医疗程序中。健康和疾病更多的是我们的生活方式和我们生活的环境带来的自然结果。

《科学革命的结构》(*The Structure of Scientific Revolutions*)，1962 年，作者托马斯·库恩（Thomass Kuhn）

根据库恩的说法，成为一名科学专业人员（如医生）的必要步骤是学习什么样的信息是合法的以及哪些信息源是可信的。库恩打破了这样的幻象——科学通过对所有可获得的事实进行公正评估，从而得出合理的结论。他展示了科学家如何坚持自己习得的既定范式，而不是将所有不符合现有范式的信息都定为不合理

的。库恩的工作帮助我们理解这么多善良的医生如何被狭隘的科学证据分散了注意力——例如把关注点放在胆固醇上，而不是关注心脏病风险真正的决定因素。

《单向度的人》(*One-Dimensional Man*)，1964 年，作者赫伯特·马尔库塞(Herbert Marcuse)

注意：这是本很难读的书，作者马尔库塞是一位杰出的社会理论家，以德语思考，用英文写作。也就是说，在四十多年前，马尔库塞明确阐述了市场主导型的自由社会的两个基本倾向。首先人们的基本需求被社会"规则"(被认为是可接受的社会行为的边界)压制，然后以尤其符合当下经济利益的方式被释放("升华")。马尔库塞没有预见到医学知识的商业化，但他的分析仍然出色地说明了我们面临的许多挑战。

《快餐国家》(*Fast Food Nation*)，2001 年，作者埃里克·施洛瑟(Eric Schlosser)

《快餐国家》是一本必读的书。原因有二。首先，这本书解释了快餐成为美国人饮食的主要组成部分，这带来了怎样的健康

和经济后果。第二，这本书是一部批判性写作的杰作，让我们看到当强大的商业利益遇到一位有原则、有技巧，且有清晰使命的作者时会发生什么。

《市场中的大学》（*Universities in the Marketplace*），2003 年，作者德里克·博克（Derek Bok）

本书由哈佛大学前校长撰写，阐释了大学如何放弃对知识的公正性进行监督的社会责任，而正是这些知识推动了我们社会的进步。这个问题的出现不仅是由于大学越来越依赖研究的商业资助（尤其是在医学相关领域），还因为现在大学可以拥有其研究人员发现的专利，这一点所带来的商业激励是与公正性相冲突的。

《受贿》（*On the Take*），2004 年，作者杰罗姆·P. 凯斯尔（Jerome P. Kassirer），医学博士

---

20 世纪 90 年代，凯斯尔博士在担任《新英格兰医学杂志》编辑期间见证了许许多多变革。退休后，他写出了这本书，重点关注一小部分医生——收受制药公司的报酬，并公开支持药企的

产品以作为回报的医生。由于医生接受的训练是服从权威等级高于自己的医生的命令（和军队很像），因此关键意见领袖（key opinion leader）对药企产品的认可会带来很高的销量。《受贿》这本书对于执业医师们尤为重要，因为它解释了医生们对医学权威系统这一默认体制的信赖是如何被利用的。

《更年期圣经》(*Dr. Susan Love's Menopause and Hormone Book*)，2003 年，作者苏珊·M. 乐芙（Susan M. Love），医学博士；《我们的身体，我们自己：更年期》(*Our Bodies, Ourselves: Menopause*)，2006 年，作者波士顿妇女健康写作集体（Boston Women's Health Book Collective）

考虑到关于更年期的政治和"坏科学"，这两本书为女性提供了基本的妇女健康知识。

《上钩：伦理、医疗界与制药业》(Hooked: Ethics, the Medical Profession, and the Pharmaceutical Industry)，2007 年，作者霍华德·布洛迪（Howard Brody）

布洛迪博士是一位家庭医生，也是一位伦理学家。披露：

自我的书出版以来，我们已经成为好友。也就是说，如果读完
Overdosed America 之后，您还想了解更多关于药企如何对勤奋、
耐心的医生们产生影响，操纵他们对最佳治疗方法的观点，那么
推荐您读这本书。

缩写词对照

4S：4S 研究，是斯堪的那维亚辛伐他汀生存研究的简称，Scandinavian Simvastatin Survival Study。

ACC：美国心脏病学会，American College of Cardiology。

ACE：血管紧张素转化酶，Angiotensin-Converting Enzyme。

AFCAPS/TexCAPS：空军/德克萨斯冠状动脉粥样硬化预防研究，Air Force/Texas Coronary Atherosclerosis Prevention Study。

AHA：美国心脏协会，American Heart Association。

AHCPR：健康政策与研究机构，Agency for Health Care Policy and Research。

ALLHAT：抗高血压和降脂预防心脏事件试验，Lipid-Lowering Treatment to Prevent Heart Attacks Trial。

BMD：骨密度，Bone Mineral Density。

CDC：疾病控制与预防中心，Centers for Disease Control and Prevention。

CDER：药物评价与研究中心，Center for Drug Evaluation

and Research。美国 FDA 的一个机构。

CEO：首席执行官，Chief Executive Officer。

CHD：冠状动脉心脏病，Coronary Heart Disease。

CLASS：塞来昔布长期关节炎安全研究，Celecoxib Long-Term Arthritis Safety Study。

CME：继续医学教育，Continuing Medical Education。

COX-1：环氧合酶 -1，Cyclooxygenase-1。

COX-2：环氧合酶 -2，Cyclooxygenase-2。

CRP：C 反应蛋白，C-reactive protein。

CT：电脑断层扫描，Computed Tomography。

DTC：直接面向消费者，Direct-to-Consumer。

EEG：脑电图，Electroencephalogram。

EKG：心电图，Electrocardiogram。也称 ECG。

FDA：食品药品监督管理局，Food and Drug Administration。

GAO：国会总审计局，General Accounting Office。

GDP：国内生产总值，Gross Domestic Product。

GERD：胃食管反流疾病，Gastroesophageal Reflux Disease。

HDL：高密度脂蛋白，High Density Lipoprotein。见 HDL 胆固醇，即高密度脂蛋白胆固醇。

HERS：心脏与雌激素 / 孕酮替代研究，Heart and Estrogen/

Progesterone Replacement Study。

HIV/AIDS：HIV 是人类免疫缺陷病毒（Human Immunode-ficiency Virus）的简称。AIDS 即艾滋病，是获得性免疫缺陷综合征（Acquired Immune Deficiency Syndrome）的简称。

HMO：健康维护组织，Health Maintenance Organization。

HRT：激素替代疗法，Hormone Replacement Therapy。

ICU：重症监护室，Intensive Care Unit。

IPO：首次公开募股，Initial Public Offerings。

JAMA：《美国医学会杂志》，*Journal of the American Medical Association*。

KOL：关键意见领袖或精神领袖，Key Opinion Leader。

LDL：低密度脂蛋白，Low Density Lipoprotein。见 LDL 胆固醇，即低密度脂蛋白胆固醇。

LIPID：缺血性疾病长期普伐他汀干预试验，the Long-Term Intervention with Pravastatin in Ischemic Disease。

MECC：医学教育与沟通公司，Medical Education and Com-munication Company。

Medicaid：医疗保险救助计划，是为符合条件的低收入人群、儿童及其他人群提供的健康保险。

Medicare：医疗保险照顾计划，有的中文著作中也会叫做医疗保险制度、老年人和残障人保险计划等，是为年满 65 岁的老年人和残疾人（无年龄限制）提供的医疗保险。

MRI：磁共振成像，Magnetic Resonance Imaging。

NCEP：国家胆固醇教育计划，National Cholesterol Education Program。

NEJM：新英格兰医学杂志，*New England Journal of Medicine*。

NIH：国立卫生研究院，National Institutes of Health。

NSAIDs：非甾体类抗炎药，Non-Steroid Anti-Inflammatory Drug。

OECD：经济合作与发展组织，Organisation for Economic Co-Operation and Development。

OTC：非处方，Over-the-Counter。

PDUFA：《处方药使用者收费法案》，*Prescription Drug User Fee Act*。

PhRMA：美国药物研究与制造商协会，Pharmaceutical Research and Manufacturers of America。

PROSPER：普伐他汀在高风险老年人中的前瞻性研究，Pravastatin in Elderly Individuals at Risk of Vascular Disease。

RCT：随机对照试验，Randomized Controlled Trial。

SAD：社交焦虑障碍，Social Anxiety Disorder。

SERMs：选择性雌激素受体调节剂，Selective Estrogen Receptor Modulators。

SSRI：选择性五羟色胺再摄取抑制剂，Selective Serotonin Reuptake Inhibitor。

VANQWISH：退伍军人管理局非 Q 波心肌梗死院内治疗策略试验，Veterans Affairs Non-Q-Wave Infarction Strategies in Hospital。

VIGOR：万络胃肠道预后研究，Vioxx Gastrointestinal Outcomes Research。

WHO：世界卫生组织，World Health Organization。

WOSCOPS：苏格兰西部冠状动脉预防研究，West of Scotland Coronary Prevention Study。

图书在版编目(CIP)数据

用药过度的美国/(美)约翰·艾布拉姆森著;韩明月译.—北京:商务印书馆,2023
ISBN 978-7-100-22095-8

Ⅰ.①用… Ⅱ.①约… ②韩… Ⅲ.①医疗保健事业—研究—美国 Ⅳ.①R199.712

中国国家版本馆 CIP 数据核字(2023)第 065428 号

用药过度的美国

〔美〕约翰·艾布拉姆森 著

韩明月 译

商 务 印 书 馆 出 版
(北京王府井大街 36 号 邮政编码 100710)
商 务 印 书 馆 发 行
北京中科印刷有限公司印刷
ISBN 978-7-100-22095-8

2023 年 6 月第 1 版　　　开本 880×1230 1/32
2023 年 6 月北京第 1 次印刷　　印张 16⅝
定价:88.00 元